# 内科基本能力进阶手册

U0389225

主　编　蒋　莉

副主编　魏　锦　陈小兵　冯　杰

编　委　蒋　莉　宋　珊　陈小兵　龚宗炼　聂　箫

　　　　冯　杰　蒲丽君　杨　颖　张　红　杨海燕

　　　　马　鑫　谢坤莹　魏　锦　张和平　王鲸竹

　　　　杨　琨　左　莹

秘　书　蒋国路　何　芳　任　碧

科 学 出 版 社

北 京

# 内 容 简 介

《内科基本能力进阶手册》是一部综合内科七大系统疾病的临床能力提升手册，分38章介绍了呼吸系统、循环系统、消化系统、风湿免疫系统、血液系统、泌尿系统及内分泌系统等近百种常见疾病，包括疾病定义、分型、病因、相关病史的询问重点及技巧，检查方法及相关结果解读，临床诊断思路与鉴别诊断，治疗原则及措施，包括急救药物和常用药物的使用方法。编者综合了国内外临床医学方面的新指南、新观念、新方法和新技术，结合临床诊疗经验，为初入临床的医师提供了便于查阅、简明扼要和系统完整的提纲式的诊断思路，并成功地将这些诊断思路以高度概括的方式表达出来，以达到使读者迅速获得信息，科学评估病情，及时、正确诊断和处理各种临床症状的目的。

本书适用于临床各科实习医师、内科住院医师、规培医师、基层全科医师、进修医师阅读参考，也可供临床内科相关专业研究生和高年资医师复习参考之用，具有很强的实用性。

**图书在版编目（CIP）数据**

内科基本能力进阶手册/蒋莉主编. —北京：科学出版社，2024.11
ISBN 978-7-03-077901-4

Ⅰ.①内… Ⅱ.①蒋… Ⅲ.①内科-疾病-诊疗-手册 Ⅳ.①R5-62

中国国家版本馆 CIP 数据核字（2024）第 025019 号

责任编辑：朱 华 李 植／责任校对：宁辉彩
责任印制：张 伟／封面设计：陈 敬

**科 学 出 版 社** 出版
北京东黄城根北街 16 号
邮政编码：100717
http://www.sciencep.com
中煤（北京）印务有限公司印刷
科学出版社发行 各地新华书店经销

\*

2024 年 11 月第 一 版 开本：787×1092 1/16
2024 年 11 月第一次印刷 印张：11 3/4
字数：296 000
**定价：55.00 元**
（如有印装质量问题，我社负责调换）

# 前　言

　　《内科基本能力进阶手册》是临床内科见习、实习医师的临床工具书，是住院医师、内科相关专业研究生温习内科临床诊疗的实践教材。川北医学院附属医院长期从事临床和教育教学的教师团队基于现有的循证医学证据和多年积累的经验，不断修改和完善，形成了这套综合了人体七大系统（呼吸系统、循环系统、消化系统、风湿免疫系统、血液系统、泌尿系统及内分泌系统）常见症状、常见疾病的评估和临床诊疗方案。旨在帮助初级医师高效提升内科诊疗能力，规范、高质量完成临床诊疗工作。

　　这本进阶手册按系统分类，列举了各系统常见症状的鉴别诊断，常见疾病的定义、检查方法、诊断、治疗和预防，将诊断学、内科学有机整合，解决临床工作中最常见的问题，培养医师独立分析、独立处理临床问题的能力，是极具实用价值的"口袋书"。

　　这本手册强调内科医师基本技能的培训，通过扫码可以查阅肺功能、血气分析、心电图、胃镜检查、幽门螺杆菌检测、胸部X线片、CT及超声影像、疾病诊疗路径等配套知识，将给初入临床工作的医师带来更多帮助。

　　尽管各位编委在编写过程中付出了努力和艰辛，但限于编者的学识和教学经验有限，教材中难免存在不足之处，敬请各位专家同仁不吝赐教，批评指正，以便我们再版时修订且及时更新线上资源。主编联系邮箱：lanqilily@163.com。

# 目　　录

## 第三篇　消　化　系　统

## 第四篇　风湿免疫系统

## 第五篇　血　液　系　统

## 第六篇　泌　尿　系　统

# 第一篇 呼吸系统

## 第一章 常见症状

### 第一节 咯 血

#### 一、咯血定义与咯血量的判断

咯血是指喉及喉以下呼吸道任何部位的出血经口腔咯出。

咯血量的界定
- 小量咯血：咯血量＜100ml/24h
- 中量咯血：咯血量 100～500ml/24h
- 大量咯血：＞500ml/24h，或一次咯血≥100ml

#### 二、病 因

咯血的病因见表1-1。

表 1-1 咯血的病因

| 疾病种类 | 疾病名称 |
|---|---|
| 气道疾病 | 支气管扩张、支气管肺癌、支气管内膜结核、气道异物、支气管溃疡等 |
| 肺部疾病 | 肺结核、肺炎、肺癌、肺尘埃沉着病、肺真菌病、肺寄生虫病、肺含铁血黄素沉着症等 |
| 心血管疾病 | 左心衰竭、二尖瓣狭窄、肺动静脉瘘、肺动脉高压、心脏瓣膜病等 |
| 结缔组织病和血管炎 | 抗中性粒细胞胞质抗体相关性血管炎、肺出血肾炎综合征、结节性动脉炎、系统性红斑狼疮等 |
| 血液病 | 白血病、血友病、血小板减少性紫癜、凝血障碍等 |
| 全身性疾病 | 流行性出血热、钩端螺旋体病、子宫内膜异位症等 |
| 药物和毒物 | 抗凝血药、抗血小板药、灭鼠药物 |
| 医源性 | 经皮肺穿刺、支气管镜活检、血管介入治疗等 |

#### 三、病 史 询 问

**1.** 首先明确是否为咯血，除外鼻腔、牙龈和上消化道出血。

**2.** 询问咯血量、次数和时间。

**3.** 咯血的颜色及性状。

**4.** 起病急缓。

**5.** 伴随症状与应考虑的疾病。

临床上准确估计咯血量有时是很困难的，一方面咯血时血中可能会混有痰液或唾液，另一方面患者咯出来的血量并不一定等于其肺内真正的出血量。应注意疾病的严重程度与咯血量有时并不完全一致，对于咯血量的估计除了出血量以外还应当考虑咯血的持续时间、咯血的频度及机体的状况，综合考虑咯血的预后和危险性，如果咯血后发生窒息，来势凶猛，如不能及时发现和实施有效抢救，患者可以在几分钟内突然死亡。

咯血发生窒息危及生命时通常与下列因素有关：①单次咯血量；②咯血时患者高度紧张、焦虑、恐惧，不敢咳嗽；③反复咯血，咽喉部受血液刺激，加上患者情绪高度紧张，容易引起支气管痉挛，血液凝块淤积在气管、支气管内，堵塞呼吸道；④长期慢性咯血导致混合性感染、慢性纤维空洞性肺结核及毁损肺会导致呼吸功能衰竭；⑤不合理地应用镇咳药物抑制了咳嗽反射；⑥老年体弱者咳嗽反射减弱；⑦反复咯血的患者，当其处于休克状态再次咯血时，虽然咯血量不大，因无力将血咳出，容易造成窒息死亡；⑧最严重的并发症是气道阻塞窒息，其次还有肺不张、失血性休克、感染播散和继发性感染等。

## 四、咯血与呕血的鉴别

咯血与呕血的鉴别见表1-2。

**表1-2　咯血与呕血的鉴别**

| 鉴别要点 | 咯血 | 呕血 |
| --- | --- | --- |
| 出血方式 | 咳出 | 呕出 |
| 颜色 | 泡沫状、色鲜红 | 无泡沫、暗红色或棕色 |
| 混杂内容物 | 常混有痰 | 常有食物及胃液 |
| 酸碱度 | 呈碱性 | 常呈酸性 |
| 基础疾病 | 有肺或心脏疾病史 | 有胃或肝硬化病史 |
| 出血前兆 | 咯血前喉部瘙痒、咳嗽、胸闷 | 呕血前常有上腹部不适、恶心 |
| 出血后便血 | 除非咽下，否则无便血 | 粪便带黑色或呈柏油样 |

## 五、临床诊断思维及路径

**1.** 确定咯血的病因和过程涉及许多复杂的因素，在这个过程中始终要贯彻"系统、有序、快捷、准确"八字方针。

（1）首先确定是咯血而不是牙龈、鼻腔出血，也不是上消化道出血（呕血）。

（2）确定咯血量及生命体征。

（3）之后需要进一步确定是肺源性出血还是肺外或全身性疾病引起的咯血。

（4）肺源性出血中特别要注意的是容易发生大咯血的可以导致死亡的情况。

（5）肺外的病因中要特别注意风湿性心脏病、二尖瓣狭窄引起的大咯血；全身性疾病中要特别注意钩端螺旋体病、流行性出血热引起的咯血，血液系统疾病中要特别注意白血病、血小板减少性紫癜、再生障碍性贫血引起的咯血。

（6）注意询问有无应用抗凝血药及灭鼠药物，是否为药物和毒物引起的咯血。

**2.** 鉴别诊断中的重点和要点是务必尽快确定或除外以下几种情况。

（1）可以造成大咯血危及生命的疾病。

（2）具有传染性的疾病。

（3）预后不良的恶性肿瘤。

## 六、治　疗

**1. 保持呼吸道通畅**　患侧卧位，头低脚高位。咯血量较大，不能有效清除气道内积血时，应尽快行气管内插管。

**2. 药物止血**

（1）垂体后叶素 大咯血治疗首选。5～10U＋5%葡萄糖注射液 40ml 静脉注射或 10U＋5%葡萄糖注射液 500ml 静脉滴注。

（2）血凝酶 1～2kU 静脉注射。

（3）其他止血药物。

**3.** 以下药物或血液制品在大咯血急救时作用较弱，但可用于后续止血的处理。

（1）作用于血管壁的止血药物 卡络磺钠、卡巴克络。

（2）作用于血小板的止血药物 酚磺乙胺、血小板悬液。

（3）促进凝血因子活性的药物 醋酸去氨加压素。

（4）直接补充凝血因子的药物 新鲜或库存血、冻干血浆、凝血酶原复合物。

（5）促进凝血因子合成的药物 维生素 $K_1$。

（6）抗纤维蛋白溶解的止血药物 氨基己酸、氨甲苯酸、氨甲环酸等。

# 第二节 呼 吸 困 难

## 一、定 义

呼吸困难（dyspnea）指患者的某种不同程度、不同性质的空气不足、呼吸不畅、呼吸费力及窒息等呼吸不适感的主观体验，伴或不伴呼吸费力表现，如张口呼吸、鼻翼扇动、呼吸机辅助参与呼吸运动等，也可伴有呼吸频率、深度及节律的改变，患者的精神状况、生活环境、文化水平、心理因素及疾病性质等对其呼吸困难的描述具有一定影响。

## 二、分 类

1. 按病程分类 ┌ 急性呼吸困难：病程≤3 周
　　　　　　　　└ 慢性呼吸困难：病程＞3 周

2. 按病因分类 ┌ 肺源性呼吸困难 ┌ 呼气性呼吸困难
　　　　　　　　│ 　　　　　　　　│ 吸气性呼吸困难
　　　　　　　　│ 心源性呼吸困难 └ 混合性呼吸困难
　　　　　　　　│ 中毒性呼吸困难
　　　　　　　　│ 血源性呼吸困难
　　　　　　　　└ 神经精神性呼吸困难

急性呼吸困难常见病因及诊断要点见表 1-3。

**表 1-3　急性呼吸困难常见病因及诊断要点**

| 病因 | 诊断要点 |
| --- | --- |
| 气道阻塞 | 有异物吸入或呛咳史；听诊可在喉部或大气道闻及吸气相哮鸣音 |
| 急性呼吸窘迫综合征 | 有肺部感染、误吸、脓毒症等高危因素；呼吸增快、窘迫；胸部 X 线片：两肺浸润阴影；动脉血氧分压（$PaO_2$）/吸入氧浓度（$FiO_2$）≤300mmHg；除外心源性肺水肿 |
| 肺栓塞 | 有制动、创伤、肿瘤、长期口服避孕药等诱发因素；合并深静脉血栓形成的症状与体征；血 D-二聚体测定有排除意义 |

续表

| 病因 | 诊断要点 |
|---|---|
| 肺炎 | 伴有咳嗽、咳痰、发热、胸痛等；肺部听诊闻及湿啰音及哮鸣音 |
| 慢性阻塞性肺疾病及其急性加重 | 有吸烟史、粉尘接触史；慢性咳嗽、咳痰及喘息病史；进行性呼吸困难；桶状胸、呼气相延长，肺气肿体征等 |
| 支气管哮喘及其急性加重 | 过敏史，支气管哮喘病史，双肺呼气相哮鸣音 |
| 气胸 | 有抬举重物等用力动作或咳嗽、屏气等诱发因素；合并一侧胸痛；体检发现气管向健侧移位，患侧胸部膨隆，呼吸运动减弱，叩诊呈过清音或鼓音，听诊闻及呼吸音减弱或消失 |
| 间质性肺疾病 | 有职业及环境暴露；进行性呼吸困难；干咳；肺部吸气相湿啰音；杵状指（趾） |
| 心功能不全 | 多有高血压、冠心病、糖尿病等基础疾病；感染、劳累、过量或过快输液等诱因；体检发现双肺有湿啰音，左心扩大，可闻及奔马律或心脏杂音；胸部 X 线片：肺淤血、心脏增大等征象 |
| 精神性 | 有情绪异常、神经质、焦虑和抑郁病态；伴有叹气 |

# 三、诊 治 流 程

呼吸困难的诊治流程见图 1-1。

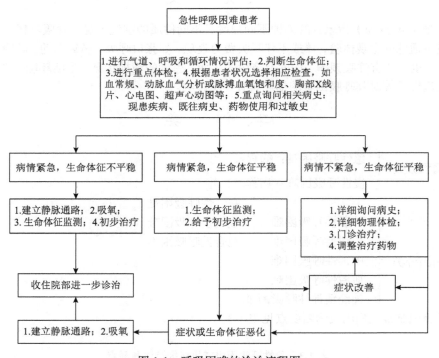

图 1-1  呼吸困难的诊治流程图

在处理原因暂未明确的急性呼吸困难时，应首先评估患者是否存在紧急症状及生命体征是否平稳，不同的疾病有不同的紧急症状表现，应予迅速判断评估，尤其应注意甄别隐匿和不典型的潜在致命性紧急症状。下述情况应视为患者症状紧急，应立即给予相应处理。

**1.** 心力衰竭患者静息或轻微活动时即有呼吸困难等。

**2.** 冠心病患者出现急性胸痛、多汗、心动过速或心动过缓、高血压或低血压及晕厥等。

**3.** 肺栓塞患者静息时即有呼吸困难、发热、低氧血症、心动过速及出现高血压等。

**4.** 肺炎患者出现血氧饱和度降低、感觉虚弱气短、呼吸频率过快（大于 30 次/分）、心动过速、血压降低、高/中度肺炎严重度评分等。

**5.** 气胸患者出现躁动不安。

**6.** 慢性阻塞性肺疾病和支气管哮喘患者呼气流量峰值（PEF）占预计值百分比小于 80%，出现三凹征、奇脉、沉默肺等。

**7.** 急性胰腺炎、严重创伤如胸腹部外伤、截肢、巨大创面及骨折的呼吸困难患者，出现呼吸频率大于 20 次/分、进行性发绀、烦躁不安等。

# 第二章　慢性阻塞性肺疾病

## 一、概　　述

慢性阻塞性肺疾病（简称慢阻肺）是一种常见的、可以预防和治疗的疾病。

典型特征：持续的呼吸道症状，包括呼吸困难、咳嗽、咳痰等；气道和（或）肺泡异常导致的气流受限，诱发/影响因素包括环境因素（明显暴露于有毒颗粒或气体）和宿主因素（如肺发育异常）。

## 二、临　床　特　征

**1. 危险因素**

（1）宿主因素　慢阻肺最重要的宿主危险因素是吸烟，需要询问患者每天吸烟支数及吸烟年数，计算出吸烟指数（每天吸烟支数×吸烟年数）。免疫功能紊乱、气道高反应性、自主神经功能失调、年龄增大，也是常见的宿主因素。

（2）吸入暴露　包括职业粉尘、化学物品和室内/室外污染。

**2. 症状**　慢阻肺最常见的症状是呼吸困难、慢性咳嗽、咳痰，起病缓慢，病程长，早期可没有自觉症状，随着疾病进展，呼吸困难逐渐加重，活动受限。晚期患者有体重下降，食欲减退等，还可有抑郁焦虑。

**3. 体格检查**　胸部查体结果与慢阻肺严重程度相关。

（1）肺气肿体征　视诊胸廓前后径增大，肋间隙增宽，呈桶状胸，呼吸浅快；触诊双侧语颤减弱；叩诊肺部呈过清音，浊音界缩小，肺下界和肝浊音界下降；听诊两肺呼吸音减弱，呼气期延长。

（2）气流受限表现　呼气相延长，哮鸣音，明显通气不足可出现三凹征，腹部反常运动等。

（3）其他征象　发绀，消瘦，杵状指（趾），下肢水肿，肝大，胸腔积液、腹水，颈静脉怒张等。

**4. 肺功能检查**（Code-1）　肺功能检查是慢阻肺诊断、评估的基础检查。疑诊慢阻肺的患者需要完善支气管舒张试验以确定是否存在气流受限及是否可逆。应用支气管舒张剂后气流受限不可逆或仅部分可逆提示慢阻肺的诊断，有助于与哮喘鉴别。

---

### 肺功能检查及结果判读

**一、基本术语**

**（一）肺容积**

共有四种基础肺容积，将四种基础肺容积进行组合可得到四种肺容量。带"V"的是基础的、不可再分的，带"C"的表示组合而来的容量。

TV（tidal volume）　潮气量

ERV（expiratory reserve volume）　补呼气量

IRV（inspiratory reserve volume）　补吸气量

RV（residual volume）　残气量

IC（inspiratory capacity）　深吸气量

VC（vital capacity）肺活量

FRC（functional residual capacity）功能残气量

TLC（total lung capacity）肺总量

（二）肺通气

**1. FVC（forced vital capacity）** 用力肺活量。表示用最大力气、最快速度呼出的全部气量，一般情况下 FVC=VC，在阻塞性肺疾病比较严重的时候，用力呼气会导致小气道提前关闭，故出现 FVC＜VC 的情况。

**2. $FEV_1$** 第一秒用力呼气量。最大吸气到肺总量位后，开始用力呼气第一秒内的呼出气量。

**3. $FEV_1/FVC$** 一秒率。气流阻塞时，给予充足的呼气时间，受试者可充分呼出气体，FVC 可基本正常或轻度下降，但呼气速度减慢，$FEV_1/FVC$ 下降；随着阻塞程度的加重，$FEV_1/FVC$ 进一步下降；当严重气流阻塞时，受试者难以完成充分呼气，FVC 也明显下降，$FEV_1/FVC$ 反而有所升高。因此 $FEV_1/FVC$ 可反映气流阻塞的存在，但不能准确反映阻塞的程度。

**4. PEF（peak expiratory flow）** 呼气流量峰值。表示用力呼气最快的速度。

**5. $FEF_{25}$（forced $EF_{25}$）** 表示用力呼出 25%肺活量的呼气流速。$FEF_{50}$、$FEF_{75}$ 分别表示用力呼出 50%、75%肺活量的呼气流速。

**6. MMEF（=MMF, maximal mid EF）** 表示用力呼出 25%～75%肺活量时的平均呼气流速。

**7. MVV** 最大自主通气量。表示 1min 内的最大通气量，通常是测试 15s 然后换成 1min 得来的。

（三）肺弥散功能

$D_LCO$：一氧化碳弥散量。是指一氧化碳在单位时间及单位压力差条件下从肺泡转移至肺泡毛细血管内并与血红蛋白结合的量。

**二、判读肺功能报告**

从下面这份肺功能报告可以看到，每一项结果都有一个预计值和实测值，预计值是根据性别、年龄、身高和体重得到的预计水平，是判断肺功能下降情况的重要参考。

**慢通气功能**

| 参数 | 单位 | 预计 | 最好 | %预计 |
|---|---|---|---|---|
| VC MAX（最大肺活量） | L | 3.39 | 2.14 | 63.1 |
| ERV（补呼气量） | L | 0.99 | 0.86 | 87.2 |
| IC（深吸气量） | L | 2.40 | 1.09 | 45.5 |
| VT（潮气量） | L | 0.41 | 0.72 | 172.8 |
| BF（呼吸频率） | 1/min | 20.00 | 15.36 | 76.8 |
| MV（通气量） | L/min | 8.29 | 11.00 | 132.7 |

**流量容积环**

| 参数 | 单位 | 预计 | 最好 | %预计 |
|---|---|---|---|---|
| FVC（用力肺活量） | L | 3.28 | 2.14 | 65.1 |
| FEV 0.75（0.75秒量） | L | | 0.91 | |
| FEV1（一秒量） | L | 2.61 | 1.08 | 41.4 |
| FEV1/FVC（一秒率） | % | 76.16 | 50.60 | 66.4 |
| FEV1/VC（一秒率） | % | 76.16 | 50.60 | 66.4 |
| PEF（呼气峰流量） | L/s | 7.34 | 2.85 | 38.9 |
| FEF25（呼出25%流量） | L/s | 6.49 | 1.17 | 18.0 |
| FEF50（呼出50%流量） | L/s | 3.81 | 0.46 | 12.1 |
| FEF75（呼出75%流量） | L/s | 1.24 | 0.20 | 16.4 |
| MMEF（中段流量） | L/s | 3.17 | 0.41 | 12.9 |
| PIF（吸气峰流量） | L/s | | 3.51 | |
| EV（外推容积） | L | | 0.04 | |
| EV%FVC（外推容积比） | % | | 1.67 | |
| FET（用力呼气时间） | sec | | 7.59 | |

**1. 有无阻塞性通气功能障碍** 看一秒率，我国肺功能检查指南推荐以 $FEV_1/FVC \geq 92\%$预计值为正常，如果＜92%预计值，提示存在阻塞性通气功能障碍。慢阻肺的肺功能诊断标准为 $FEV_1/FVC < 70\%$。

**2. 有无限制性通气功能障碍** 看 TLC 和 VC，如果＜80%预计值，提示存在限制性通气功能障碍。TLC 下降是金标准。

**3. 判断通气功能障碍的程度** 看 $FEV_1$ 占预计值的百分比。可参考慢阻肺章节的慢阻肺全球创议（GOLD）分级。

**4. 有无小气道功能障碍** 在病变早期 FVC、$FEV_1$、一秒率尚在正常范围时，MMEF、$FEF_{50}$、$FEF_{75}$ 就可以显著下降。当这 3 个指标中有 2 个指标低于最低限值，可判断为小气道功能障碍。

**5. 有无弥散功能障碍** $D_LCO < 80\%$ 预计值，考虑存在换气功能障碍。

**5. 动脉血气分析**（Code-2） 患者出现以下情况应开具血气分析检查。

①$FEV_1 < 50\%$ 预计值；②指脉氧显示血氧饱和度 $< 92\%$；③意识改变；④慢阻肺急性加重；⑤氧疗、呼吸机辅助通气后的疗效评估。

**如何解读动脉血气分析**

（一）看 pH 定酸碱失衡的基本类型

正常 pH 7.35～7.45。pH $< 7.35$ 提示酸血症；pH $> 7.45$ 提示碱血症；$7.35 \leqslant$ pH $< 7.40$ 提示偏酸；$7.40 \leqslant$ pH $\leqslant 7.45$ 提示偏碱；pH 正常有三种情况：正常、代偿性、混合性。

（二）看原发因素定原发酸碱失衡是代谢还是呼吸因素

1. 首先根据临床资料，寻找导致酸碱失衡的原发病因。

（1）代谢性酸中毒见于产酸过多（如糖尿病酮症酸中毒）、排酸减少（如肾功能不全）、碱性物质丢失（如腹泻）等。

（2）代谢性碱中毒见于固定酸丢失过多（如呕吐）、碱性物质摄入过多、低钾血症、低氯血症。

（3）呼吸性酸中毒见于肺泡通气不足（慢阻肺患者发生 II 型呼吸衰竭）。

（4）呼吸性碱中毒见于肺泡过度通气（如高热、紧张等情况下过度通气）。

2. 其次分析 pH 改变。注意 pH 改变是与 $HCO_3^-$ 还是与 $PaCO_2$ 的变化相一致，其中相一致的变化为原发改变。

例如：pH $< 7.40$，$PaCO_2$ 升高，原发因素为呼吸性酸中毒。

　　　pH $< 7.40$，$HCO_3^-$ 降低，原发因素为代谢性酸中毒。

　　　pH $> 7.40$，$PaCO_2$ 降低，原发因素为呼吸性碱中毒。

　　　pH $> 7.40$，$HCO_3^-$ 升高，原发因素为代谢性碱中毒。

举个例子：pH 7.45，$PaCO_2$ 29mmHg，$HCO_3^-$ 19mmol/L。

分析：$PaCO_2$ 29mmHg $< 40$mmHg，可能为呼吸性碱中毒；$HCO_3^-$ 19mmol/L $< 24$mmol/L，可能为代谢性酸中毒；pH 7.45 偏碱。其中 $PaCO_2$（呼吸因素）与 pH 变化方向一致。

结论：原发酸碱失衡为呼吸性碱中毒。

**注意：临床资料非常重要，如果仅仅分析 pH 改变是与 $HCO_3^-$ 和 $PaCO_2$ 的变化，有时会出现误判，故一定要两者结合。**

（三）看继发变化定是单纯性酸碱失衡还是混合性酸碱失衡

1. $HCO_3^-$ 和 $PaCO_2$ 两者中一旦某一项确定为原发因素，那么另一项则为继发变化。若第二者变化方向相反，必为混合性酸碱失衡。

例如：$PaCO_2$ 升高同时伴 $HCO_3^-$ 下降，肯定为呼吸性酸中毒合并代谢性酸中毒；$PaCO_2$ 下降同时伴 $HCO_3^-$ 升高，肯定为呼吸性碱中毒合并代谢性碱中毒。

举个例子：pH 7.22，$PaCO_2$ 50mmHg，$HCO_3^-$ 20mmol/L。

分析：$PaCO_2$ 50mmHg $> 40$mmHg，$HCO_3^-$ 20mmol/L $< 24$mmol/L，pH 7.22 提示酸血症，$PaCO_2$（呼吸因素）与 pH 变化方向一致，原发酸碱失衡为呼吸性酸中毒，继发因素 $HCO_3^-$ 也同时下降。

结论：呼吸性酸中毒合并代谢性酸中毒。

2. 若第二者变化方向相同，而另一项的改变已超过酸碱失衡代偿预计值公式，考虑为混合性酸碱失衡。

| 原发失衡 | 原发变化 | 代偿变化 | 预计代偿公式 | 代偿极限 |
|---|---|---|---|---|
| 代谢性酸中毒 | $[HCO_3^-]\downarrow$ | $PCO_2\downarrow$ | $PCO_2=40-1.2\times\Delta[HCO_3^-]\pm2$ | 10mmHg |
| 代谢性碱中毒 | $[HCO_3^-]\uparrow$ | $PCO_2\uparrow$ | $PCO_2=40+0.9\times\Delta[HCO_3^-]\pm5$ | 55mmHg |
| 呼吸性酸中毒 | $PCO_2\uparrow$ | $[HCO_3^-]\uparrow$ | $[HCO_3^-]=24+0.35\times\Delta PCO_2\pm5.58$ | 42~45mmol/L |
| 呼吸性碱中毒 | $PCO_2\downarrow$ | $[HCO_3^-]\downarrow$ | $[HCO_3^-]=24+0.49\times\Delta PCO_2\pm1.72$ | 12~15mmol/L |

举个例子：pH 7.37，$PCO_2$ 75mmHg，$HCO_3^-$ 42mmol/L。

分析：$PCO_2$ 75mmHg＞40mmHg，$HCO_3^-$ 42mmol/L＞24mmol/L，pH 7.37 偏酸，提示原发酸碱失衡为呼吸性酸中毒，$HCO_3^-$ 与 $PCO_2$ 变化方向相同,利用预计代偿公式：$HCO_3^-=24+0.35\times(75-40)\pm5.58$，算出 $HCO_3^-$ 代偿范围为 30.67~41.83 mmol/L，而实测值 42mmol/L，已超过 $HCO_3^-$ 代偿高限。

结论：呼吸性酸中毒合并代谢性碱中毒。

（四）看 $PaCO_2$ 定呼吸衰竭

$PaO_2$＜60mmHg 且 $PaCO_2$ 正常或下降，为Ⅰ型呼吸衰竭；$PaO_2$＜60mmHg 且 $PaCO_2\geqslant$50mmHg，为Ⅱ型呼吸衰竭。

**6. 影像学检查**

（1）胸部 X 线片　敏感度低，适合危重患者床旁评估，可以评估是否存在感染、胸腔积液及其严重程度。疾病晚期可以显示肺气肿、肺源性心脏病的征象。

（2）胸部 CT　可诊断肺气肿及其类型，发现肺大疱及并发的感染、支气管扩张等。

# 三、诊断、分期及评估

## （一）慢阻肺的诊断

肺功能检查是慢阻肺诊断的金标准。当患者出现呼吸道症状和（或）暴露于风险因素后，应用支气管舒张剂后 $FEV_1/FVC$＜0.70 提示可能诊断为慢阻肺。需要排除其他已知病因或具有特征病理表现的气流受限疾病，则可明确诊断为慢阻肺。

## （二）慢阻肺的鉴别诊断

慢阻肺需要与支气管哮喘、支气管扩张、充血性心力衰竭、肺结核、弥漫性泛细支气管炎等疾病相鉴别（表 2-1）。

表 2-1　慢阻肺的鉴别诊断

| 鉴别诊断 | 疾病特点 |
|---|---|
| 慢阻肺 | 中年发病；长期吸烟史；症状缓慢进展；活动后气促；不可逆气流受限 |
| 支气管哮喘 | 哮喘家族史；早年发病（儿童期）；症状变化快，夜间和清晨症状明显，可有过敏性鼻炎和（或）湿疹史；气流受限大多可逆 |
| 支气管扩张 | 大量脓性痰，常伴细菌感染；粗湿啰音，可有杵状指；胸部影像学检查示支气管扩张、管壁增厚 |
| 充血性心力衰竭 | 听诊肺基底部可闻及细啰音，胸部影像学检查示心脏增大、肺水肿，限制性通气功能障碍 |
| 肺结核 | 所有年龄均可发病；胸部影像学检查示肺浸润性病灶或结节状空洞样改变；细菌学检查可确诊 |
| 弥漫性泛细支气管炎 | 大多数为男性非吸烟者；几乎所有患者患有慢性鼻窦炎；胸部影像学检查示弥漫性小叶中央结节影和过度充气征 |

### （三）慢阻肺的分期及评估

**1. 稳定期**　慢阻肺控制良好时形成的相对稳定状态。患者的症状稳定或轻微。基于同质化的管理，按照 GOLD 标准，根据患者症状的严重程度、急性加重的风险，把慢阻肺分为 ABCD 四组。慢阻肺的评价方法、量表及总体评估原则见 Code-3（QR 表 2-1）。此外，还要评估患者吸烟情况、是否可能存在 $\alpha_1$-抗胰蛋白酶缺乏和心血管疾病、肿瘤、焦虑抑郁等合并症的评估。

**2. 急性加重期（AECOPD）**　慢阻肺患者呼吸道症状急性恶化，并需要改变药物治疗方案。

AECOPD 的评估包括：①症状体征评估（咳嗽、是否有脓性痰、呼吸困难、意识、是否存在三凹征及胸腹反常运动）。②动脉血气评估是否存在呼吸衰竭和酸碱失衡、电解质紊乱。③血常规及生化常规评估脏器功能及营养状态。④心电图、心脏超声。⑤急性加重期不建议肺功能检查。⑥胸部影像学评估感染、气胸、胸腔积液等并发症。若有慢阻肺解释不了的呼吸困难、下肢水肿及顽固性低氧等表现，完善血浆 D-二聚体和血管超声、CT 肺动脉造影（CTPA）排查深静脉血栓栓塞症。AECOPD 临床分级见 Code-4（QR 表 2-2）。

## 四、治　疗

### （一）稳定期的治疗

慢阻肺稳定期的管理策略应主要基于症状的评估和未来急性加重的风险，应大力鼓励和支持所有吸烟者戒烟。稳定期主要治疗目标是减轻症状和降低未来急性加重的风险，管理策略包括药物和非药物干预。

**1. 药物治疗**　见 Code-4、QR 表 2-3、QR 表 2-4。

**2. 非药物治疗**　①减少危险因素：戒烟是基础也是唯一能改善慢阻肺患者长期预后的措施。②鼓励患者参加肺康复训练。③流感疫苗和肺炎疫苗接种。④对于 $PaO_2<55mmHg$ 或 $SpO_2<88\%$，或者 $PaO_2$ 55～60mmHg 伴有右心功能不全或红细胞增多者推荐长期家庭氧疗。⑤肺减容手术对非均匀分布上肺为主的患者有效。⑥部分患者可以考虑肺移植。

**3. 其他注意事项**　①不推荐慢阻肺继发肺动脉高压患者使用原发性肺动脉高压的药物。②不推荐使用镇咳药物。③不推荐单药使用吸入性糖皮质激素。④不推荐长期口服糖皮质激素。⑤每次随访均应检查患者的吸入技术掌握情况。⑥重视合并症的识别、管理。

### （二）急性加重期的治疗

急性加重期的治疗此处不再赘述。

# 第三章 支气管哮喘

## 一、概 述

支气管哮喘（哮喘）是一种常见的慢性呼吸道疾病，具有异质性，其本质是慢性气道炎症。

典型特征：反复发作的喘息，常在清晨及夜间发作或加重；可自行缓解或经治疗后较快缓解；症状发作与环境关系密切；伴有可变的呼气气流受限和气道高反应性；部分患者可能发展为持续气流受限。

## 二、临 床 特 征

### （一）危险因素

**1. 宿主因素** 遗传易感性、特应性、肥胖、气道高反应性、情绪、运动、出生低体重儿及早产儿。

**2. 环境因素** 吸烟（包括二手烟）、室外过敏原（花粉、霉菌等）、室内过敏原（屋尘螨、带皮毛的宠物、蟑螂等）、室外空气污染、室内空气污染（房屋装修、烹饪及供暖设备等）、药物[阿司匹林及其他非甾体抗炎药（NSAID）、β受体阻滞剂]、职业暴露、可能致敏的食物。

### （二）症状

发作性喘息，可伴有咳嗽、胸闷，症状发作多由接触过敏原、冷空气或呼吸道感染所致，清晨或夜间更重，脱离过敏原或吸入速效支气管舒张剂后可较快缓解。

### （三）体征

发作时典型体征是双肺对称、弥漫的哮鸣音，呼气相延长。重度发作时可有"沉默肺"。哮喘未发作时多无异常体征。

### （四）实验室检查

**1. 血气分析** 哮喘急性发作时动脉血气分析正常或出现呼吸性碱中毒，若出现二氧化碳潴留提示病情严重（血气分析结果解读见 Code-2）。

**2. 血常规** 在重症哮喘治疗决策或考虑进行生物治疗前，要重视外周血嗜酸性粒细胞水平。外周血嗜酸性粒细胞过高时需警惕变应性支气管肺曲霉菌病、嗜酸性粒细胞肉芽肿性多血管炎等。

### （五）肺功能检查

肺功能检查的目的是确定可变的气流受限。哮喘发作时呈现阻塞性通气功能障碍，缓解后可恢复正常。支气管舒张试验用以测定气流受限的可逆性。支气管激发试验用以测定有无气道高反应性。呼气流量峰值（PEF）变异率测定用于哮喘病情监测。呼出气一氧化氮（FeNO）不能用于诊断或排除哮喘，可以支持启动吸入性糖皮质激素（ICS）治疗的决定，但不能反对使用 ICS 治疗。

### （六）胸部影像学检查

胸部影像学检查主要用于鉴别诊断，尤其是成人发作哮喘。哮喘患者胸部 CT 多无异常，部分患者发作时双肺野可呈现过度充气表现。

三、诊断、分期和评估

**（一）诊断**

哮喘的诊断要同时基于特征性的呼吸道症状及可变的呼气气流受限证据。因为开始治疗后哮喘典型的症状及肺功能改变会得到改善，故应尽可能在首次就诊时记录诊断证据。首诊流程图见Code-5，QR 图 3-1。

**（二）分期**

**1. 急性发作期** 喘息、气促、咳嗽、胸闷等症状突然发生，或原有症状加重，并以呼气流量降低为特征，常因接触变应原、刺激物或呼吸道感染诱发。

**2. 慢性持续期** 每周不同程度或不同频度出现喘息、气促、咳嗽、胸闷等症状。

**3. 临床控制期** 患者无喘息、气促、咳嗽、胸闷等症状 4 周以上，1 年内无急性发作，肺功能正常。

**（三）评估**

哮喘评估应包括哮喘控制（症状控制和未来风险）、治疗问题（尤其是吸入装置使用技术和依从性）及可能导致症状加重和生活质量差的合并症。肺功能是未来风险评估的重要组成部分。哮喘控制评估见 Code-6，QR 表 3-1。

四、治　　疗

哮喘管理的长期目标是实现良好的症状控制，维持正常的活动水平；将哮喘相关死亡、急性发作、持续气流受限和治疗副作用的风险降至最低。

**（一）个体化哮喘管理循环**（Code-7）

基于控制的哮喘管理是持续循环的模式（QR 图 3-2）。

**（二）哮喘治疗药物分类**（Code-7）

**1. 控制性药物** 减轻气道炎症，控制症状并降低未来风险。

**2. 缓解性药物** 用于按需缓解突发症状（包括哮喘恶化或急性发作）（QR 表 3-2）。

**（三）初始控制治疗及管理**（Code-7）

哮喘诊断一旦确立，要尽早开始含 ICS 的治疗方案。《2021 全球哮喘防治创议（GINA）》将哮喘阶梯治疗方案更新为两条路径（QR 图 3-3），路径 1 和路径 2 的区别在于缓解药物不同，低剂量 ICS-福莫特罗是首选缓解药物，与传统的短效 $\beta_2$ 受体激动剂（SABA）相比，它可以达到相似的症状控制，但在降低哮喘重度急性发作风险上有优势。

治疗开始后，要遵循评估-调整-治疗反应回顾循环管理。若哮喘控制良好，并能维持 2~3 个月，就需要考虑降级治疗，保持适合患者的最低有效剂量。若治疗 2~3 个月后症状控制不佳，要先评估是否存在下列情况，再考虑升级治疗：①药物吸入方法错误；②依从性差；③环境控制不佳，如持续存在的过敏原；④存在影响呼吸道症状和生活质量的并存疾病；⑤诊断有误。

**（四）哮喘急性发作的管理**（Code-8）

**1. 识别哮喘急性发作的常见触发因素** 呼吸道病毒感染、过敏原暴露、季节变化、空气污染、ICS 依从性较差。

**2. 识别具有哮喘相关死亡风险的患者**见 QR 表 3-3。

**3. 初级医疗管理哮喘急性发作**见 QR 图 3-4。

**4. 急诊科哮喘急性发作的管理**见 QR 图 3-5。

### （五）哮喘的其他治疗

**1. 疫苗接种**　建议中至重度哮喘患者每年接种流感疫苗；儿童及老年哮喘患者肺炎球菌感染风险高，但目前尚无足够证据推荐对哮喘患者常规进行肺炎疫苗接种。

**2. 过敏原免疫疗法**　当过敏原在发病机制中起主导作用，过敏原特异性免疫疗法可能是一种治疗选择。包括舌下免疫疗法和皮下免疫疗法，治疗前均应慎重评估获益、风险和治疗费用。

**3. 支气管热成形术**　是用局部射频脉冲对气管进行治疗，选择对象是重症哮喘患者。

### （六）哮喘的非药物治疗

**1.** 戒烟及避免环境中有烟草烟雾。

**2.** 避免室内、室外过敏原。

**3.** 肥胖哮喘患者控制体重。

**4.** 情绪管理。

**5.** 避免室内、室外空气污染。

**6.** 避免职业暴露。

## 五、哮喘患者沟通要点（Code-9）

**1.** 治疗效果不佳时要求患者展示药物吸入技术（不只是询问患者是否会用）。

**2.** 患者认为没有必要长期用药导致依从性不佳。

**3.** 患者过于关注药物副作用导致依从性不佳。

**4.** 过敏原暴露导致哮喘控制不佳。

---

**哮喘患者沟通要点**

1. 让患者了解哮喘的疾病特征和治疗目标，知晓大部分哮喘患者需要长期规律用药，以免部分患者达到完全控制后擅自停止用药。

2. 帮助患者树立疾病防控的信心，告知患者哮喘可以达到"类似根治"的效果，完全控制后肺功能可恢复正常。

3. 告知患者要定期门诊就医评估病情，做好哮喘日记，教会患者识别哮喘加重，知晓加重时应该采取什么措施？如何寻求医疗服务？

4. 使患者了解控制环境对哮喘病情控制的重要性，帮助患者识别工作、生活环境中的过敏因素。

5. 使患者知晓良好的用药依从性可以显著改善哮喘控制水平和未来急性发作风险，消除患者对糖皮质激素的恐惧和焦虑情绪，选择合适的吸入剂量，简化治疗方案。

6. 指导患者正确使用吸入装置，确认患者能有效吸入药物。

# 第四章　支气管扩张

## 一、概　　述

支气管扩张（bronchiectasis）是由多种原因引起的，大多继发于急、慢性呼吸道感染和支气管阻塞后，反复发生支气管化脓性炎症，致使支气管管壁结构破坏，管壁增厚，引起支气管异常和持久性扩张的一类异质性疾病的总称。临床表现为慢性咳嗽、大量咳痰和（或）间断咯血，伴或不伴气促和呼吸衰竭等轻重不等的症状。支气管扩张在亚洲人群中属于常见病，然而目前针对支气管扩张的临床关注度和研究热度要远远低于慢阻肺和哮喘。

## 二、临　床　特　征

**1. 危险因素**　感染性和非感染性原因都可以导致支气管扩张，始动因素包括以下内容。

（1）感染性原因　包括细菌（葡萄球菌、铜绿假单胞菌等）、支原体、分枝杆菌（结核分枝杆菌、非结核分枝杆菌等）、病毒（腺病毒、麻疹病毒）等。

（2）免疫缺陷　包括低免疫球蛋白血症、人类免疫缺陷病毒（human immunodeficiency virus, HIV）感染等。

（3）黏膜纤毛清除障碍　包括原发性纤毛运动不良症、杨氏综合征（Young's syndrome）（表现为支气管扩张、鼻窦炎、阻塞性精子缺乏）等。

（4）支气管局部阻塞　包括支气管内肿瘤、淋巴结压迫支气管、异物、支气管结石等。

（5）自身免疫病　包括干燥综合征、类风湿关节炎（RA）、炎症性肠病（IBD）、复发性多软骨炎、系统性红斑狼疮等。

（6）先天或遗传疾病　先天性支气管闭锁、$\alpha_1$-抗胰蛋白酶缺乏、囊性纤维化、Williams-Campbell综合征（先天性支气管软骨缺陷）、Mounier-Kuhn综合征（先天性巨大气管-支气管症）等。

（7）其他　气管食管瘘、黄甲综合征、变态反应性支气管肺曲霉病（ABPA）、放疗后、移植后、牵张支气管扩张、移植物抗宿主病等。

**2. 症状**　支气管扩张是具有多种临床表现的慢性疾病，常见症状包括慢性咳嗽、咳痰（可为脓臭痰）、咯血、呼吸困难或喘息、反复肺部感染、体重减轻等。支气管扩张的急性加重主要表现为痰量增加、持续脓稠痰、咯血等症状的变化，需要除外其他原因。患者还可以有发热、寒战、运动耐量下降、肺功能下降及符合肺部感染的影像学表现。

**3. 体格检查**　胸部查体结果与支气管扩张波及范围及严重程度相关。主要表现为肺部局限、固定而持久的湿啰音（特异性体征），部分患者可出现杵状指，范围广、病程长的患者可有继发肺气肿、肺源性心脏病的改变。

**4. 影像学检查**　支气管扩张的诊断有赖于影像学检查。目前国内外诊断支气管扩张最常用的影像学工具是胸部高分辨率CT（HRCT），其中扫描层厚≤1 mm的薄层CT对支气管扩张的诊断具有重要意义，同时还能帮助明确支气管扩张潜在的病因，如ABPA、纤毛不动综合征（PCD）及异物阻塞等。支气管扩张的胸部HRCT主要表现为支气管内径/伴行肺动脉直径＞1；从中心到外周，支气管未逐渐变细；距外周胸膜1 cm或接近纵隔胸膜范围内可见支气管影。间接征象包括支气管壁增厚；黏液嵌塞；呼气相CT发现"马赛克征"或"气体陷闭"。此外还可见到支气管呈柱状或囊状改变、气管壁增厚（支气管内径＜80%外径）、黏液嵌塞、树芽征等。

当 CT 扫描层面与支气管平行时，扩张的支气管呈"双轨征"或"串珠"状改变；当 CT 扫描层面与支气管垂直时，扩张的支气管呈环形或厚壁环形透亮影，与伴行动脉形成"印戒征"；当多个囊状扩张的支气管彼此相邻时，则表现为"蜂窝"或"卷发"状改变（Code-10，QR 图 4-1）。

**5. 实验室检查**　血常规和炎症标志物可以帮助判断有无急性感染；根据病史选择类风湿因子（RF）、自身抗体、特异性 IgE 等血清免疫球蛋白判断病因，血气分析有助于评估是否合并低氧血症和（或）高碳酸血症，微生物学检查如痰培养＋药敏试验有助于针对性抗感染治疗。纤维支气管镜检查可以帮助病原学诊断、病理诊断及气道廓清，肺功能检查可出现阻塞性通气功能障碍。

## 三、诊断与鉴别诊断

**1. 高危人群筛查**　①长期（超过 8 周）咳嗽、咳痰（特别是脓痰）、痰血，或者以反复咯血为唯一症状，尤其是存在相关危险因素的人群；②慢阻肺频繁急性加重（≥2 次/年），重症哮喘或哮喘控制不佳，且既往痰培养铜绿假单胞菌阳性的患者；③慢性鼻窦炎、类风湿关节炎或其他结缔组织病患者出现慢性咳痰或反复肺部感染的患者；④既往人类免疫缺陷病毒感染史、实体器官或骨髓移植史、接受免疫抑制剂治疗史，出现慢性咳痰或反复肺部感染的患者。

**2. 影像学诊断**　支气管扩张的诊断有赖于影像学检查。目前国内外诊断支气管扩张最常用的影像学工具是胸部 HRCT，其中扫描层厚≤1 mm 的薄层 CT 对支气管扩张的诊断具有重要意义，同时还能帮助明确支气管扩张潜在的病因，如 ABPA、PCD 及异物阻塞等。

**3. 病因学诊断与鉴别**　对于所有的支气管扩张患者均需要详细记录其病史和合并症，尤其是幼年下呼吸道感染病史包括结核感染；完善全血细胞计数，若中性粒细胞和淋巴细胞计数持续偏低可能提示潜在的免疫缺陷，嗜酸性粒细胞计数升高提示可能存在 ABPA，血小板增多与活动期 RA 和 IBD 有关；必要时完善血清总免疫球蛋白 E（immunoglobulin E，IgE）、曲霉特异性 IgE、曲霉皮肤点刺试验用于鉴别 ABPA。完善血清免疫球蛋白 IgG、IgA、IgM 水平，对免疫缺陷病的诊断进行初筛；完善常规痰培养和分枝杆菌培养可指导急性加重期和稳定期治疗中抗菌药物的使用，对某些微生物的检测也有助于明确潜在病因；可合理应用二代测序或其他分子技术用于检测病原体。支气管扩张患者若合并关节炎或其他结缔组织病临床特征，建议检测类风湿因子、抗环瓜氨酸多肽（cyclic citrullinated peptide，CCP）抗体、抗核抗体和抗中性粒细胞胞质抗体（ANCA）等；支气管扩张患者合并胃食管反流或误吸病史（或症状），建议进一步行胃镜、胃食管 pH 检测、食管阻抗检测等以筛查胃食管反流病；病变局限者应注意询问病史（如是否有先天性支气管肺发育不良、肺隔离症），并建议行支气管镜检查，除外气管-支气管内病变或异物堵塞。也可对以干咳为主要表现的患者进行支气管镜下下呼吸道分泌物抽吸和支气管肺泡灌洗，并对样本进行微生物培养；支气管扩张患者若出现反复多部位或机会性感染，需排除特定的抗体缺陷[如常见变异型免疫缺陷病（CVID）、特异性多糖抗体缺陷]。

临床医师严格按照规范的诊断流程（图 4-1、图 4-2），可减少支气管扩张的误诊率和漏诊率。

## 四、治　　疗

**1.** 支气管扩张的治疗目的包括治疗潜在病因以延缓疾病进展和减少急性加重，改善症状，维持或改善肺功能，改善患者的生活质量。

**2.** 治疗流程见图 4-3。

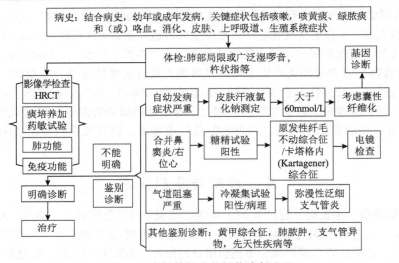

图 4-1　支气管扩张的规范诊断流程

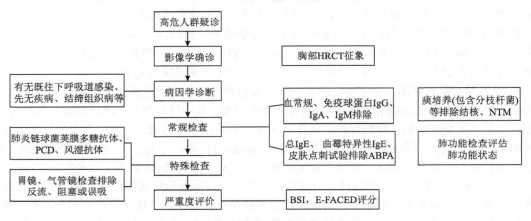

图 4-2　支气管扩张的诊断流程图

NTM：非结核分枝杆菌；BSI：支气管扩张症严重程度指数

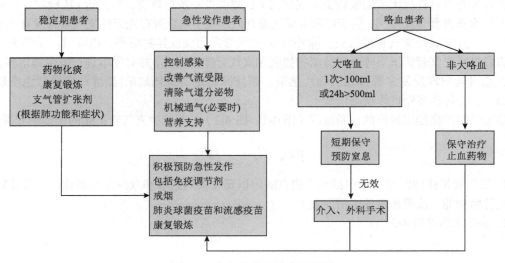

图 4-3　支气管扩张治疗流程图

**3. 急性加重期治疗**　支气管扩张急性加重的治疗需要综合处理，抗菌药物治疗是关键。开始抗菌药物治疗前应送检痰培养加药敏试验，在等待培养结果时即应开始经验性抗菌药物治疗。经验性抗菌药物治疗应参考既往的痰培养结果；既往无痰培养结果的中重度支气管扩张患者，因国内支气管扩张患者铜绿假单胞菌分离率最高，应常规覆盖铜绿假单胞菌，选择具有抗铜绿假单胞菌活性的药物，如β-内酰胺类抗生素：头孢他啶、头孢吡肟、哌拉西林/他唑巴坦、头孢哌酮/舒巴坦；碳青霉烯类：亚胺培南、美罗培南；氨基糖苷类；喹诺酮类：环丙沙星、左氧氟沙星。

临床疗效欠佳时，需根据药敏试验结果调整抗菌药物，并即刻重新送检痰培养，有条件者可行支气管镜下灌洗及刷检取样进行微生物培养。急性加重期抗菌药物治疗的最佳疗程尚不确定，建议疗程为14天，轻度急性加重的支气管扩张患者可适当缩短疗程。

**4. 稳定期治疗**　①气道廓清治疗能帮助患者有效排痰，改善气道阻塞，控制咳痰症状，提高通气效率，保持或提高运动耐量。常见的气道廓清技术包括主动循环呼吸技术、自主或体位引流、胸部叩击振动等，目前还有使用支气管镜进行镜下定期廓清的探索。②祛痰治疗在支气管扩张的治疗中地位相当重要。祛痰药物包括黏液活性药和吸入高渗剂等。对于排痰困难、生活质量差及体位引流等效果不佳的支气管扩张患者，可尝试长期使用（≥3个月）一种祛痰药物。对于伴有气流受限或气道高反应的支气管扩张患者，使用祛痰药物或高渗制剂前建议吸入支气管舒张剂。③对于每年急性加重≥3次的支气管扩张患者，可接受长期（≥3个月）口服小剂量大环内酯类抗菌药物治疗。

**5. 并发症治疗**　出现咯血、呼吸衰竭、肺动脉高压、肺源性心脏病均需评估治疗。

**6. 手术治疗**　外科治疗主要是支气管扩张病变局限时行肺叶切除术，其适应证包括：病变相对集中，而综合、规范的药物及非药物治疗长达1年仍难以控制症状者；严重或频繁的急性加重，影响生活和工作者；复发性难治性咯血，大咯血危及生命或经药物、介入治疗无效者；肿瘤远端阻塞所致的支气管扩张；局限性病灶，受损的肺叶段可能是败血症的一个来源，不切除可能导致肺组织进一步破坏。肺移植一般适用于70岁及以下的人群。若肺功能 $FEV_1$ 占预计值的百分比（%pred）＜30%，临床表现不稳定；或在最优方案治疗下，呼吸系统仍在迅速恶化，可考虑肺移植治疗。

# 五、预　　防

可考虑应用肺炎球菌疫苗和流感疫苗预防或减少急性发作；免疫调节剂对于减轻症状和减少发作有一定帮助；吸烟者应予以戒烟；康复锻炼对于保持肺功能有一定作用。

# 六、医患沟通要点

支气管扩张患者的依从性较差，这与患者的受教育背景、社会经济状况、医患沟通状况、求医欲、使用治疗的药物种类和治疗负担密切相关。教育的主要内容是使其了解支气管扩张的特征和主要治疗手段，帮助患者及时识别急性加重并及早就医；上呼吸道病毒感染、疲劳、营养状态等均可加重支气管扩张的临床症状。不建议患者自行服用抗菌药物；还应向患者解释痰检的重要性；定期随访对于了解患者的预后至关重要，建议临床医师通过制订个性化的随访及监测方案，及时对治疗方案进行优化调整。

# 第五章　肺　炎

## 一、概　述

广义的肺炎是指肺实质或肺间质罹患的疾病，由感染、理化刺激、免疫损伤等所致，最常见的病因是病原微生物感染，也是狭义的肺炎，是最常见的感染性疾病之一。我们这里主要介绍狭义的肺炎。

## 二、临床特征

**1. 病因**

（1）宿主因素　人口老龄化、吸烟、合并症、免疫功能低下，致呼吸道免疫屏障功能下降。

（2）外因　病原体数量增多、毒力增强，正常菌群失调。

**2. 分类**

（1）社区获得性肺炎（CAP）　见表5-1。

**表 5-1　社区获得性肺炎（CAP）**

| 发病特点 | 社区发病，强调社区发病或入院48h内 | | | |
| --- | --- | --- | --- | --- |
| 临床表现 | 新近出现的咳嗽、咳痰或原有呼吸道症状加重，并出现脓性痰，伴或不伴胸痛 | 发热 | 肺实变体征和（或）闻及湿啰音 | 白细胞高于或低于正常值,伴或不伴细胞核左移 |
| 影像学特点 | 胸部X线片/CT显示片状、斑片状浸润阴影或间质性改变，伴或不伴胸腔积液 | | | |
| 符合社区发病和影像学表现及临床表现中的任何1项，除外肺结核、肺部肿瘤、肺水肿、肺不张、肺栓塞、肺嗜酸性粒细胞浸润症等后，可做出诊断 | | | | |

（2）医院内/呼吸机相关性肺炎（HAP/VAP）　见表5-2。

**表 5-2　医院内/呼吸机相关性肺炎（HAP/VAP）**

| 发病特点 | 医院发病，强调医院内或疗养院等机构内，入院48h后发病 | | |
| --- | --- | --- | --- |
| 临床表现 | 发热超过38℃ | 血白细胞增多或减少 | 脓性分泌物 |
| 影像学特点 | 胸部X线片显示出现新的或进展的肺部浸润影 | | |
| 符合医院发病和影像学表现加临床表现任两项，排除肺不张、肺水肿、肺栓塞等其他疾病可确立HAP诊断 | | | |
| 呼吸机相关性肺炎（VAP）：是指气管插管或气管切开患者接受有创机械通气48h内或机械通气撤机、拔管后4h内出现的肺炎。是一种特殊类型的HAP。诊断满足胸部X线片出现新的浸润影及发热、白细胞升高或降低、脓性痰其中两项即可 | | | |

（3）按解剖及病因分类　见Code-11，QR表5-1、QR表5-2。

**3. 临床表现**

（1）常见症状　咳嗽、咳痰、呼吸困难、胸痛、畏寒、发热等，病毒感染可有头痛、全身酸痛等症状。老年、免疫力低下人群可无典型呼吸道症状而以纳差、精神萎靡为主要表现。

（2）典型体征　早期不明显；大叶性肺炎可出现肺实变体征，病灶部位管样呼吸音及干湿啰音，可并发胸腔积液征。重症可有发绀、鼻翼扇动等。

## 三、诊　断　流　程

**1. 肺炎的诊断与鉴别诊断**　具有典型的临床表现和影像学表现可考虑诊断为肺炎，但需与下列疾病相鉴别，鉴别诊断与问诊小贴士见 Code-12，QR 表 5-3。

**2. 肺炎严重程度的评估**　肺炎严重程度的评估对于及时、适当、有效的治疗至关重要。CURB-65 是临床上最常用的评估量表，易于开展临床评估。重症 CAP 的诊断标准目前多采用美国感染病协会制订的诊断标准（Code-13，QR 表 5-4、QR 表 5-5）。

**3. 病原微生物的确定**　常见的方法包括痰涂片及培养、血培养、胸腔积液培养、肺泡灌洗液涂片及培养、非典型病原体筛查包括嗜肺军团菌 1 型尿抗原等、呼吸道病毒筛查、真菌培养及真菌抗原筛查等。对于无法明确病原体，治疗效果欠佳者可行宏基因测序。

**4. 合并症的确定**（表 5-3）

**表 5-3　合并症的确定**

| 合并症 | 临床表现 | 实验室检查 | 病原体 |
|---|---|---|---|
| 肺炎旁胸腔积液 | 胸痛、呼吸困难 | 影像学出现胸腔积液征 | 金黄色葡萄球菌、肺炎链球菌、肺炎克雷伯杆菌，可合并厌氧菌 |
| 肺脓肿 | 高热、咳嗽和咳大量脓臭痰 | 胸部 X 线或 CT 显示肺实质内厚壁空洞或伴液平 | 厌氧菌和兼性厌氧菌 |
| 急性呼吸窘迫综合征（ARDS） | 呼吸急促、口唇及指（趾）发绀、呼吸窘迫 | 血气分析出现严重缺氧，脉搏指数连续心排血量监测、中心静脉压监测异常 | / |

## 四、治　　疗

**1. 抗感染治疗**

（1）CAP　在确定 CAP 诊断后，合理采集标本送检病原学检查后，需及时进行经验性抗感染治疗，一旦获得体外药物敏感试验阳性结果，可参照，但以临床有效为准。疗程一般为 5～7 天，重症可适当延长。

（2）HAP/VAP（Code-14，QR 表 5-6）　非免疫缺陷的 HAP/VAP 通常由细菌引起，少数可由病毒或真菌引起，常见病原体的分布及其耐药性特点随地域、医院级别、患者暴露于何种药物等情况不同而异。疗程一般为 7 天或以上，对初始治疗无效或病情危重，感染耐药菌者可适当延长疗程。

**2. 并发症的治疗**

（1）类肺炎性胸腔积液　全身抗感染治疗，适宜胸腔穿刺者行胸腔穿刺或胸腔积液闭式引流。如胸腔积液 pH＜7.0，葡萄糖＜2.2mmol/L 应尽早引流，避免胸膜增厚或胸腔积液包裹，甚至发展为慢性脓胸，使病程更长，延迟不愈。

（2）肺脓肿　尽早使用敏感抗生素，重视体位引流，可行支气管镜灌洗清除支气管内脓性分泌物、坏死物质、痰栓，将抗生素直接注射到病变部位。加强营养支持治疗，必要时外科手术干预。

（3）ARDS　根据病情严重程度采取不同的人工辅助通气模式，如轻-中度 ARDS 可尝试采用高流量氧疗和无创通气，重度 ARDS 可行气管插管肺保护性通气。

**3. 辅助支持治疗**　包括气道分泌物引流，合理氧疗，必要时机械通气，营养支持等。

# 第六章 肺 癌

## 一、概 述

肺癌是起源于支气管和肺泡的恶性肿瘤，是最常见的肺部原发性恶性肿瘤，发病高峰在 55～65 岁，男性多于女性，多数患者确诊时已是晚期，5 年生存率低于 20%，早期发现、早期治疗预后较好。

## 二、临 床 特 征

### （一）危险因素

要询问患者是否存在以下危险因素：吸烟史、二手烟或环境油烟吸入史；职业致癌物质暴露史，如长期接触氡、砷、铍、铬、镉及其化合物、石棉暴露、二氧化硅、煤烟暴露史；既往慢阻肺、肺结核和肺纤维化等慢性肺部疾病；个人肿瘤史、直系亲属肺癌家族史。

推荐年龄在 45～75 岁，含有上述危险因素之一的人群进行肺癌筛查。

### （二）症状和体征

**1. 肿瘤原发灶所致** 不明原因的刺激性咳嗽、咯血（痰中带血）、呼吸困难、胸闷、发热，怀疑肺结核但抗结核治疗无效，考虑肺炎但抗感染治疗无效或同一部位反复发作性肺炎。

**2. 肿瘤胸腔内蔓延所致** 胸痛，呼吸困难，胸闷，声音嘶哑，上肢、颈面部水肿，胸壁静脉曲张，视物模糊，头晕等上腔静脉阻塞的表现，膈肌麻痹、食管受压、心包积液，病侧上睑下垂、瞳孔缩小、眼球内陷，同侧额部与胸壁少汗或无汗等霍纳综合征（Horner syndrome）的表现。

**3. 肺癌远处转移所致** 颈部、锁骨上淋巴结肿大，头痛、偏瘫、癫痫发作等中枢神经系统症状，肩背痛、下肢无力、大小便功能障碍等脊髓转移受压表现，肝转移者可发现肝大、肝区疼痛。

**4. 肺癌的肺外表现** 骨关节肿胀疼痛，多累及胫骨、腓骨、尺骨、桡骨及关节等，以及指/趾末端膨大呈杵状，关节炎与杵状指并存的症状在肺癌病灶很小时即可出现。男性乳房肥大，多数为双侧肿大，此症状出现时间多早于典型的肺部症状 1 年左右。抗利尿激素分泌失调综合征（SIADH），表现为肺癌患者在典型的肺部症状出现前出现浑身乏力、食欲减退、嗜睡等症状。异位促肾上腺皮质激素（ACTH）综合征（库欣综合征，Cushing syndrome），临床多表现为满月脸、水牛背。游走性血栓性静脉炎，边缘叶脑炎等。

### （三）辅助检查

**1. 影像学检查**

（1）胸部 X 线摄影 X 线摄影空间分辨率较高，但是密度分辨率低于 CT，目前多用于入院常规检查或术后复查。

（2）胸部 CT 可有效检出早期周围型肺癌、明确病变所在的部位和累及范围，是目前诊断、分期、疗效评价和随诊的主要影像学检查手段。

（3）磁共振成像（MRI） 一般不用于肺癌常规检查，但可选择性用于判断胸壁或纵隔受侵情况，显示肺上沟瘤与臂丛神经及血管的关系，直径>8 mm 疑似实性肺结节的鉴别诊断。增强 MRI 检查可判定有无脑转移和局部骨转移。

（4）正电子发射计算机体层显像仪（PET-CT）检查 是诊断肺癌、分期与再分期、放疗靶区勾画（尤其合并肺不张或有静脉 CT 造影禁忌证时）、疗效和预后评估的最佳方法之一。

（5）超声检查 常用于检查腹部脏器及浅表部位淋巴结有无转移，对浅表淋巴结、邻近胸壁的肺内病变或胸壁病变进行超声引导下穿刺活检，还可用于检查有无胸膜转移、胸腔积液及心包积液，并可进行超声定位抽取积液。

（6）骨扫描 是判断肺癌骨转移的常规检查，是筛查骨转移的首选方式。当骨扫描检查发现可疑骨转移时，可行 MRI 检查等进一步确认。

不同影像学检查方法的优缺点见表 6-1。

表 6-1　肺癌检查的不同影像学方法比较

| 检查项目 | 优点 | 缺点 |
|---|---|---|
| 胸部 X 线 | 简便、放射损伤小 | 检出率低 |
| 胸部 CT | 简便、灵敏度高 | 对部分软组织病灶的性质判断不如 MRI |
| MRI | 判断胸壁或纵隔受侵情况，观察脑、椎体有无转移 | 不用于肺癌常规诊断 |
| PET-CT | 肺癌诊断、分期、放疗靶区勾画、评估疗效和预后 | 价格高 |
| 超声 | 检查腹部脏器及浅表淋巴结，指导定位穿刺 | 不直接用于肺部检查 |
| 骨扫描 | 筛查骨转移的首选方式 | 特异度低 |

**2. 获取肺癌细胞学或组织学检查技术**

（1）痰液细胞学检查 是诊断中央型肺癌最简单方便的无创诊断方法之一，但有一定的假阳性和假阴性可能，且难以分型和进一步确定分子病理类型。

（2）胸腔穿刺术 可以获取胸腔积液进行细胞学检查，以明确病理和进行肺癌分期。可对胸腔积液离心沉淀的细胞块行石蜡包埋、切片和染色，以提高病理阳性诊断率。对位于其他部位的转移性浆膜腔积液亦可行穿刺获取病理证据。

（3）浅表淋巴结和皮下转移病灶活组织检查 对于肺部占位怀疑肺癌者，如发现浅表皮下病灶或浅表淋巴结肿大，可进行活检以获得病理学诊断。

（4）经胸壁肺穿刺术 在 CT 或超声引导下经胸壁肺穿刺是诊断周围型肺癌的首选方法之一。

（5）支气管镜检查 通过活检、刷检及灌洗等方式进行组织学或细胞学取材，联合荧光气管镜检查可明显提高对上皮内瘤变和浸润性肺癌的诊断。

（6）超声引导下经支气管针吸活检术（EBUS-TBNA） 医师怀疑纵隔和肺门淋巴结转移而其他分期手段难以确定时，推荐采用 EBUS-TBNA 等有创手段明确纵隔淋巴结状态。

（7）纵隔镜检查 是鉴别伴纵隔淋巴结肿大良恶性疾病的有效方法，也是评估肺癌分期的方法之一，但操作创伤及风险相对较大。

（8）胸腔镜 内科胸腔镜可用于不明原因的胸腔积液、胸膜疾病的诊断。外科胸腔镜可有效地获取病变肺组织，对于经支气管镜和经胸壁肺穿刺术等检查方法无法取得病理标本的肺癌，尤其是肺部微小结节病变，通过胸腔镜下病灶切除，即可明确诊断。

**3. 肺癌的血清学实验室检查** 目前推荐常用的原发性肺癌标志物有癌胚抗原（CEA）、神经元特异性烯醇化酶（NSE）、细胞角蛋白 19 片段抗原 21-1（Cyfra21-1）、胃泌素释放肽前体（ProGRP）、鳞状细胞癌抗原（SCCA）等。肿瘤标志物联合检测可提高其在临床应用中的灵敏度和特异度。

**4. 病理学检查** 2021 年出版的《WHO 胸部肿瘤分类（第 5 版）》将肺癌分为腺癌、肺神经内分泌肿瘤、鳞状细胞癌、大细胞癌、腺鳞癌、肉瘤样癌、癌肉瘤、其他上皮性恶性肿瘤 8 种类型。

**5. 分子病理学检测** 非小细胞肺癌（NSCLC）检测推荐必检基因为 *EGFR*、*ALK*、*ROS1*，扩展基因为 *BRAFV600E* 突变、*MET* 扩增和 *MET14* 外显子跳跃突变、人表皮生长因子受体 2、*KRAS*、

*RET* 等。采用二代测序（NGS）可同时检测全部必检基因和扩展基因，也可在常规检测 *EGFR*、*ALK*、*ROS1* 基因阴性之后，再应用 NGS 检测扩展基因；若组织标本不可及，可考虑利用血浆循环肿瘤 DNA（circulating tumor DNA，ctDNA）进行检测。对于靶向治疗耐药患者，建议二次活检进行继发耐药检测；对于无法获取组织的患者，可用 ctDNA 检测。需行肿瘤免疫治疗患者的筛选方法为免疫组化检测 NSCLC 的程序性死亡受体配体 1（PD-L1）表达情况。

## 三、诊 断 路 径

肺癌的诊断路径见图 6-1。

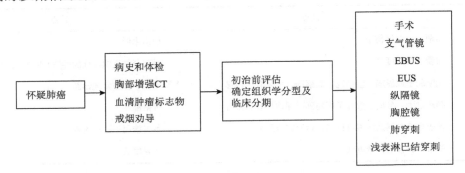

图 6-1　肺癌的诊断路径

EBUS：超声支气管镜检查；EUS：超声内镜检查术

## 四、分 　 期

非小细胞肺癌采用国际肺癌研究协会推出的第 8 版肺癌 TNM 分期标准，肿瘤解剖学范围的描述包括三部分：T 为原发肿瘤的范围，N 为累及的淋巴结，而 M 为远处转移。每个 T、N 和 M 部分分为几个类别（如 T1、T2）。具体的 T、N 和 M 分类被组合在一起形成分期分组（Code-15，QR 表 6-1、QR 表 6-2）。

小细胞肺癌（SCLC）采用美国退伍军人肺癌协会（VALG）的分期，分为局限期（LS-SCLC）：病变在一侧胸腔，能被纳入单个可耐受的放射野；广泛期（ES-SCLC）：超过局限期的病变（心包积液、双侧胸腔积液、血行转移）。

## 五、治 　 疗

根据病理学类型（包括分子病理诊断）、侵及范围（临床分期）联合多学科综合治疗（MDT）模式，为患者选择个体化治疗方案。

### （一）非小细胞肺癌

采用手术治疗、化疗或放疗、靶向治疗、免疫治疗、抗肿瘤血管生成药物的综合治疗。

**1.** 外科手术根治性切除是Ⅰ、Ⅱ期 NSCLC 的推荐优选局部治疗方式。

**2.** Ⅲ期 NSCLC 是一类异质性明显的肿瘤。根据国际肺癌研究协会第 8 版肺癌 TNM 分期标准，Ⅲ期 NSCLC 分为ⅢA 期、ⅢB 期、ⅢC 期。ⅢC 期和绝大部分ⅢB 期归类为不可切除的Ⅲ期 NSCLC。以根治性同步放化疗为主要治疗模式。ⅢA 期和少部分ⅢB 期 NSCLC 的治疗模式分为不可切除和可切除。对于不可切除者，治疗以根治性同步放化疗为主；对于可切除者，治疗模式为以外科为主的综合治疗。

**3.** Ⅳ期 NSCLC 患者的全身治疗建议在明确患者 NSCLC 病理类型（鳞或非鳞）和驱动基因突

变状态并进行美国东部肿瘤协作组（ECOG）评分（表 6-2）的基础上，选择适合患者的全身治疗方案。

表 6-2 美国东部肿瘤协作组评分原则

| 评分（分） | 状态 |
| --- | --- |
| 0 | 活动能力完全正常，与起病前活动能力无任何差异 |
| 1 | 能自由走动及从事轻体力活动，包括一般家务或办公室工作，但不能从事较重的体力活动 |
| 2 | 能自由走动及生活自理，但已丧失工作能力，日间不少于一半时间可以起床活动 |
| 3 | 生活仅能部分自理，日间 50% 以上时间卧床或坐轮椅 |
| 4 | 卧床不起，生活不能自理 |
| 5 | 死亡 |

## （二）小细胞肺癌

小细胞肺癌的治疗采用化疗或化放疗综合治疗。

**1. 局限期 SCLC 患者的治疗**　见 Code-16。

**2. 广泛期 SCLC 患者的一线治疗**　见 Code-16。

# 第七章 肺 栓 塞

## 一、概 述

肺栓塞是以各种栓子阻塞肺动脉或其分支为发病原因的一组疾病或临床综合征的总称,包括肺血栓栓塞症(PTE)、脂肪栓塞综合征、羊水栓塞、空气栓塞、肿瘤栓塞等,其中 PTE 为肺栓塞的最常见类型。引起 PTE 的血栓主要来源于下肢的深静脉血栓(DVT)。

肺栓塞可造成猝死。但其临床表现不典型,容易造成误诊、漏诊。因此任何不明原因的呼吸困难、胸膜性胸痛、低氧血症均应警惕肺栓塞的可能。

## 二、临 床 表 现

临床表现无特异性,症状轻重不一,严重程度亦可存在巨大差异。患者可以从无症状到引起血流动力学不稳定,甚至猝死。患者可以表现为咳嗽、呼吸困难、胸痛、咯血、心悸等。

## 三、诊 断

强调对高危因素的评估和对间接辅助检查的评估。可以通过各种量表进行评估,如 Wells 量表等。根据 PTE 临床发生的可能性的高低,选择进一步的疑诊/确诊检查。

### (一)PTE 临床可能性评估及检查

**1.** Wells 量表见表 7-1。修订版 Geneva 评分见表 7-2。

**表 7-1　Wells 量表**

| 项目 | 计分 |
| --- | --- |
| PTE 或者 DVT 病史 | 1 |
| 4 周内制动或手术 | 1 |
| 活动性肿瘤 | 1 |
| 心率(次/分)≥100 | 1 |
| 咯血 | 1 |
| DVT 症状或体征 | 1 |
| 其他鉴别诊断的可能性低于 PTE | 1 |
| 临床可能性 | |
| 　低度可能 | 0~1 |
| 　高度可能 | ≥2 |

**表 7-2　修订版 Geneva 评分**

| 项目 | 计分 |
| --- | --- |
| PTE 或 DVT 病史 | 1 |
| 1 个月内手术 | 1 |

续表

| 项目 | 计分 |
| --- | --- |
| 活动性肿瘤 | 1 |
| 心率（次/分） | |
| 75～94 | 1 |
| ≥95 | 2 |
| 咯血 | 1 |
| 单侧下肢疼痛 | 1 |
| 下肢深静脉触痛及单侧下肢水肿 | 1 |
| 年龄＞65岁 | 1 |
| 临床可能性 | |
| 低度可能 | 0～2 |
| 高度可能 | ≥3 |

注：修订版 Geneva 评分三分类法：0～1 分为低度可能，2～4 分为中度可能，≥5 分为高度可能。

**2. D-二聚体** 是交联纤维蛋白的降解产物，其特点是灵敏度高（98%），但特异度低（＜60%）。所以不能用于直接诊断 PTE/DVT，但 D-二聚体阴性[通过酶联免疫吸附法（ELISA）测得＜500ng/ml] 可基本排除 PTE/DVT。

### （二）疑诊相关检查

**1. 动脉血气分析** 急性 PTE 常表现为低氧血症、低碳酸血症。但部分患者血气分析结果可以正常，因此，血气分析结果正常并不能排除急性 PTE。

**2. 心电图** 大多数病例的心电图表现并不特异。但心电图的动态改变较之静态异常对提示 PTE 具有更大意义。

**3. 胸部 X 线片** PTE 患者的胸部 X 线片常有异常表现，如区域性的肺血管纹理变细、稀疏或消失，尖端指向肺门的楔形影，右下肺动脉增宽或伴截断征，肺动脉段膨隆及右心室扩大征。但上述表现均缺乏特异性，因此，仅凭胸部 X 线片不能诊断或者排除 PTE。

**4. 心脏超声** 用于评价有无急性右心衰竭，如急性右心室扩张，室间隔左移，肺动脉高压，部分病例可见肺动脉血栓。因此，心脏超声检查在提示 PTE 的诊断和排除其他心血管疾病方面有着重要的应用价值，但心脏超声正常并不能排除 PTE。

**5. 下肢静脉超声** 首选超声加压扫描诊断 DVT，此为 DVT 诊断的金标准。尤其对于病情危重患者，可以床旁进行检查评估。

### （三）确诊相关检查

**1. CT 肺动脉造影（CTPA）** 虽然肺动脉造影仍是 PTE 诊断的金标准，但由于其有创性，临床应用较少。首选检查方式仍为 CTPA。CTPA 可以直观地显示肺动脉内血栓的形态、部位、范围及血管阻塞的程度，判断栓子的新鲜程度，测量肺动脉及心腔径线，评估心功能状态。其诊断敏感度＞83%，特异度为 96%。不仅如此，CTPA 结合肺窗还可观察肺内病变，评价合并症及并发症。

**2. 磁共振肺动脉造影（MRPA）** 可以直接显示肺动脉内的栓子及 PTE 导致的低灌注区域，从而确诊 PTE，但对肺段及以下水平的 PTE 的诊断价值有限。因此，临床上对肾功能受损、对碘造影剂过敏及妊娠等 CTPA 禁忌证的患者可以考虑选择 MRPA 检查。

**3. 其他检查** 对确诊 PTE 的患者，还需要完善病因学相关检查，如抗凝蛋白、抗磷脂综合征（狼疮抗凝物、抗心磷脂抗体、抗 $\beta_2$-糖蛋白 1 抗体）、易栓症相关基因检测。

### （四）肺栓塞的诊断策略

急性肺栓塞的诊断与处理主要基于疑诊、确诊、病因、危险分层的策略展开。

**1. 疑诊 PTE 患者** 采取评分或临床评估结合 D-二聚体检测的方式对疑诊 PTE 的患者进行临床可能性评估。对于临床评估为低度可能的患者，如 D-二聚体阴性，可基本除外急性 PTE，但 D-二聚体阳性，则建议进行确诊检查。对于临床评估结果为高度可能的患者，建议直接进行确诊检查。

**2. 确诊 PTE 患者** 对于疑诊 PTE 的患者，需要根据患者血流动力学是否稳定采取不同的诊断策略。血流动力学不稳定的 PTE 疑诊患者，如条件允许，建议完善 CTPA 检查以明确诊断或排除 PTE。如无条件或不适合行 CTPA 检查，建议行床旁超声心动图检查，如发现右心室负荷增加和（或）发现肺动脉或右心腔内血栓证据，在排除其他疾病可能性后，建议按照 PTE 进行治疗。同时建议行肢体血管超声检查，如发现 DVT 的证据，则静脉血栓栓塞症（VTE）诊断成立，并可启动治疗。在患者临床情况稳定后行相关检查明确诊断。

而对于血流动力学稳定的 PTE 疑诊患者，推荐将 CTPA 作为首选的确诊检查手段，如果存在 CTPA 检查的相对禁忌证（如对造影剂过敏、肾功能不全、妊娠等），建议选择其他影像学确诊检查，包括肺通气/灌注（V/Q）显像、MRPA 等。

肺血栓栓塞症的诊断流程见 Code-17。

高危肺血栓栓塞症的诊断流程见 QR 图 7-1。

非高危肺血栓栓塞症的诊断流程见 QR 图 7-2。

**3. 明确病因** 对急性 PTE 的患者，应当积极寻找导致 DVT/PTE 的可能病因，如导致肺栓塞的高危因素，以及潜在疾病，如恶性肿瘤、抗磷脂综合征。对年龄较轻及家族性 VTE 患者，还可进行易栓症筛查。

**4. 确诊 PTE 患者的危险分层** PTE 的危险分层主要基于患者的血流动力学状态，其次是心脏生物学标志物[脑钠肽（BNP）、N 末端 B 型利钠肽前体（NT-proBNP）、肌钙蛋白]及右心室功能。血流动力学不稳定的 PTE 为高危，而血流动力学稳定的 PTE，根据是否合并右心室功能不全和心脏生物学标志物异常再分为中危和低危（表 7-3）。

**表 7-3　PTE 的危险分层**

| 危险分层 | 休克或低血压 | 影像学（右心室功能不全） | 实验室指标（心脏生物学标志物升高） |
| --- | --- | --- | --- |
| 高危 | + | + | +/- |
| 中高危 | - | + | + |
| 中低危 | - | +/- | +/- |
| 低危 | - | - | - |

注：心脏生物学标志物包括心肌损伤标志物（肌钙蛋白 T 或 I）和心力衰竭标志物（BNP、NT-proBNP）。

（1）高危 PTE　以出现休克或低血压为主要表现，即收缩压<90mmHg 或较基础值下降幅度≥40mmHg，持续 15min 以上。需要除外新发生的心律失常、低血容量或严重感染导致的血压下降。

（2）中危 PTE　血流动力学稳定，但存在右心室功能不全的影像学证据或心脏生物学标志物升高。其中，两者同时存在的可再分层为中高危，两者中只有一种异常的可分层为中低危。

（3）低危 PTE　血流动力学稳定且不存在右心室功能不全，也不存在心脏生物学标志物升高的 PTE。

# 四、治　疗

PTE 的治疗分为一般对症支持治疗、抗凝治疗、溶栓治疗、介入/手术治疗。

### （一）一般对症支持治疗

对于高度疑诊或确诊急性 PTE 的患者，应严密监测呼吸、心率、血压、心电图及血气的变化，并给予积极的呼吸与循环支持。

高危 PTE，如合并低氧血症，应使用经鼻导管或面罩吸氧；合并呼吸衰竭时，可采用经鼻/面罩无创机械通气或经气管插管行机械通气；进行机械通气时，应注意避免其对血流动力学的不利影响，应该采用低潮气量（6~8ml/kg）使吸气末平台压<30cmH$_2$O；应尽量避免做气管切开，以免在抗凝或溶栓过程中发生局部大出血。

对于合并休克或低血压的急性 PTE 患者，必须进行血流动力学监测，并给予支持治疗。可使用去甲肾上腺素、肾上腺素、多巴酚丁胺、多巴胺等血管活性药物维持有效的血流动力学稳定。

对于焦虑和有惊恐症状的患者可适当应用镇静剂。胸痛者可给予止痛剂。对于有发热、咳嗽等症状的患者可给予对症治疗以尽量降低耗氧量。对于合并高血压的患者，应尽快控制血压。另外应注意保持大便通畅，避免用力，以防止血栓脱落。

### （二）抗凝治疗

一旦明确诊断急性 PTE，宜尽早启动抗凝治疗。

**1. 低风险患者**通常可以门诊治疗。

**2. 急性 PTE** 初始抗凝推荐选用低分子肝素（low molecular weight heparin，LMWH）、普通肝素（unfractionated heparin，UFH）、磺达肝癸钠、负荷量的利伐沙班或阿哌沙班。对于急性高危 PTE 患者，首选 UFH 进行初始抗凝治疗，以便于及时转换到溶栓治疗。而直接口服抗凝血药无须检测国际标准化比值（INR），逐渐成为急性 VTE 的首选治疗。

急性 PTE 若选择华法林长期抗凝，推荐在应用胃肠外抗凝血药 24h 内重叠华法林，调节 INR 目标值为 2.0~3.0，达标后停用胃肠外抗凝血药。

急性 PTE 若选用利伐沙班或阿哌沙班，在使用初期需给予负荷剂量；若选择达比加群或者依度沙班，应先给予胃肠外抗凝血药至少 5 天。

**3. 抗凝疗程**在初发者至少为 3 个月。有明确可逆性危险因素的急性 PTE，在 3 个月抗凝治疗后，如危险因素去除，建议停用抗凝治疗。危险因素持续存在的 PTE，在 3 个月抗凝治疗后，建议继续抗凝治疗。未能明确危险因素的特发性 PTE 抗凝治疗 3 个月后，如果仍未发现确切危险因素，同时出血风险较低，推荐延长抗凝治疗时间，甚至终身抗凝。

### （三）急性 PTE 的溶栓治疗

溶栓治疗可以在 36h 内迅速溶解部分或全部血栓，恢复肺组织再灌注，减小肺动脉阻力，降低肺动脉压，改善右心室功能。

溶栓治疗时间窗一般定为 14 天以内，但存在血栓的动态形成的可能，因此，对溶栓的时间窗不作严格规定。

溶栓治疗的主要并发症为出血，因此，用药前应充分评估出血风险。溶栓治疗的禁忌证分为绝对禁忌证和相对禁忌证。需要注意的是即便是绝对禁忌证，对于致命性的高危 PTE，也应被视为相对禁忌证。溶栓治疗的相对和绝对禁忌证见 Code-18，QR 表 7-1。

急性高危 PTE，如无溶栓禁忌证，推荐溶栓治疗，溶栓治疗前如需初始抗凝治疗，推荐首选 UFH。急性非高危 PTE 患者，不推荐常规溶栓。其中，急性中高危 PTE，建议先给予抗凝治疗，并密切观察病情变化，一旦出现临床恶化，且无溶栓禁忌证的情况下，建议给予溶栓治疗。对于血流动力学稳定且没有右心功能不全表现的患者则不宜溶栓。

急性 PTE 应用溶栓药物，建议重组组织型纤溶酶原激活剂（rt-PA） 50mg、尿激酶 2 万 U/kg 或重组链激酶 150 万 U，2h 持续静脉滴注。

### （四）急性 PTE 的介入/手术治疗

**1. 导管介入治疗**　急性高危 PTE 或伴临床恶化的中危 PTE,若有肺动脉主干或主要分支血栓,并存在高出血风险或溶栓禁忌证,或经溶栓或积极的内科治疗无效,在具备介入专业技术和条件的情况下,可行经皮导管介入治疗。介入治疗包括:经导管碎解和抽吸血栓,或同时进行局部小剂量溶栓。值得注意的是,对低危 PTE 不建议导管介入治疗。

**2. 下腔静脉滤器**　对于有抗凝禁忌证的急性 PTE 患者,为防止下肢深静脉血栓脱落阻塞肺动脉,可考虑放置下腔静脉滤器,建议应用可回收滤器,通常在 2 周之内取出。一般不考虑永久应用下腔静脉滤器。对于已接受抗凝治疗的急性 DVT 或 PTE,不推荐放置下腔静脉滤器。

## 五、预　防

主要从 VTE 发生风险和出血风险进行评估。手术和非手术患者可采取不同的评分量表进行评估。

**1. 低危**　罹患 VTE 的风险<10%,无须预防,鼓励患者尽早下床活动。

**2. 中危**　罹患 VTE 的风险约 40%,多见于大部分普通的外科患者和内科卧床的患者,可采用 LMWH、低剂量 UFH、磺达肝癸钠预防。如果出血风险高则应采用机械预防。

**3. 高危**　多见于骨科、严重创伤、脊髓损伤患者,可采用 LMWH、磺达肝癸钠、利伐沙班。如果出血风险高则应采用机械预防。

# 第八章 胸膜疾病

## 第一节 胸腔积液

### 一、概 述

胸膜腔是脏、壁层胸膜形成的潜在密闭腔隙，生理情况下呈负压，有少量胸腔积液润滑两层胸膜，左右胸膜腔互不相通。壁层胸膜由肋间神经、膈神经支配，脏层胸膜由无痛神经纤维支配。其生理功能包括：①胸腔积液的形成和转运；②维持肺的形态；③在胸壁与肺之间传递压力。

正常人胸腔积液量为 13～15ml，其细胞成分包括巨噬细胞（75%）、淋巴细胞（25%）、间皮细胞（<2%）及少量中性粒细胞。胸腔积液来源于脏层胸膜、壁层胸膜的体循环血管，吸收途径是壁层胸膜淋巴管微孔（产生-10cmH$_2$O）。任何因素使胸膜腔内液体形成过快或吸收过缓，即产生胸腔积液。

### 二、临 床 特 征

**1. 症状** 胸腔积液所致症状主要是呼吸困难、咳嗽、胸痛，原发疾病不同症状有所差异。

**2. 体征** 少量胸腔积液可无明显异常体征，部分干性胸膜炎患者可查见胸膜摩擦感及胸膜摩擦音。典型中-大量胸腔积液体征如下。

视诊：患侧胸廓饱满，呼吸动度减弱。

触诊：患侧触觉语颤减弱，气管向健侧移位（部分合并患侧肺不张的患者，气管可向患侧移位）。

叩诊：患侧叩诊浊音。

听诊：患侧呼吸音减弱或消失，语音共振减弱。

**3. 实验室检查** 见 Code-19，QR 表 8-1。

**4. 胸部影像学检查** 见 Code-19，QR 图 8-1。

（图片展示游离性积液和包裹性积液）

**5. 超声检查** 超声探测胸腔积液的灵敏度高，定位准确。临床用于估计胸腔积液的深度和积液量，协助胸腔穿刺定位。B 超引导下胸腔穿刺用于包裹性和少量胸腔积液。

**6. 内科胸腔镜** 主要用于不明原因渗出性胸腔积液的诊断，创伤小，可以在直视下取胸膜活检。

### 三、诊断（Code-20，QR 表 8-2）

胸腔积液诊断的三步骤：①明确有无胸腔积液；②鉴别渗出液、漏出液；③寻找胸腔积液的病因。需要注意的是，部分患者胸腔积液的形成可能是多种机制参与，尤其是恶性胸腔积液，在判断胸腔积液性质时要结合病史灵活分析。

### 四、鉴 别 诊 断

临床上导致胸腔积液的常见疾病及其鉴别要点（Code-20，QR 表 8-2）。

# 五、技能操作

胸腔穿刺抽液术，此处不再赘述。

# 第二节　气　胸

## 一、概　述

生理情况下，胸膜腔不含空气，任何原因导致胸膜破损，空气进入胸膜腔，称为气胸。

## 二、临床特征

**1. 分类**

（1）按发病原因分类　自发性气胸、外伤性气胸、医源性气胸。自发性气胸分为：①原发性自发性气胸：常规 X 线检查肺部无明显病变，但胸膜下（多在肺尖部）可有气肿小疱。多见于瘦高体型的男性青壮年。②继发性自发性气胸：继发于基础肺部病变，如慢阻肺、肺癌等。

（2）按破口类型及胸腔内压力特点分类

1）闭合性（单纯性）气胸：破口特点为漏气后很快关闭，胸内压抽气后逐渐下降。

2）张力性（高压性）气胸：破口特点为单向活瓣，随每次呼吸，胸腔内气体只进不出，胸腔内压力急剧增高，迅速危及生命。

3）交通性（开放性）气胸：破口特点为双向活瓣，胸腔和大气相通，胸内压在 $0cmH_2O$ 上下波动。

**2. 症状**　主要症状是呼吸困难、胸痛、咳嗽。呼吸困难的程度取决于三个因素：基础肺功能状况、气胸发生的速度、肺组织被压缩的程度。

**3. 体征**　典型气胸体征如下。

视诊：患侧胸廓饱满、呼吸动度减弱。

触诊：患侧触觉语颤减弱或消失、胸廓扩张度减弱。

叩诊：患侧叩诊鼓音、肺下界下移。

听诊：患侧呼吸音消失或减弱，听觉语颤减弱或消失。

**4. 胸部影像学检查**（Code-21）

（1）胸部 X 线片　是可靠的诊断方法，可判断气胸程度，肺被压缩情况，有无纵隔气肿、胸腔积液等并发症。

（2）胸部 CT　少量气胸、局限性气胸、与肺大疱难以鉴别时需行胸部 CT 检查（气胸影像学检查见 QR 图 8-2）。

## 三、治　疗

治疗原则：使肺尽早复张，减少复发。手术治疗适用于内科积极治疗肺仍不能复张的气胸、有支气管胸膜瘘者、反复发作的气胸等。

**1. 闭合性气胸**　积气量少于该侧胸腔容积的 20% 时，气体可在 2～3 周自行吸收。气量较多时，可每日或隔日抽气一次，每次抽气不超过 1000ml，直至肺大部分复张，余下积气任其自行吸收。

**注意**：慢阻肺患者若基础肺功能差，积气量即使小于 20%，也可能出现严重呼吸困难，要考虑行胸腔闭式引流术。

**2. 张力性气胸**　病情急重，危及生命，必须尽快排气。紧急时将消毒针头从患侧肋间隙插入胸膜腔，使高度正压胸内积气得以由此自行排出，缓解症状，尽早行胸腔闭式引流术。

**3. 交通性气胸** 积气量小且无明显呼吸困难者，在卧床休息并限制活动，或者行胸腔闭式引流后，有时胸膜破口可能自行封闭而转变为闭合性气胸。

**注意**：安置胸腔闭式引流管后要观察以下几项。呼吸困难是否改善；气胸体征是否改善；胸引管是否有气泡溢出、液柱波动是否良好；胸引瓶内有无血液或胸液引出。若确认肺基本复张，应夹闭胸引管观察 48～72h 后方可拔管。

# 四、沟 通 要 点

**1.** 交代患者卧床休息，避免咳嗽、高声说笑等使胸内压增高的动作，保持大便通畅。

**2.** 闭合性、交通性、张力性气胸三型之间可互相转换，要密切观察患者呼吸情况，提前告知患者及其家属，积极配合治疗。

**3.** 瘦长体型青年气胸患者可能出现气胸复发，复发后可考虑外科手术治疗。

# 第九章 呼吸衰竭

## 一、概　述

呼吸衰竭（respiratory failure）是呼吸系统的功能异常，导致二氧化碳（$CO_2$）潴留或输送到组织的氧（$O_2$）缺乏。虽然呼吸衰竭常由肺胸疾病引起，但其他器官、系统也涉及呼吸过程，因此其他系统或器官，如肌肉骨骼系统、循环系统或中枢神经系统严重受损，也可导致呼吸衰竭。

在海平面、静息状态、呼吸空气条件下，动脉血氧分压（$PaO_2$）<60mmHg，伴或不伴二氧化碳分压（$PaCO_2$）>50mmHg，可诊断为呼吸衰竭。根据动脉血气可分为低氧性呼吸衰竭（Ⅰ型呼吸衰竭）和高碳酸血症型呼吸衰竭（Ⅱ型呼吸衰竭）。

## 二、常　见　病　因

### （一）Ⅰ型呼吸衰竭

Ⅰ型呼吸衰竭主要是氧合功能障碍。其发生与下列因素有关：通气/血流失调、右向左分流、肺泡低通气、吸入氧浓度过低、氧气弥散障碍、高组织氧耗。其中通气/血流失调、右向左分流、肺泡低通气为Ⅰ型呼吸衰竭发生的最常见机制。导致Ⅰ型呼吸衰竭的主要病因见表9-1。

**表 9-1　Ⅰ型呼吸衰竭的主要病因**

| |
|---|
| 弥漫性肺实质损害 |
| 心源性肺水肿：充血性心力衰竭、液体过负荷 |
| 非心源性肺水肿：各种原因导致的急性呼吸窘迫综合征（ARDS）、淹溺、神经源性肺水肿 |
| 其他：肺纤维化、肺癌、移植反应、胃内容物误吸、有毒气体吸入 |
| 局灶性肺实质损害：肺炎、肺不张、肺挫伤 |
| 无肺实质性损害：气胸/液气胸/胸腔积液、肺栓塞、右向左分流 |
| 气道疾病：慢阻肺、哮喘、支气管扩张 |
| 高代谢状态：各种休克、脓毒症 |

### （二）Ⅱ型呼吸衰竭

Ⅱ型呼吸衰竭是由于通气功能障碍，患者有效通气量降低导致血内 $CO_2$ 潴留，血 $PaCO_2$ 升高。Ⅱ型呼吸衰竭的发生多与气道阻塞或限制性通气功能障碍、呼吸肌疲劳、神经肌肉无力、呼吸中枢功能受损等有关，具体见表9-2。

**表 9-2　Ⅱ型呼吸衰竭的常见原因**

| |
|---|
| 慢性气道疾病：慢阻肺/支气管扩张（急性加重）、哮喘持续状态 |
| 呼吸中枢驱动受损害 |
| 　结构损害：卒中、脑外伤、肿瘤浸润 |
| 　药物过量/中毒：各类麻醉药、苯二氮䓬类药物、巴比妥类药物、乙醇 |
| 　睡眠呼吸功能障碍：阻塞性睡眠呼吸暂停、中枢性睡眠呼吸暂停 |

续表

| 神经肌肉无力 |
| --- |
| 颈段脊髓损伤：肿瘤浸润/压迫、创伤 |
| 药物毒性：肌松药、氨基糖苷类药物、有机磷农药中毒 |
| 感染：肉毒中毒、破伤风、脊髓灰质炎 |
| 神经肌肉疾病：吉兰-巴雷（Guillain-Barré）综合征、重症肌无力、肌萎缩侧索硬化、肌萎缩 |
| **呼吸肌疲劳** |
| 膈神经麻痹：胸部手术、纵隔肿瘤浸润 |
| 膈肌无力：慢阻肺 |
| 代谢紊乱：营养不良、低血磷、低血钾、低血镁、低血钙 |
| 胸壁畸形：脊柱后侧凸、鸡胸、连枷胸、肥胖低通气综合征 |
| 高度腹膨胀：大量腹水、肥胖 |
| 气道阻塞：阻塞性睡眠呼吸暂停、支气管内肿瘤、声带麻痹 |

## 三、临床表现及评估

呼吸衰竭的诊断需借助血气分析。血气分析还能帮助判断呼吸衰竭的严重程度。但对呼吸衰竭进行临床表现评估必不可少。可通过患者的意识障碍、呼吸方式、发绀情况、心肺查体等方面进行评估，评估其严重程度。临床评估对于患者严重度评估、治疗方式的选择具有非常重要的意义。如患者血气分析二氧化碳显著升高，但无意识障碍表现，则首选无创通气治疗，但患者出现神志改变，无创通气失败概率较大，可选择有创通气治疗。

呼吸衰竭的评估（低氧血症）见图 9-1。

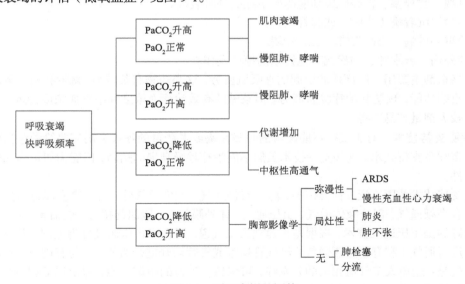

图 9-1 呼吸衰竭的评估

## 四、治 疗

### （一）支持性治疗

**1. 合理氧疗，改善通气** 低氧性呼吸衰竭伴呼吸窘迫的紧急治疗是氧疗，迅速增加吸氧浓度

（$FiO_2$），维持血氧饱和度（$SaO_2$）≥90%，$PaO_2$＞60mmHg。常用的氧疗方法有鼻导管、鼻塞、简单面罩、文丘里（Venturi）面罩、非重复呼吸面罩及经机械通气给氧。

II型呼吸衰竭患者给氧后可因 $PaO_2$ 升高，$PaCO_2$ 也随之升高，为避免氧疗过程中 $CO_2$ 潴留，故通常采用持续低流量控制性氧疗。I型呼吸衰竭患者开始时可给予较高浓度的氧气，以便尽快纠正严重缺氧，以后根据血气分析结果调整吸氧浓度（$FiO_2$），以保持 $PaO_2$ 在 60～80mmHg 为理想水平。在提供适当的 $FiO_2$ 后，通过测定动脉血气以了解 pH、$PaCO_2$ 及维持目标 $PaO_2$ 在所需要的 $FiO_2$ 水平。

如氧疗不能达到目标 $SaO_2$ 值，如重症肺炎、ARDS 导致严重的 V/Q 失调或分流等，此时需要考虑采用其他方法来复张萎陷的肺泡，改善气体交换，如保持气道通畅，鼓励患者咳嗽排痰或吸痰，解除气道痉挛等。

**2. 呼吸兴奋剂的应用**　呼吸兴奋剂包括中枢性呼吸兴奋剂和呼吸肌兴奋剂。中枢性呼吸兴奋剂的适应证主要是因呼吸中枢化学感受器异常而引起的中枢性呼吸麻痹，如睡眠呼吸暂停综合征、特发性肺泡低通气综合征、药物中毒性呼吸中枢麻醉等。临床常用的呼吸兴奋剂有尼可刹米（可拉明）、洛贝林、纳洛酮等。

给予呼吸兴奋剂可使呼吸中枢的冲动信号增加，从而增加呼吸运动的幅度和频率，但最终是否增加有效的通气，还要看胸廓的机械特性和肺的气体交换功能。临床上常用的呼吸兴奋剂，只有在末梢化学感受器受抑制而呼吸中枢功能接近正常时，才能发挥最好效果。而对于呼吸衰竭的患者，由于低氧血症的存在，末梢化学感受器已接近于最大限度的兴奋，投入中枢性呼吸兴奋剂可能无益，有时甚至有害。因此，中枢性呼吸兴奋剂的临床应用要根据患者的具体病情而定。

下列情况下一般不用中枢性呼吸兴奋剂。

1）已应用机械通气的患者。

2）由气道阻塞、胸廓畸形、呼吸肌无力、气胸等引起的呼吸衰竭。

3）哮喘、肺栓塞、神经肌肉功能障碍所致的呼吸衰竭。

4）肺尘埃沉着病（尘肺）或肺纤维化。

5）严重心脏病、心律失常、心力衰竭。

6）脑外伤、脑水肿、癫痫或其他诱因的惊厥发作。

呼吸兴奋剂主要用于肺部疾病引起的呼吸肌疲劳，这类药物有茶碱类、咖啡因等。茶碱可以改善膈肌的收缩功能，预防和治疗膈肌疲劳。但茶碱的有效治疗血浓度和中毒血浓度接近，小剂量难以奏效，较大剂量容易中毒。

**3. 呼吸支持技术**　对于氧疗不能改善的呼吸衰竭或者严重的呼吸衰竭需要给予包括机械通气在内的诸多呼吸支持技术。这些支持技术虽然不能治疗呼吸衰竭的病因，但能为纠正病因争取时间和创造条件。

呼吸支持技术范围广泛，种类很多，除了有创通气、无创通气外，近年来发展迅速的其他呼吸支持技术有高频通气、部分液体通气、负压通气、体外膜氧合、膈肌起搏等。但临床上应用最广泛、效果也较好的是正压通气技术。根据是否建立人工气道，通常将正压通气分为无创正压通气（经面罩或鼻罩进行通气）和有创正压通气（经气管插管或气管切开进行通气）。与有创通气比较，无创通气的好处是：避免人工气道相关的并发症，可保留上气道的防御功能，保留说话和吞咽功能，改善患者的舒适感，并为患者应用或撤除机械通气提供更多选择性。

无创通气的缺点：需要患者有自主呼吸，不利于清除气道内分泌物，提供的通气支持水平较低，改善通气和氧合的效果较缓慢，需要患者较多的配合及医生的较多指导和床旁监测。若应用无创通气效果不佳，或患者出现意识障碍、昏迷、无力咳痰、窒息、急性左心衰竭、顽固性低氧血症，经常规治疗（包括应用呼吸兴奋剂）后，$PaO_2$ 不能达到目标值，$PaCO_2$ 继续升高，导致严重呼吸性酸中毒（pH<7.20~7.25），应及时进行气管插管和机械通气。

**4. 营养支持** 慢性呼吸衰竭患者，由于能量的大量消耗，热量摄入不足，多数伴有严重营养不良。急性呼吸衰竭、严重肺部感染等多有高代谢，能量需要增加。只有及时补充营养，才有利于受损组织的修复、呼吸肌功能的维持和感染的控制。每日补给的营养起码应达到患者基础能量的需要。

### （二）基础疾病的治疗

**1. 针对呼吸衰竭病因的治疗** 在进行支持性治疗的同时，应根据呼吸衰竭的不同原因采取不同的治疗。只有祛除呼吸衰竭的病因，才能使呼吸衰竭得到有效纠正。

**2. 抗感染治疗** 呼吸系统感染是呼吸衰竭的重要原因，即使原发病不是感染的患者，在发生呼吸衰竭以后也常常继发肺感染。针对各种不同严重感染和可能的致病菌，开始时经验性选药，抗生素的选用应遵循"联合、足量、交替"原则，在有了培养结果以后，根据细菌培养、药敏试验结果及初始的临床治疗效果调整抗菌药物。行气管插管或气管切开、机械通气的患者，吸痰时应严格无菌操作，管道及时消毒以防止 VAP 的发生。

**3. 解除支气管痉挛，促进排痰** 支气管痉挛可增加呼吸功负荷，不利于排痰和控制感染。患者存在支气管痉挛时应给予有效的支气管舒张药物。常用药物有β受体激动剂[沙丁胺醇（舒喘灵）、特布他林（叔丁喘宁）等]、茶碱类药（氨茶碱）等。必要时可应用肾上腺皮质激素（琥珀酸氢化可的松、地塞米松、泼尼松龙等）。近年强调雾化吸入给药，尤其是β受体激动剂雾化吸入，起效快，作用强，可减轻全身副作用。

痰液黏稠不易咳出者可应用祛痰药物，如溴己新8~16mg 3~4次/日，3%氯化铵棕色合剂 10ml，3~4次/日，或盐酸氨溴索 30mg，3次/日。也可静脉注射或雾化吸入给药。给予气道湿化，并辅以翻身叩背，促进排痰。气管插管或气管切开者，可气管内滴入生理盐水或2%碳酸氢钠，每次2~3ml。

### （三）并发症的治疗

**1. 纠正酸碱失衡和电解质紊乱** 呼吸衰竭通常伴有呼吸性酸碱失衡，以原发性 $PaCO_2$ 的改变为特点，肾脏的代偿作用是调整体内的 $HCO_3^-$ 以减小 $PaCO_2$ 变化对 pH 的影响。呼吸衰竭患者常出现的电解质紊乱有低钠血症、高钾血症、低氯血症、低镁血症，应及时予以纠正。

（1）呼吸性酸中毒 是由于通气不足而导致 $PaCO_2$ 升高和 pH 降低。发生急性呼吸性酸中毒的原因就是导致高碳酸血症呼吸衰竭的病因，治疗的目标是改善通气及祛除基础疾病。

（2）呼吸性碱中毒 以原发性 $PaCO_2$ 降低为特征，肾脏的代偿作用是降低体内的 $HCO_3^-$。原发性呼吸性碱中毒患者的肺泡动脉氧分压差（$Aa-DO_2$）可以正常或升高。呼吸性碱中毒的治疗主要是针对病因，临床上很少需要直接治疗呼吸性碱中毒的情况。

（3）代谢性酸碱失衡 代谢性酸中毒多因缺氧情况下无氧代谢增加，导致乳酸增多、积聚。纠正严重代谢性酸中毒可用碱性药物，单纯代谢性酸中毒时首选碳酸氢钠，但合并呼吸性酸中毒时宜选用三羟基氨基甲烷（THAM），因为碳酸氢钠进入体内后形成更多 $CO_2$，加重呼吸负荷。

（4）代谢性碱中毒 主要由低钾低氯所致，可补充氯化钾、谷氨酸钾、精氨酸、氯化铵等。

**2. 心力衰竭的治疗** 呼吸衰竭常合并心力衰竭，治疗原则应以应用利尿剂、扩血管药物为主，强心药为辅。利尿剂的使用也以缓慢利尿为宜，以避免电解质紊乱和痰液黏稠，不易咳出，需要使用强心药时，宜用较小剂量（为常规剂量的50%~60%）和短效制剂，如毛花苷丙（西地兰）、地高辛等。

**3. 上消化道出血的治疗** 可应用奥美拉唑 40mg，1~2次/日，或 $H_2$ 受体阻滞剂，如雷尼替丁、法莫替丁或甲氰咪胍等。也可局部或全身应用止血药物，如口服凝血酶，注入含去甲肾上腺素的冰盐水，必要时还可应用内镜治疗或介入治疗。

**4. 多脏器衰竭的防治** 呼吸衰竭逐渐进展为多脏器衰竭在临床上十分常见，且常为呼吸衰竭致死的原因。故呼吸衰竭治疗过程中，一定要注意保护心、肝、肾、脑等重要脏器的功能，发现问题及时处理，这是降低呼吸衰竭病死率的重要环节。

# 第二篇　循　环　系　统

# 第十章　常　见　症　状

## 胸　痛

### 一、定　义

胸痛主要是指胸前区疼痛和不适感，患者常主诉闷痛、紧缩感、烧灼感、针刺样痛、压榨感、撕裂样痛、刀割样痛等，以及一些难以描述的症状。

胸痛的部位一般指从颈部到胸廓下端的范围内，有时可放射至颌面部、牙齿和咽喉部、肩背部、双上肢或上腹部。

### 二、病　因

胸痛按病因分为心源性和非心源性两大类。

心源性胸痛包括主动脉夹层、急性肺栓塞、肺动脉高压等。

非心源性胸痛包括肺脏及纵隔疾病、消化系统疾病、肌肉骨骼疾病等。

胸痛按严重程度分为高危性胸痛和低危性胸痛，常见高危性胸痛的诊断及鉴别诊断要点见图 10-1。

**表 10-1　常见高危性胸痛的诊断及鉴别诊断要点**

| 疾病 | 部位 | 性质 | 时期 | 加重或缓解因素 | 相关特征或伴随症状 |
|---|---|---|---|---|---|
| 静息或不稳定型心绞痛 | 胸骨后，可放射至颈部、下颌、上腹部、肩部或上肢（常在左侧） | 压迫感，烧灼感，挤压感，沉重感 | 通常为 3～5min，很少超过 30min | 过劳、激动、便秘等 | 一过性第三及第四心音，或胸痛时有乳头肌功能不全性杂音，可出现短暂性心力衰竭 |
| 急性心肌梗死 | 胸骨下，可能像心绞痛样放射 | 沉重感，压迫感，烧灼感，紧绷感 | 不定，通常超过 30min | 休息和含服硝酸甘油不能缓解 | 气短，出汗，乏力，恶心，呕吐 |
| 肺栓塞（胸痛常不出现） | 胸骨下或肺梗死涉及的区域 | 胸膜性（与肺梗死相关）或心绞痛样 | 突然发作，几分钟到几小时 | 呼吸可能加重 | 呼吸困难，呼吸频率增快，心动过速；低血压，大面积栓塞时急性右心衰竭和肺动脉高压的体征；啰音，胸膜摩擦感，咯血 |
| 主动脉夹层 | 前胸痛；可向背部放射 | 撕裂样，刀割样 | 突然发作，持续不断的疼痛 | 常见于高血压或有易患因素，如马方综合征 | 主动脉瓣关闭不全杂音，脉搏或血压不对称；神经功能缺失 |
| 张力性气胸 | 单侧 | 非常尖锐，胸膜性 | 突然发作，持续数小时 | 呼吸痛 | 呼吸困难，烦躁不安，发绀、出冷汗、脉速，甚至意识不清、呼吸衰竭，患侧呼吸音减弱或消失，气管向健侧移位 |

# 第十一章 原发性高血压

## 一、概 述

高血压是指以动脉收缩压和（或）舒张压升高，常伴有心、脑、肾等靶器官损害的临床综合征，包括原发性高血压和继发性高血压。原发性高血压又称高血压病，是各种心脑血管疾病的主要危险因素。

高血压是根据临床和流行病学资料人为划分的，指非同日非药物状态下诊室收缩压≥140mmHg和（或）舒张压≥90mmHg，然后再根据血压升高的水平进行分级（表11-1）。

**表 11-1 高血压的定义和分级** （单位：mmHg）

| 分级 | 收缩压 | | 舒张压 |
|---|---|---|---|
| 正常血压 | <120 | 和 | <80 |
| 正常高值血压 | 120~139 | 和（或） | 80~89 |
| 高血压 | ≥140 | 和（或） | ≥90 |
| 1级高血压（轻度） | 140~159 | 和（或） | 90~99 |
| 2级高血压（中度） | 160~179 | 和（或） | 100~109 |
| 3级高血压（重度） | ≥180 | 和（或） | ≥110 |
| 单纯收缩期高血压 | ≥140 | 和 | <90 |

注：当收缩压和舒张压分属于不同的分级时，以较高的级别为准。以上标准适合于男、女性任何年龄的成人。

## 二、临 床 特 征

**1. 症状** 大多数起病渐进，缺乏特异性表现；部分患者可有头晕、头痛、疲劳、心悸等表现，但不一定与血压水平有关。

**2. 体征** 一般比较少。心脏杂音及血管杂音是重点检查项目，有些可能有继发性高血压体征。

**3. 并发症** 心、脑、肾、眼底、动脉等靶器官损害的相关临床表现。

**4. 实验室检查**

（1）基本项目 尿常规、血糖、血电解质、血脂、肾功能、血尿酸和心电图。

（2）推荐项目 24h动态血压监测（Code-22，QR表11-1）、超声心动图、颈动脉彩超、眼底检查、尿蛋白定量、踝/臂血压比、动脉弹性功能测定。

（3）选择项目 对怀疑继发性高血压患者需完善血浆肾素活性、血和尿醛固酮、血和尿儿茶酚胺、动脉造影、肾脏和肾上腺彩超或薄层CT或MRI等检查。

## 三、诊断思路及鉴别诊断

### （一）诊断思路

①一般采用肱动脉部位用汞柱式或电子血压计测量；②非同日、非药物、静息坐位状态下至少三次以上测得诊室血压升高（收缩压≥140mmHg/舒张压≥90mmHg）可诊断为高血压；③排除继

发性高血压才能诊断为原发性高血压；④血压水平分级见表 11-2；⑤危险度分层评估：评估危险、靶器官损害相关临床疾病见表 11-3。

**表 11-2 血压水平分级**

| 其他危险因素和病史 | 高血压 | | |
| --- | --- | --- | --- |
| | 1 级 | 2 级 | 3 级 |
| 无 | 低危 | 中危 | 高危 |
| 1～2 个其他危险因素 | 中危 | 中危 | 很高危 |
| ≥3 个其他危险因素，或靶器官损害 | 高危 | 高危 | 很高危 |
| 临床并发症或合并糖尿病 | 很高危 | 很高危 | 很高危 |

**表 11-3 影响高血压患者心血管预后的重要因素**

| 心血管危险因素 | 靶器官损害 | 伴随临床疾病 |
| --- | --- | --- |
| ● 高血压（1～3 级）<br>● 年龄＞55 岁（男性）；＞65 岁（女性）<br>● 吸烟<br>● 糖耐量受损和（或）空腹血糖受损<br>● 血脂异常<br>TC≥5.7mmol/L 或 LDL-C＞3.3mmol/L 或 HDL-C＜1.0mmol/L<br>● 早发心血管病家族史（一级亲属发病年龄男性＜55 岁，女性＜65 岁）<br>● 腹型肥胖（腰围，男性≥90cm，女性≥85cm）或肥胖（BMI≥28kg/m²）<br>●血同型半胱氨酸升高（≥10μmol/L） | ● 左心室肥厚<br>心电图：$SV_1 + RV_5 > 38mm$<br>超声心动图：LVMI，男性≥125g/m²，女性≥120g/m²<br>● 颈动脉超声 IMT≥0.9mm 或动脉粥样硬化斑块<br>● 颈股动脉 PWV≥12m/s<br>● ABI＜0.9<br>● eGFR＜60ml/(min·1.73m²) 或血肌酐轻度升高，男性 115～133μmol/L，女性 107～124μmol/L<br>● 尿微量白蛋白 30～300mg/24h 或白蛋白/肌酐≥30mg/g | ● 脑血管病<br>脑出血，缺血性脑卒中，短暂性脑缺血发作<br>● 心脏疾病<br>心肌梗死，心绞痛，冠状动脉血运重建，慢性心力衰竭<br>● 肾脏疾病<br>糖尿病肾病，肾功能受损，肌酐：男性≥133μmol/L，女性≥124μmol/L，尿蛋白≥300mg/24h<br>● 周围血管病<br>● 视网膜病变<br>出血或渗出，视乳头水肿<br>● 糖尿病 |

TC：总胆固醇；LDL-C：低密度脂蛋白胆固醇；HDL-C：高密度脂蛋白胆固醇；BMI：体重指数；LVMI：左心室质量指数；IMT：颈动脉内膜中层厚度；PWV：脉搏波传导速度；ABI：踝肱指数；eGFR：估算肾小球滤过率。

### （二）鉴别诊断

原发性高血压主要和继发性高血压鉴别（Code-23，QR 表 11-2）。

常见的继发性高血压具体如下。

**1. 肾性高血压** ①肾实质：肾小球肾炎、肾盂肾炎、多囊肾，除血压升高外有发热、蛋白尿明显或发热、腹痛、尿路刺激症状等；②肾血管病变：肾动脉狭窄，腹部可闻及血管杂音，肾动脉造影可明确诊断。

**2. 内分泌性高血压** ①嗜铬细胞瘤（4P）：头痛（pain），脉快（pulse），苍白（pale），大汗（perspiration）；②皮质醇增多症：水钠潴留，血压升高，同时有向心性肥胖、满月脸、水牛背、皮肤紫纹等表现；③醛固酮增多症：高血压，低血钾，血浆醛固酮活性/血浆肾素活性增大有较高的诊断价值；④甲状腺功能亢进症：高血压，高代谢症候群。

**3. 大血管性高血压** 主动脉缩窄：先天性、多发性大动脉炎，动脉粥样硬化；听诊有血管杂音，确诊靠血管造影。

# 四、治 疗

## （一）降压目标

**1.** 一般应＜140/90mmHg。

**2.** 对于合并糖尿病、慢性肾脏病、心力衰竭或冠心病的患者，血压应＜130/80mmHg。

**3.** 老年收缩期高血压：收缩压＜150mmHg，如果能够耐受可降至140mmHg以下。

## （二）降压治疗的对象

**1.** 高血压2级或以上患者。

**2.** 高血压合并糖尿病，或已有心、脑、肾等靶器官损害和并发症者。

**3.** 血压持续升高，改善生活方式后血压仍未获得有效控制者。

**4.** 血压水平分级属高危和很高危者。

## （三）治疗性生活方式干预

十二字方针：低盐低脂；戒烟限酒；减重多动。

## （四）药物治疗

**1. 药物治疗原则** 从小剂量开始；优先选择长效制剂；合理的联合用药；个体化治疗。

**2. 各类降压药物的特点** 常用降压药物包括五大类，即利尿剂、β受体阻滞剂、二氢吡啶类（CCB）、血管紧张素转化酶抑制剂（ACEI）和血管紧张素Ⅱ受体拮抗剂（ARB）（Code-24，QR表11-3、QR表11-4）。

**3. 降压治疗方案** 目前我国指南主要推荐的联合方案是：ACEI/ARB＋CCB；ARB/ACEI＋噻嗪类利尿剂；CCB＋噻嗪类利尿剂；CCB＋β受体阻滞剂。三种降压药联合应用一般必须包含利尿剂。

**4. 几种特殊类型高血压的特点及处理**

（1）老年性高血压 ①收缩压增高，舒张压降低，脉压增大；②血压波动性大；③直立性低血压和餐后低血压者增多；④血压应降至150/90mmHg以下，如能耐受可降至140/90mmHg以下；⑤对于80岁以上的高龄老年人的降压目标值为＜150/90mmHg，同时避免舒张压过低；⑥五类降压药都可选择。

（2）儿童青少年高血压 ①表现为轻、中度血压升高；②与肥胖密切相关；③左心室肥厚为主要靶器官损害；④多为继发性的，肾性高血压占首位；⑤ACEI或ARB和CCB作为首选。

（3）难治性高血压（RH） ①使用了三种以上合适剂量降压药联合治疗（至少包括一种利尿剂），血压仍未能达到目标水平；使用四种或四种以上降压药物血压达标也应考虑为难治性高血压。②主要联合方案：ACEI或ARB＋CCB＋噻嗪类利尿剂。③药物治疗效果差，可考虑肾动脉交感神经射频消融术（RDN）。

（4）高血压急症和亚急症 ①高血压急症是指高血压患者，在某些诱因作用下，血压突然、明显升高（一般超过180/120mmHg），伴有进行性心、脑、肾等重要靶器官功能不全的表现。与亚急症的区别不在于血压升高的程度，而在于有无新近发生的靶器官损害。②控制性降压：24h内将血压降低20%～25%，48h内血压不低于160/100mmHg，1～2周将血压降至正常。③合理选择降压药：提倡静脉给药，包括硝普钠、硝酸甘油、乌拉地尔（Code-24，QR表11-4）。

# 五、预 防

低盐低脂饮食；适当锻炼、减轻体重；吸烟者应予以戒烟；有糖尿病、高脂血症的患者要积极控制血糖和血脂；不能过度焦虑紧张；有睡眠呼吸暂停患者应予以积极治疗。

## 六、医患沟通要点

**1.** 高血压患者因症状不明显往往依从性较差，应向患者强调症状和血压水平不成比例。

**2.** 正确的测量血压的方法（Code-25，QR 表 11-5）。

**3.** 患者认为血压控制了就自行停药，应向患者强调降压是长期的过程。

**4.** 认为自己服了降压药不需要随访，应向患者强调随访了解血压控制达标的重要性。

**5.** 患者过于关注药物副作用导致依从性不佳。

**6.** 患者仅服用药物，未进行生活方式的改变，强调生活方式改变是所有高血压患者治疗的基石。

# 第十二章 心 律 失 常

## 第一节 概 述

### 一、定 义

心律失常是指心脏冲动的频率、节律、起源部位、传导速度、激动次序异常。

### 二、心脏传导系统

心脏传导系统如图 12-1 所示。

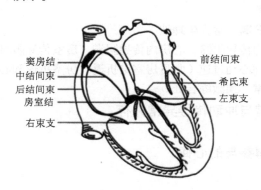

图 12-1 心脏传导系统

### 三、病 因

**1. 遗传性** 遗传性心律失常多为基因突变导致的离子通道异常，使得心肌细胞离子流发生异常。

目前已经明确的遗传性心律失常包括长 QT 间期综合征、短 QT 间期综合征、Brugada 综合征、儿茶酚胺敏感性室性心动过速、早期复极综合征等，部分心房颤动和预激综合征患者也具有基因突变位点。

此外，肥厚型心肌病、致心律失常型心肌病和左心室致密化不全等心肌病，以及特发性心室颤动、心律失常猝死综合征和婴儿不明原因猝死等也与遗传因素有关。

**2. 后天获得性** 后天获得性心律失常包括生理性因素和病理性因素。

生理性因素 ┌ 运动、情绪激动等引起交感神经兴奋而产生快速性心律失常
└ 睡眠引起迷走神经兴奋而发生缓慢性心律失常

病理性因素 ┌ 心脏本身因素：各种器质性心脏病，如冠心病、高血压心脏病、风湿性心脏病、心肌病等
├ 全身性因素：药物毒性作用、各种原因的酸碱失衡及电解质紊乱等
└ 其他因素：甲亢、贫血、重度感染、脑卒中、胸部手术（心脏手术）、麻醉过程、心导管检查、各种心脏介入治疗及药物与毒素（河鲀毒素）等

# 四、分 类

## （一）冲动形成异常

**1. 窦性心律失常**

（1）窦性心动过速。

（2）窦性心动过缓。

（3）窦性停搏。

（4）窦房传导阻滞。

（5）病窦综合征。

**2. 异位心律**

（1）被动性异位心律　逸搏和逸搏心律。

（2）主动性异位心律　期前收缩、阵发性心动过速与非阵发性心动过速、心房扑动与心房颤动、心室扑动与心室颤动。

## （二）冲动传导异常

**1. 干扰及干扰性房室分离**　常为生理性。

**2. 心脏传导阻滞**　窦房传导阻滞、心房内传导阻滞、房室传导阻滞和心室内传导阻滞。

**3. 折返性心律**　阵发性心动过速（常见房室结折返、房室折返和心室内折返）。

**4. 房室间传导途径异常**　预激综合征。

## （三）冲动起源异常与冲动传导异常并存

此处不再赘述。

## （四）人工心脏起搏参与的心律

此处不再赘述。

# 五、机 制

①自律性增高；②触发活动；③折返；④传导阻滞；⑤异常传导。

# 第二节　窦性心律失常

## 一、窦性心动过速

窦性心动过速的心电图如图 12-2 所示。

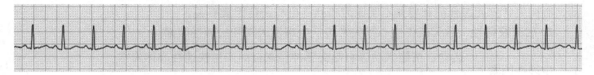

图 12-2　窦性心动过速心电图

Ⅱ导联的 P 波正向，PR 间期 0.13s，心率 115 次/分

心电图特点：符合窦性心律特点；频率超过 100 次/分。

治疗主要针对病因和祛除诱发因素，如治疗心力衰竭、纠正贫血、控制甲状腺功能亢进等。不适当窦性心动过速的治疗取决于患者症状。必要时使用 β 受体阻滞剂、非二氢吡啶类钙通道阻滞剂（如地尔硫草）减慢心率。如上述药物无效或不能耐受，可选用窦房结内向电流（If）抑制剂伊伐布雷定。药物无效而症状明显者可考虑导管消融。

## 二、窦性心动过缓

窦性心动过缓的心电图如图 12-3 所示。

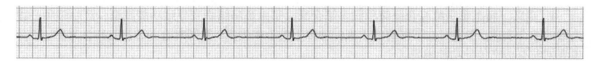

图 12-3 窦性心动过缓心电图

II 导联的 P 波正向，PR 间期 0.18s，心率 48 次/分

心电图特点：符合窦性心律特点；频率低于 60 次/分。

无症状的窦性心动过缓通常无须治疗。

如因心率过慢，出现心排血量不足症状，可应用阿托品或异丙肾上腺素等药物，但长期应用往往效果不确定，易发生严重副作用，故必要时应考虑心脏起搏治疗。

## 三、窦性停搏

窦性停搏的心电图如图 12-4 所示。

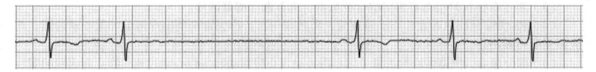

图 12-4 窦性停搏心电图

II 导联的 P 波正向，第二个 P 波与第三个 P 波间歇长达 2.8s

窦性停搏或窦性静止（sinus pause or sinus arrest）是指窦房结不能产生冲动。心电图表现为在较正常 PP 间期显著长的间期内无 P 波发生，或 P 波与 QRS 波均不出现，长的 PP 间期与基本的窦性 PP 间期无倍数关系。

## 四、窦房传导阻滞

窦房传导阻滞的心电图如图 12-5 所示。

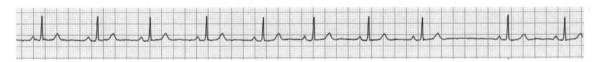

图 12-5 窦房传导阻滞心电图

II 导联可见窦性 PP 间期逐渐缩短，直至出现一次长 PP 间期，长的 PP 间期（1.47s）短于基本 PP 间期（0.95s）的 2 倍，

为二度 I 型窦房传导阻滞

窦房传导阻滞（sinoatrial block，SAB）简称窦房阻滞，指窦房结冲动传导至心房时发生延缓或阻滞。

SAB 分三度：

1）一度窦房传导阻滞：不能诊断（因为心电图不能显示窦房结电位）。

2）二度窦房传导阻滞：莫氏 I 型，表现为 PP 间期进行性缩短，直到出现长 PP 间期，长 PP 间期短于基础 PP 间期 2 倍。莫氏 II 型，长 PP 间期等于基础 PP 间期 2 倍。

3）三度窦房传导阻滞：不能与窦性静止鉴别，不能根据心电图做出诊断。

## 五、病态窦房结综合征

**1. 定义**　病态窦房结综合征简称病窦综合征，是由窦房结病变导致功能减退，产生多种心律失常的综合表现。患者可在不同时间出现一种以上的心律失常，常同时合并心房自律性异常，部分患者同时有房室传导功能障碍。

**2. 心电图特征**

（1）非药物引起的持续而显著的窦性心动过缓（50次/分以下）。

（2）窦性停搏（窦性静止）与窦房传导阻滞。

（3）窦房传导阻滞与房室传导阻滞同时并存。

（4）心动过缓-心动过速综合征（bradycardia-tachycardia syndrome），简称慢-快综合征，是指心动过缓（窦性心动过缓、窦性停搏、窦房传导阻滞等）与房性快速性心律失常（心房扑动、心房颤动或房性心动过速）交替发作。

**3. 治疗**

（1）病因治疗　心肌缺血、电解质紊乱、药物因素等。

（2）心率缓慢影响血流动力学，无起搏条件时可选用阿托品、异丙肾上腺素等药物临时处理。

（3）对于有症状的病态窦房结综合征患者，应首选起搏器治疗。

（4）慢-快综合征患者发作心动过速时，单独应用抗心律失常药物治疗可能加重心动过缓，亦应接受起搏器治疗。

（5）部分患者，快速性心律失常（如心房扑动、心房颤动和房性心动过速）终止后出现的窦性心动过缓和窦性停搏，在导管消融治疗快速性心律失常后，其缓慢性心律失常通常得以好转，不再需要永久起搏器治疗，现在称之为快-慢综合征。

# 第三节　房性心律失常

## 一、房性期前收缩

**1. 定义**　房性期前收缩是指起源于窦房结以外心房的任何部位的心房激动（图12-6）。

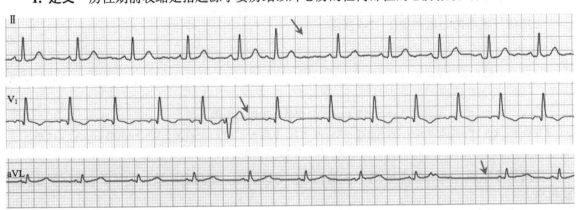

图 12-6　房性期前收缩心电图

Ⅱ导联箭头处为房性期前收缩；V₁导联箭头处为房性期前收缩伴室内差异性传导；aVL导联箭头处为未下传的房性期前收缩，提前出现的房性P波与前面的T波部分融合

**2. 心电图特征**

（1）P波提前发生，与窦性P波形态不同。

（2）PR间期>120ms。

（3）QRS波群呈室上性，部分可有室内差异性传导。

（4）多为不完全代偿间歇。如发生在舒张早期，适逢房室结尚未脱离前次搏动的不应期，可产生传导中断，无 QRS 波发生（被称为阻滞的或未下传的房性期前收缩）或缓慢传导（下传的 PR间期延长）现象。

**3. 治疗**

（1）房性期前收缩通常无须治疗。

（2）当有明显症状或因房性期前收缩触发室上性心动过速时，应给予治疗。吸烟、饮酒与喝咖啡均可诱发房性期前收缩，应劝导患者戒除或减量。

（3）治疗药物包括β受体阻滞剂、非二氢吡啶类钙通道阻滞剂、普罗帕酮和胺碘酮等。

（4）频发房性期前收缩或者触发房性心动过速或者心房颤动者，可行经导管射频消融治疗。

# 二、房性心动过速

**1. 定义**　房性心动过速简称房速，指起源于心房且无须房室结参与维持的心动过速。

**2. 机制**　发生机制包括自律性增加、折返与触发活动。

**3. 分类**　根据起源点不同，将房性心动过速分为局灶性房性心动过速（focal atrial tachycardia）和多源性房性心动过速（multifocal atrial tachycardia），后者也称为紊乱性房性心动过速（chaotic atrial tachycardia），是严重肺部疾病常见的心律失常，最终可能发展为心房颤动。

**4. 心电图特征**

（1）局灶性房性心动过速（图12-7）

1）心房率通常为150～200次/分。

2）P波形态与窦性P波不同。

3）当心房率加快时可出现二度Ⅰ型或Ⅱ型房室传导阻滞，呈现2:1房室传导者亦属常见，但心动过速不受影响。

4）P波之间的等电线仍存在（与心房扑动时等电线消失不同）。

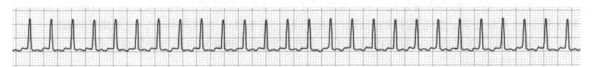

图12-7　局灶性房性心动过速心电图

Ⅱ导联心房率187次/分，房室间呈1:1传导；Ⅲ导联心房率167次/分，房室间呈2:1传导

（2）多源性房性心动过速（图12-8）

1）通常有3种或以上形态各异的P波，PR间期各不相同。

2）心房率为100～130次/分。

3）大多数P波能下传心室，但部分P波因过早发生而受阻，心室率不规则。

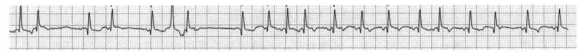

图12-8　多源性房性心动过速心电图

V₁导联P波呈多种形态，部分房室间呈（1～2）:1传导

**5. 治疗** 房性心动过速的处理主要取决于心室率的快慢及患者的血流动力学情况。

（1）病因和诱因治疗 主要是针对基础疾病进行治疗。肺部疾病患者应纠正低氧血症、控制感染等。如洋地黄引起者，需立即停用洋地黄，并纠正可能伴随的电解质紊乱，特别要警惕低钾血症。

（2）控制心室率 血流动力学稳定的患者，选择 β 受体阻滞剂、维拉帕米或地尔硫䓬、腺苷控制心室率，无效者可使用胺碘酮、伊布利特等。血流动力学不稳定者行同步电复律。

（3）转复窦性心律 可用 ⅠA、ⅠC 或Ⅲ类抗心律失常药物转复窦性心律，血流动力学不稳定者宜立即行直流电复律。部分局灶性房性心动过速患者药物治疗效果不佳时，可考虑导管消融治疗。

# 三、心 房 扑 动

**1. 定义** 心房扑动简称房扑，是介于房性心动过速和心房颤动之间的快速性心律失常。

**2. 心电图特征**（图 12-9）

（1）窦性 P 波消失，代之以振幅、间距相同的有规律的锯齿状扑动波，称为 F 波，扑动波之间的等电线消失，频率常为 250～350 次/分。

（2）心室率规则或不规则，取决于房室传导比例是否恒定，心房扑动波多以 2 : 1 及 4 : 1 交替下传。

（3）QRS 波形态正常，当出现室内差异性传导、原先有束支传导阻滞或经房室旁路下传时，QRS 波增宽、形态异常。

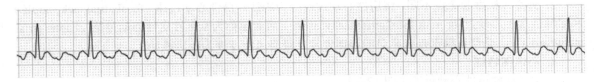

图 12-9 心房扑动心电图

$V_1$ 导联可见快速而规则的锯齿状扑动波（F 波），频率为 300 次/分，RR 间期规则，房室传导比例为 3 : 1

**3. 治疗**

（1）药物治疗

1）减慢心室率的药物包括 β 受体阻滞剂、钙通道阻滞剂（维拉帕米、地尔硫䓬）或洋地黄制剂。

2）转复心房扑动的药物包括 ⅠA（如奎尼丁）、ⅠC（如普罗帕酮）和Ⅲ类（胺碘酮、伊布利特）抗心律失常药物，如心房扑动患者合并冠心病、充血性心力衰竭等时，应选用胺碘酮。

3）心房扑动转复成功后可选用胺碘酮、多非利特或索他洛尔口服维持窦性心律。

（2）非药物治疗

1）直流电复律是终止心房扑动最有效的方法。通常应用很低的电能（低于 50J），便可迅速将心房扑动转复为窦性心律。

2）食管调搏也是转复心房扑动的有效方法，尤其适用于服用大量洋地黄制剂的患者。

3）射频消融可根治心房扑动，因心房扑动的药物疗效有限，对于症状明显或引起血流动力学不稳定的心房扑动，应选用射频消融治疗。

（3）抗凝治疗 具体抗凝策略同心房颤动。

# 四、心 房 颤 动

**1. 定义** 心房颤动简称房颤，是一种很常见的心律失常，是指规则有序的心房电活动丧失，代之以快速无序的颤动波，是严重的心房电活动紊乱。心室律（率）紊乱、心功能受损和心房附壁血栓形成是心房颤动患者的主要病理生理特点。各型心房颤动的临床特点见表 12-1。

**表 12-1 各型心房颤动的临床特点**

| 名称 | 临床特点 |
| --- | --- |
| 首诊心房颤动 | 首次确诊（首次发作或首次发现） |
| 阵发性心房颤动 | 持续时间≤7天（常≤48h），能自行终止 |
| 持续性心房颤动 | 持续时间＞7天，非自限性 |
| 长期持续性心房颤动 | 持续时间≥1年，患者有转复愿望 |
| 永久性心房颤动 | 持续时间＞1年，不能终止或终止后又复发 |

**2. 心电图特征**（图12-10）

（1）P波消失，代之以小而不规则的基线波动，形态与振幅均变化不定，称为f波；频率为350～600次/分。

（2）心室率极不规则。

（3）QRS波形态通常正常，当心室率过快，发生室内差异性传导时，QRS波增宽变形。

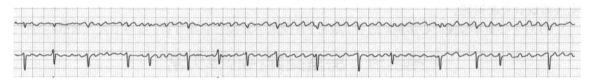

图 12-10 心房颤动心电图

心房颤动波（f波）频率约375次/分，平均心室率约102次/分

**3. 治疗原则** 心房颤动的治疗需要综合管理。在病因治疗的基础上，积极预防血栓栓塞、转复和维持窦性节律、控制心室率是心房颤动治疗的基本原则。

（1）抗凝治疗

1）对于非瓣膜病患者，需要CHA2DS2-VASc评分系统进行血栓栓塞危险评估。

2）CHA2DS2-VASc评分≥2分者，需抗凝治疗；评分1分者，根据获益与风险权衡，优选抗凝治疗；评分0分者，无须抗凝治疗。

3）心房颤动患者抗凝治疗前需进行抗凝出血的风险评估，目前临床上采用HAS-BLED评分系统进行出血风险评估。

4）HAS-BLED评分≥3分为出血高风险。对于高出血风险患者应积极纠正可逆的出血因素，不应将HAS-BLED评分增高视为抗凝治疗的禁忌证。

5）对于CHA2DS2-VASc评分≥2分的非瓣膜性心房颤动，且不适合长期抗凝治疗或长期规范抗凝治疗基础上仍发生卒中或栓塞事件、HAS-BLED评分≥3分的患者，可考虑经皮左心耳封堵术。

（2）转复并维持窦性心律

1）ⅠA（奎尼丁、普鲁卡因胺）、ⅠC（普罗帕酮）或Ⅲ类（胺碘酮、伊布利特）抗心律失常药物均可能转复心房颤动，成功率在60%左右。

2）ⅠC类药物可致室性心律失常，严重器质性心脏病患者不宜使用。

3）在维持窦性心律的药物中，胺碘酮致心律失常发生率最低，是目前常用的维持窦性心律的药物，特别适用于合并器质性心脏病患者。

4）临床上使用中药稳心颗粒或参松养心胶囊对维持窦性心律也有一定效果。

5）药物复律无效时，可改用电复律。如患者发作开始时已呈现急性心力衰竭或血压下降明显，宜紧急施行电复律。

6）外科迷宫手术也可用于维持窦性心律，且具有较高的成功率。

（3）导管消融

1）对于症状明显、药物治疗无效的阵发性心房颤动，导管消融可以作为一线治疗。

2）对于病史较短、药物治疗无效、无明显器质性心脏病的症状性持续性心房颤动和存在心力衰竭和（或）左心室射血分数（left ventricle ejection fraction，LVEF）减少的症状性心房颤动患者，亦可行导管消融治疗。

（4）控制心室率

1）对于症状性心房颤动，建议控制静息心室率<80 次/分。

2）对于无症状的心房颤动，且左心室收缩功能正常，控制静息心室率<110 次/分。

3）控制心室率的药物包括 β 受体阻滞剂、非二氢吡啶类钙通道阻滞剂、洋地黄类药物、胺碘酮，但应注意这些药物的禁忌证。

4）伴预激综合征的心房颤动患者，出现血流动力学不稳定，需立即直流电复律；β 受体阻滞剂、非二氢吡啶类钙通道阻滞剂、洋地黄可加快心室率反应，可增加心室颤动风险，应避免使用。

5）对于心房颤动伴快速心室率、药物治疗无效者，可施行房室结阻断消融术，并同时安置心室按需或双腔起搏器。

6）对于心室率较慢的心房颤动患者，最长 RR 间歇>5s 或症状显著者，可考虑置入起搏器治疗。

# 第四节　房室交界性心律失常

## 一、房室交界性期前收缩

房室交界性期前收缩，其冲动起源于房室交界区，可前向和逆向传导，分别产生提前发生的 QRS 波群与逆行 P 波；逆行 P 波可位于 QRS 波群之前（PR 间期<0.12s）、之中或之后（RP 间期<0.20s）；QRS 波群形态正常，当发生室内差异性传导，QRS 波群形态可有变化（图 12-11）。

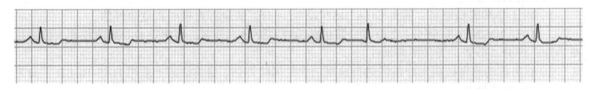

图 12-11　房室交界性期前收缩心电图

治疗：房室交界性期前收缩通常无须治疗。

## 二、房室交界性逸搏与心律

### （一）房室交界性逸搏

房室交界性逸搏（AV junctional escape beats）是指由于窦房结发放冲动频率减慢，低于房室交界区组织的固有频率或传导障碍，窦房结冲动不能抵达房室交界区，交界区组织除极产生冲动。心电图表现为在长于正常 PP 间期的间歇后出现一个正常的 QRS 波群，P 波缺失，或逆行 P 波位于 QRS 波群之前或之后。

### （二）房室交界性心律

房室交界性心律（AV junctional rhythm）指房室交界性逸搏连续发生形成的节律。心电图为正常下传的 QRS 波群，频率为 40～60 次/分。可有逆行 P 波，或存在独立的缓慢心房活动，形成房室分离（图 12-12）。

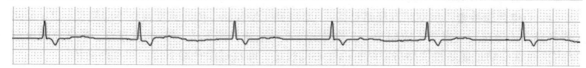

图 12-12　房室交界性逸搏心电图

治疗：逸搏及逸搏心律常常是被动出现，不需要特殊治疗。需要关注的是导致逸搏的原因。心动过缓出现症状，病因不可逆时可起搏治疗。

## 三、非阵发性房室交界性心动过速

非阵发性房室交界性心动过速（nonparoxysmal atrioventricular junctional tachycardia）是由房室交界区组织自律性增高或触发活动引起的、逐渐发作和终止的心动过速。

常见病因为洋地黄中毒，也发生于下壁心肌梗死、心肌炎、急性风湿热或心瓣膜手术后，偶见于正常人。心电图表现为 QRS 波群正常，节律规则，心率 70～150 次/分或更快（图 12-13）。

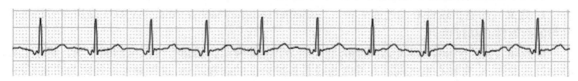

图 12-13　非阵发性房室交界性心动过速心电图

治疗：主要针对基本病因。本型心律失常通常能自行消失，如患者耐受性良好，仅需密切观察和治疗原发疾病。已用洋地黄者应立即停药，亦不应施行电复律。洋地黄中毒引起者，可给予钾盐、利多卡因或 β 受体阻滞剂治疗。

## 四、房室交界区相关的折返性心动过速

房室交界区相关的折返性心动过速主要包括房室结折返性心动过速（atrioventricular nodal reentrant tachycardia，AVNRT）和房室折返性心动过速（atrioventricular reentrant tachycardia，AVRT）。

阵发性室上性心动过速（paroxysmal supraventricular tachycardia，PSVT）简称室上速。大多数心电图表现为 QRS 波群形态正常、RR 间期规则的快速心律。狭义的室上速特指房室结折返性心动过速和房室折返性心动过速。

### （一）房室结折返性心动过速

**1. 病因**　患者通常无器质性心脏病表现，不同性别与年龄均可发生。

**2. 临床表现**　心动过速发作突然起始与终止，持续时间长短不一。症状包括心悸、胸闷、焦虑不安、头晕，少见有晕厥、心绞痛、心力衰竭与休克者。

**3. 心电图特征**　心电图表现为：①心率 150～250 次/分，节律规则；②QRS 波形态与时限均正常，但发生室内差异性传导或束支传导阻滞时，QRS 波形态异常；③P 波为逆行性（Ⅱ、Ⅲ、aVF 导联倒置），常埋藏于 QRS 波内或位于其终末部分，P 波与 QRS 波保持固定关系；④起始突然，通常由一个房性期前收缩触发，其下传的 PR 间期显著延长，随之引起心动过速发作（图 12-14）。

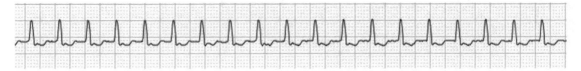

图 12-14　房室结折返性心动过速心电图

**4. 心电生理检查**　房室结双径路是指：①β 径路（快径路）传导速度快而不应期长；②α 径路（慢径路）传导速度缓慢而不应期短。正常时窦性冲动沿快径路下传，PR 间期正常。最常见的房室结内折返性心动过速是慢快型房室结折返性心动过速，即通过慢径路下传，快径路逆传。

**5. 治疗**

（1）急性发作期　应根据患者基础的心脏状况、既往发作的情况及对心动过速的耐受程度做出适当处理。

1）刺激迷走神经的方法：颈动脉窦按摩、瓦尔萨尔瓦动作（Valsalva maneuver）、诱导恶心、将面部浸没于冰水内等方法。

2）药物治疗：首选腺苷，如腺苷无效可改为静脉注射维拉帕米。其他可选用的药物包括 β 受体阻滞剂、洋地黄、普罗帕酮和某些升压药物；食管心房调搏术亦能有效终止心动过速发作。但当上述药物无效时或血流动力学不稳定时，应立即直流电复律。

（2）预防复发　导管消融技术已十分成熟、安全、有效，且能根治心动过速，应优先应用。

### （二）房室折返性心动过速与预激综合征

**1. 定义**　房室折返性心动过速（atrioventricular reentrant tachycardia，AVRT）是房室旁路直接参与的折返性心动过速。

预激综合征（preexcitation syndrome）又称 WPW 综合征，是指心电图呈预激表现，临床上有心动过速发作。心房和心室之间存在异常途径是该综合征的病理基础，这种异常途径称为房室旁路。

**2. 病因**　预激综合征患者大多无其他心脏异常征象。可于任何年龄经体检心电图或发作 PSVT 被发现。先天性心血管病如三尖瓣下移畸形（埃布斯坦综合征，Ebstein syndrome）等可并发预激综合征。40%～65%的预激综合征患者为无症状者。

**3. 临床表现**　心室预激本身不引起症状。具有心室预激表现者，其快速心律失常的发生率为1.8%。预激综合征可伴发多种心律失常，其中以房室折返性心动过速（AVRT）最为常见，约占80%。主要表现为阵发性心悸。

**4. 心电图特征**　房室旁路典型预激表现为：①PR 间期<0.12s；②QRS 波群>0.12s，QRS 波群起始部分见 δ 波，终末部分正常；③ST-T 波呈继发性改变。

根据胸导联 QRS 波群的形态，将预激综合征分成两型，A 型为胸导联 QRS 波群主波均向上；B 型为 QRS 波群在 $V_1$ 导联主波向下，在 $V_5$、$V_6$ 导联主波向上（图 12-15）。

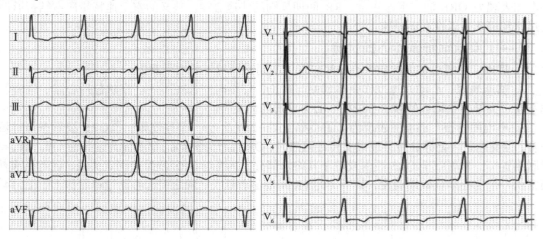

心室预激（A型）

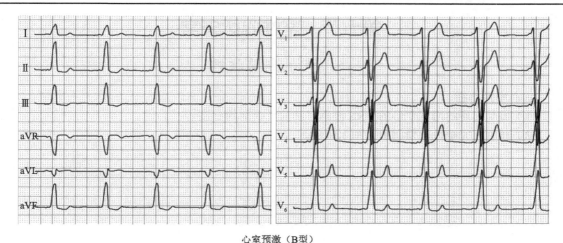

心室预激（B型）

图 12-15　心室预激心电图

预激综合征并发 AVRT 时分为顺向型 AVRT 和逆向型 AVRT 。顺向型 AVRT 的 QRS 波群形态正常，心室率可达 150～250 次/分，此型最常见，约占 90%。逆向型 AVRT 的 QRS 波群宽大畸形，易与室性心动过速混淆（图 12-16）。

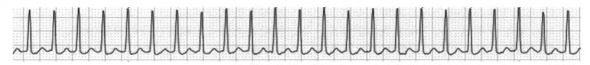

图 12-16　顺向型房室折返性心动过速心电图

预激综合征患者并发心房颤动与心房扑动，若冲动沿旁路下传，由于其不应期短，会产生极快的心室率，甚至演变为心室颤动，是心内科急危重症，需要紧急处理（图 12-17）。

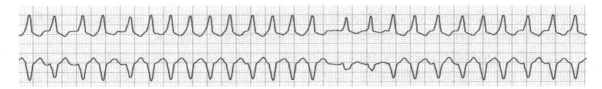

图 12-17　心室预激合并心房颤动心电图

**5. 心电生理检查**　预激综合征患者遇到下列情况应接受心电生理检查：①协助确定诊断；②确定旁路位置与数目；③确定旁路在心动过速发作时，直接参与构成折返回路的一部分或仅作为"旁观者"；④了解发作心房颤动或扑动时最高的心室率；⑤对药物、导管消融与外科手术等治疗效果做出评价。

**6. 治疗及预防**　对于无心动过速发作或偶有发作但症状轻微的预激综合征的治疗，目前仍存在争议。

心动过速发作频繁伴有明显症状，应给予药物和（或）导管消融术治疗，首选导管消融可根治。发作正向型房室折返性心动过速，可参照房室结内折返性心动过速处理。洋地黄缩短旁路不应期使心室率加快，因此不应单独用于曾经发作心房颤动或扑动的患者。发作心房扑动与颤动时伴有晕厥或低血压，应立即电复律。治疗药物宜选择延长房室旁路不应期的药物，如普罗帕酮或胺碘酮。应当注意，预激综合征合并心房颤动患者，禁用洋地黄、利多卡因与维拉帕米。对于心动过速发作频繁，或伴发心房颤动或扑动的预激综合征患者，应尽早行导管消融治疗。

# 第五节　室性心律失常

## 一、室性期前收缩

**1. 心电图特征**

（1）提前出现的增宽变形的 QRS 波群，其前无提前的 P 波。

（2）其后有完全性代偿间歇（图 12-18）。

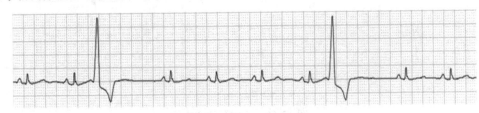

图 12-18　室性期前收缩心电图

**2. 治疗原则**

（1）无器质性心脏病一般无须治疗。

（2）症状明显者以消除症状为主，包括纠正诱因，纠正电解质紊乱因素，以 β 受体阻滞剂为主。

（3）器质性心脏病合并心功能不全者，原则上处理心脏本身疾病。

（4）若症状明显，可选用 β 受体阻滞剂、非二氢吡啶类钙通道阻滞剂及胺碘酮治疗。

（5）急性心肌缺血合并室性期前收缩患者，首选再灌注治疗。如实施再灌注治疗前已出现频发室性期前收缩、多源性室性期前收缩，可应用 β 受体阻滞剂。

（6）对频繁发作、症状明显且药物治疗无效的单形性室性期前收缩患者可考虑导管消融治疗。

## 二、室性心动过速

**1. 定义**　自发的连续三个室性期前收缩称为室性心动过速（ventricular tachycardia），简称室速；分为非持续性室性心动过速（发作时间＜30s）和持续性室性心动过速。

**2. 病因**　①各种器质性心脏病，最常见于冠心病、心肌病；②电解质紊乱；③药物中毒；④QT 间期延长综合征；⑤少数为特发性室性心动过速，见于无器质性心脏病患者；⑥也可与遗传因素有关，又称为离子通道病，如长 QT 综合征、Brugada 综合征等。

**3. 心电图特征**

（1）3 个或以上的室性期前收缩连续出现。

（2）QRS 宽大畸形，常超过 0.12s。

（3）心室率为 100～250 次/分，节律规则或略不规则。

（4）P 波与 QRS 无关系（室房分离）。

（5）心室夺获与室性融合波（确诊室性心动过速的重要依据）（图 12-19）。

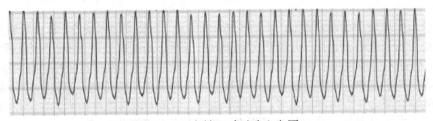

图 12-19　室性心动过速心电图

**4. 治疗原则** ①无器质性心脏病患者发生非持续性室性心动过速，无症状或血流动力学影响，处理原则与室性期前收缩相同；②有器质性心脏病或有明确诱因者应首先给予针对性治疗；③持续性室性心动过速发作，无论有无器质性心脏病，均应给予治疗。

（1）终止室性心动过速发作

1）无显著血流动力学障碍的室性心动过速，可选用利多卡因、β受体阻滞剂或胺碘酮静脉注射。

2）已发生低血压、休克等症状，应迅速施行电复律。

3）洋地黄中毒引起的室性心动过速，不宜用电复律。

（2）预防复发

1）努力寻找和治疗诱发及维持室性心动过速的可逆性病变。

2）急性心肌缺血合并室性心动过速的患者，首选冠脉血运重建；也可应用β受体阻滞剂预防室性心律失常。

3）胺碘酮。

4）植入植入型心律转复除颤器（implantable cardioverter defibrillator，ICD）。

5）导管消融。

## 三、心室扑动与心室颤动

**1. 概述** 心室扑动（简称室扑）与心室颤动（简称室颤）为致死性心律失常；临床表现为突然意识丧失，抽搐，呼吸停止甚至死亡，无血压、脉搏，无心音；病因同室性心动过速；需要紧急除颤，脱离危险后可行 ICD 植入预防猝死。

**2. 心室扑动心电图特征**

（1）心室扑动呈正弦图形，波幅大而规则。

（2）QRS 波呈单形性，频率 150～300 次/分（通常在 200 次/分以上），有时难与室性心动过速鉴别（图 12-20）。

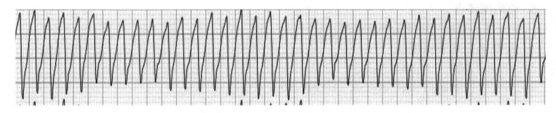

图 12-20 心室扑动心电图

**3. 心室颤动心电图特征**

（1）心室颤动的波形、振幅与频率均极不规则。

（2）无法辨认 QRS 波群、ST 段与 T 波，持续时间较短（图 12-21）。

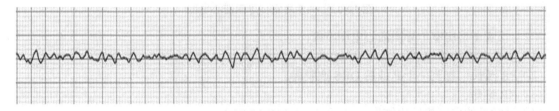

图 12-21 心室颤动心电图

# 第六节  心脏传导阻滞

## 一、房室传导阻滞

**1. 定义**  房室传导阻滞（atrioventricular block，AVB）指房室交界区脱离了生理不应期后，心房冲动传导延迟或不能传导至心室。房室传导阻滞可以发生在房室结、希氏束等不同的部位。

按严重程度分度如下：

一度房室传导阻滞：房室传导延缓但无脱落。

二度房室传导阻滞：分Ⅰ型和Ⅱ型。

Ⅰ型：传导时间进行性延长，直至一次冲动不能传导。

Ⅱ型：PR间期恒定，间隙出现传导阻滞。

三度房室传导阻滞：又称完全性房室传导阻滞，所有心房激动均不能传入心室。

**2. 病因**  健康人、急性心肌梗死、冠脉痉挛、心肌炎、心肌病、急性风湿热、先天性心血管病、心脏手术、药物中毒、电解质紊乱等。

**3. 临床表现**

一度房室传导阻滞：常无症状。

二度房室传导阻滞：可有心悸与心搏脱漏。

三度房室传导阻滞：症状取决于心室率的快慢，因心室率过慢导致脑缺血，患者可出现暂时性意识丧失，甚至抽搐，称为阿-斯综合征（Adams-Stokes syndrome），严重者可猝死。

**4. 体征**

一度房室传导阻滞：可有 $S_1$ 逐渐减弱。

二度房室传导阻滞：$S_1$ 强度恒定，可有间歇性心搏脱漏。

三度房室传导阻滞：$S_1$ 强度经常变动，可听到大炮音（响亮的 $S_1$）及颈静脉巨 a 波。

**5. 心电图特点**

（1）一度房室传导阻滞心电图特征

1）窦性 P 波规律出现。

2）PR 间期延长＞0.20s。

3）每个窦性 P 波后均有 QRS 波（图 12-22）。

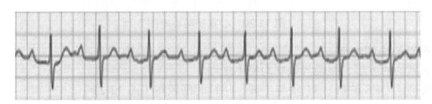

图 12-22　一度房室传导阻滞心电图

（2）二度Ⅰ型房室传导阻滞心电图特征

1）窦性 P 波规律出现。

2）PR 渐长，直至一个 P 波后 QRS 波脱漏。

3）RR 渐短。

4）最常见的房室传导比例为 3：2 和 5：4（图 12-23）。

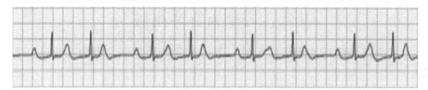

图 12-23　二度Ⅰ型房室传导阻滞心电图

（3）二度Ⅱ型房室传导阻滞心电图特征

1）窦性 P 波规律出现。

2）间歇性 P 波后 QRS 波脱漏。

3）PR 间期保持固定（正常或延长）（图 12-24）。

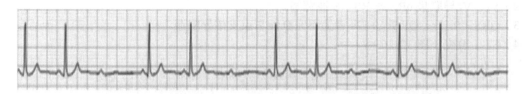

图 12-24　二度Ⅱ型房室传导阻滞心电图

（4）三度房室传导阻滞心电图特征

1）P 波与 QRS 波各有自身的节律，互不相关。

2）P 波频率快于 QRS 波。

3）心室起搏点在阻滞部位下方，QRS 可正常或畸形（图 12-25）。

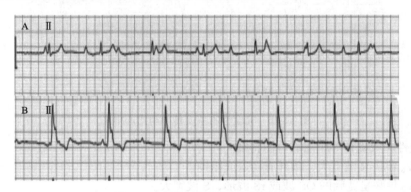

图 12-25　三度房室传导阻滞心电图

A：阻滞位点较高，逸搏点来自于阻滞点以下的交界区，QRS 形态正常，频率较快；

B：阻滞位点较低，逸搏点来自于阻滞点以下的交界区，QRS 宽大畸形，频率慢

**6. 治疗**

（1）病因治疗。

（2）一度房室传导阻滞和二度Ⅰ型房室传导阻滞心室率不慢者，不需治疗。

（3）二度Ⅱ型与三度房室传导阻滞如心室率显著缓慢，伴有明显症状或血流动力学障碍，应给予起搏治疗。

（4）二度Ⅱ型房室传导阻滞和三度房室传导阻滞，心室率慢者，无起搏器治疗条件，可以予阿托品、异丙肾上腺素试用。

## 二、心室内传导阻滞

**1. 定义**　心室内传导阻滞指希氏束分叉以下部位的传导阻滞。室内三分支：右束支、左前分支和左后分支。

**2. 病因**

（1）右束支传导阻滞　多见于器质性心脏病患者或正常人。

（2）左束支传导阻滞　多见于器质性心脏病患者。

**3. 心电图特点**

（1）完全性右束支传导阻滞心电图特征

1）$V_1$ 呈 rsR′。

2）$V_5$、$V_6$ 导联呈 qRS 或 RS，S 波宽阔。

3）QRS≥0.12s；QRS<0.12s 者为不完全性右束支传导阻滞。

4）ST-T 改变（图 12-26）。

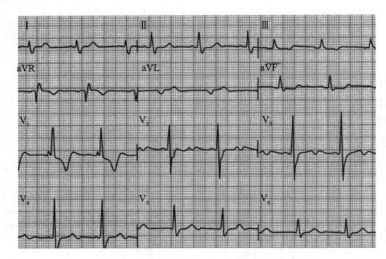

图 12-26　完全性右束支传导阻滞心电图

（2）完全性左束支传导阻滞心电图特征

1）$V_5$、$V_6$ 导联 R 波宽大，顶部有切迹或粗钝。

2）$V_1$、$V_2$ 导联呈宽阔的 QS 波或 rS 波形，S 波宽大。

3）QRS≥0.12s。

4）继发 ST-T 改变（图 12-27）。

（3）左前分支传导阻滞心电图特征

1）额面平均 QRS 电轴左偏达–90°～–45°。

2）Ⅰ、aVL 导联呈 qR 波，Ⅱ、Ⅲ、aVF 导联呈 rS 图形，QRS 时限<0.12s（图 12-28）。

**4. 治疗**

（1）慢性束支传导阻滞如无症状，不需治疗。

（2）双分支与不完全性三分支阻滞有可能进展为完全性房室传导阻滞，不需常规预防性起搏器治疗。

（3）急性前壁心肌梗死并双束支、三分支阻滞或慢性双分支及不完全性三分支阻滞伴有晕厥或阿-斯综合征发作者，则应及早考虑心脏起搏器治疗。

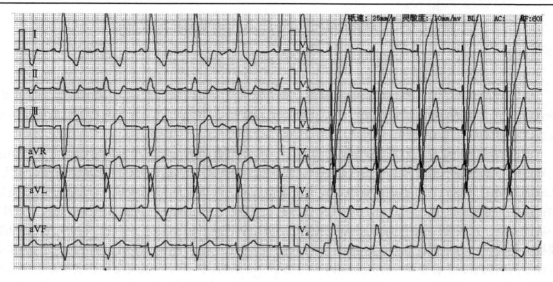

图 12-27 完全性左束支传导阻滞心电图

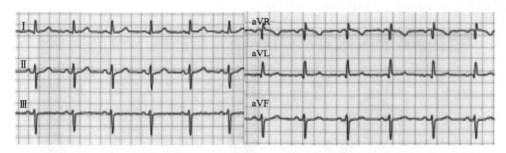

图 12-28 左前分支传导阻滞心电图

# 第七节 抗心律失常药物的合理应用

## 一、抗心律失常药物的分类

Ⅰ类：阻断快钠通道。

ⅠA：奎尼丁、普鲁卡因胺、丙吡胺等（APD）。

ⅠB：美西律、苯妥英钠、利多卡因等（APD）。

ⅠC：氟卡尼、恩卡尼、普罗帕酮等（APD）。

Ⅱ类：阻断β受体，是目前已明确的可以改善患者长期预后的抗心律失常药物。

Ⅲ类：阻断钾通道与延长复极。

Ⅳ类：阻断慢钙通道。

## 二、抗心律失常药物致心律失常作用

抗心律失常药物可导致新的心律失常或使原有心律失常加重,应谨慎选择使用。发生率为5%～10%,与复极延长、早期后除极致尖端扭转型室性心动过速或减慢心室内传导、易化折返有关。表现为持续性室性心动过速、长 QT 间期、尖端扭转型室性心动过速。

# 第八节　心律失常的介入治疗和手术治疗

## 一、植入型心律转复除颤器

植入型心律转复除颤器（ICD）是一种终止致命性心律失常的多功能、多程控参数的电子装置，经静脉置于心内膜除颤电极以感知室性心动过速及心室颤动，发放抗心动过速起搏或除颤能量终止快速性心律失常（图 12-29）。

ICD 的明确适应证：①非可逆原因引起的心室颤动或血流动力学不稳定的持续性室性心动过速导致的心搏骤停幸存者；②器质性心脏病自发持续性室性心动过速，无论血流动力学是否稳定；③原因不明的晕厥，心电生理检查能诱发有显著血流动力学改变的持续性室性心动过速或心室颤动；④心肌梗死所致 LVEF＜35%，NYHA 心功能 Ⅱ 或 Ⅲ 级，或心肌梗死所致 LVEF＜30%，NYHA 心功能 Ⅰ 级，且梗死后 40 天以上；⑤心肌梗死后非持续性室性心动过速，LVEF＜40%，且心电生理检查能诱发出心室颤动或持续性室性心动过速；⑥NYHA 心功能 Ⅱ 或 Ⅲ 级，LVEF≤35% 的非缺血性心肌病患者；⑦有心源性猝死危险因素的肥厚型心肌病、扩张型心肌病及右心室发育不良型心肌病；⑧有晕厥或室性心动过速记录的遗传性心脏病，且 β 受体阻滞剂无效，如长 QT 间期综合征、Brugada 综合征及儿茶酚胺敏感性室性心动过速等。

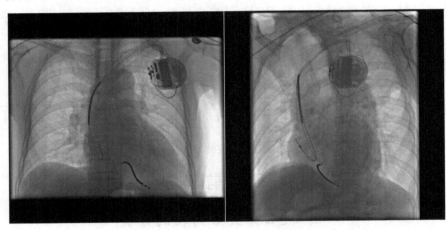

ICD 术后（正位）　　　　　　　ICD 术后（左前斜位）

图 12-29　心脏起搏器植入术后

## 二、心脏起搏器治疗

**1.** 起搏器发放一定形式的电脉冲，使心脏激动和收缩，即模拟正常心脏的冲动形成和传导，以治疗由于某些心律失常所致的心脏功能障碍。

**2. 心脏起搏器的适应证**　①症状性心脏病变时功能不全。②病窦综合征或房室传导阻滞，心室率经常低于 50 次/分，有明确的临床症状，或清醒状态下间歇发生心室率＜40 次/分；或有长达 3s 的 RR 间期，虽无症状，也应考虑植入起搏器。③慢性双分支或三分支阻滞伴二度 Ⅱ 型、高度或间歇性三度房室传导阻滞。④清醒状态下无症状性心房颤动患者，有长达 5s 的 RR 间期。⑤心脏手术后发生不可逆的高度或三度房室传导阻滞。⑥神经肌肉疾病导致的高度或三度房室传导阻滞，有或无症状。⑦有窦房结功能障碍和（或）房室传导阻滞的患者，因其他情况必须采用具有减慢心率作用的药物治疗时，应植入起搏器保证适当的心室率。⑧颈动脉窦刺激或压迫诱导的心室停搏＞3s 导致的反复晕厥。

## 三、导管射频消融治疗快速性心律失常

**1. 射频导管消融（radiofrequency catheter ablation，RFCA）** 是通过导管头端电极释放射频电流，在导管头端与局部心肌心内膜间转化为热能，使特定的局部心肌组织变性、坏死，以达到改变该部位心肌自律性和传导性，从而达到治疗心律失常的目的。自 1989 年 RFCA 正式应用于人体，迄今数以万计的快速性心律失常患者得以根治；目前，RFCA 已成为快速性心律失常一种重要的治疗方法（图 12-30）。

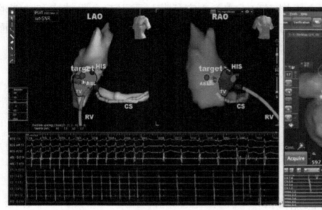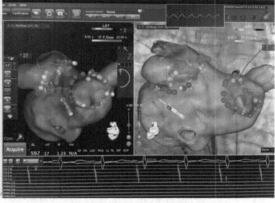

图 12-30 快速性心律失常的三维标测及导管消融

**2. 适应证** 症状性局灶性房性心动过速；发作频繁、心室率不易控制的心房扑动；发作频繁、症状明显的心房颤动；预激综合征合并心房颤动和快速心室率；房室结折返及房室折返性心动过速；症状明显或药物治疗效果不佳或不明原因左心室功能障碍的频发室性期前收缩（＞10 000 次/24 h）；无器质性心脏病证据的室性心动过速（特发性室性心动过速）呈反复发作或合并心动过速性心肌病或血流动力学不稳定；发作频繁和（或）症状重、药物预防发作效果差的合并器质性心脏病的室性心动过速，多作为 ICD 的补充治疗。

**3. 方法**

（1）心内电生理检查明确消融靶点。

（2）经股静脉或股动脉置入消融导管，并使之到达靶点。

（3）依消融部位及心律失常类型不同放电消融。

（4）检测是否已达到消融成功标准。

**4. 并发症** 导管射频消融可能出现的并发症为误伤希氏束，造成二度或三度房室传导阻滞；心脏穿孔致心脏压塞等，但发生率极低。

# 第十三章 心 力 衰 竭

## 一、概　述

**1. 定义**　心力衰竭是由于各种原发性心肌损害和（或）心室负荷过重引起心肌结构和功能的改变而导致心肌收缩力减弱和（或）舒张功能障碍，心排血量减少不能满足机体代谢的需要，从而出现以肺循环和（或）体循环淤血，器官、组织灌注不足为主要表现的临床综合征。

**2. 分类**

（1）按照发生速度分类 — 急性：以左心衰竭较常见，主要表现为急性肺水肿
慢性：更多见

（2）按照发生部位分类 — 左心衰竭：特征是肺循环淤血+心排血量降低
右心衰竭：体循环淤血为主要表现
全心衰竭：肺循环淤血+体循环淤血

（3）按照射血分数是否正常分类（Code-26，QR 表 13-1） — 射血分数降低性心力衰竭（HFrEF）
中间范围射血分数心力衰竭（HFmrEF）
射血分数保留性心力衰竭（HFpEF）
全心衰竭：肺循环淤血+体循环淤血

**3. 诱因**　包括感染（呼吸道感染最常见）、心律失常（以心房颤动最常见）、血容量增加、过度体力消耗或情绪激动、治疗不当及原有心脏病变加重或并发其他疾病。

## 二、临床特征

### （一）左心衰竭

**1. 症状**　①呼吸困难：劳力性呼吸困难（最早出现）、端坐呼吸、夜间阵发性呼吸困难（最有特异性）及急性肺水肿（最严重）；②咳嗽、咳痰、咯血；③运动耐量减低、乏力、头晕、心悸；④少尿及肾功能受损症状。

**2. 体征**　肺部湿啰音；心脏体征：除基础心脏病固有体征外，还有心界扩大、$P_2$ 亢进、相对性二尖瓣关闭不全的反流性杂音及奔马律等。

### （二）右心衰竭

**1. 症状**　①腹胀、食欲缺乏、恶心、呕吐；②劳力性呼吸困难。

**2. 体征**　①水肿：低垂部位对称性凹陷性水肿、胸腔积液；②颈静脉充盈、怒张，肝颈静脉反流征阳性（更具特异性）；③肝淤血肿大；④心界向左扩大，三尖瓣区可闻及反流性杂音。

### （三）全心衰竭

左、右心衰竭的临床表现同时存在，因有右心衰竭存在，右心排血量减少，因此阵发性夜间呼吸困难等肺淤血表现反而减轻。

### （四）心力衰竭分期和分级

**1. 心力衰竭分期**　见 Code-27，QR 表 13-2。

**2. 心力衰竭分级**　包括 NYHA 分级法和六分钟步行试验（Code-27，QR 表 13-3 和 QR 表 13-4）。

**（五）辅助检查**

**1. 实验室检查** 利钠肽和肌钙蛋白有助于心力衰竭的病因诊断及严重程度评估。

**2. 心电图** 无特异性表现，但对判断基础疾病有所帮助。

**3. 影像学检查** 见 Code-28，QR 表 13-5。

## 三、诊断和鉴别诊断

**（一）诊断**

完整诊断=病因学诊断＋解剖学＋病理生理诊断＋心功能分级。

根据临床表现、呼吸困难和心源性水肿的特点，结合相关辅助检查，一般不难做出诊断。

**（二）鉴别诊断**

**1.** 心源性哮喘与肺源性哮喘的鉴别见表 13-1、Code-29，QR 表 13-6。

表 13-1 心源性哮喘与肺源性哮喘的鉴别

| 鉴别内容 | 心源性哮喘 | 肺源性哮喘 |
|---|---|---|
| 基础疾病 | 有基础心脏疾病 | 有哮喘发作史、个人或家族过敏史 |
| 症状 | 多见于中老年，夜间发作 | 多见于青少年，春冬季易发 |
| 体征 | 心界大，奔马律，双肺干湿啰音 | 心界正常，双肺干啰音 |
| X 线 | 心脏增大，肺淤血，病理性杂音 | 心脏正常，肺影清晰 |
| 治疗 | 利尿剂、洋地黄、吗啡、氨茶碱 | 茶碱、激素、呼吸机 |

**2.** 右心衰竭引起的水肿、腹水应与肾性水肿、心包疾病和肝硬化所引起者相鉴别。

肾性水肿多出现于眼睑、颜面部组织较疏松的部位，且以晨起较明显，故不同于心力衰竭的重力性水肿。心包疾病和肝硬化的腹水征常较外周水肿明显。

## 四、治　　疗

**（一）一般治疗**

**1. 生活方式管理** 教育、体重和饮食（低盐）管理。

**2. 休息与活动。**

**3. 病因治疗** 祛除或治疗病因：如控制高血压；改善冠心病的心肌缺血；心瓣膜病及时进行手术治疗；矫正先天性心脏畸形；治疗甲状腺功能亢进症等。消除诱因：控制感染和心律失常，纠正贫血、电解质紊乱和酸碱平衡失调等。

**（二）药物治疗**

**1. 改善心力衰竭症状的药物**

（1）利尿剂 是改善症状的基石（密切关注电解质紊乱）。①包括袢利尿剂（呋塞米及托拉塞米）、噻嗪类利尿剂（氢氯噻嗪）、保钾利尿剂（螺内酯）、精氨酸血管升压素（AVP）受体拮抗剂（托伐普坦）；②长期小剂量维持；③排钾与保钾利尿剂联合使用；④不良反应：电解质紊乱，对血糖、血脂及血尿酸代谢有影响。

（2）正性肌力药物

1）洋地黄类药物：应用于伴有快速心房颤动/心房扑动的收缩性心力衰竭；需警惕洋地黄中毒（洋地黄中毒的表现及处理见 Code-30，QR 表 13-7）。

2）β 受体激动剂：包括多巴胺、多巴酚丁胺；仅能产生短期血流动力学效应，长期应用效应难以持续。

3）磷酸二酯酶抑制剂：包括米力农、氨力农等；可产生明显的血流动力学效应，但长期疗效不肯定。

（3）扩张血管药物　一般不推荐应用，仅在伴有高血压或心绞痛患者考虑联合使用。

**2. 改善心室重构的药物**

（1）β 受体阻滞剂　包括美托洛尔、比索洛尔；从小剂量开始，每 1～2 周增加剂量，至最大耐受量；心动过缓是其主要副作用。

（2）ACEI 和 ARB　从小剂量开始，如能耐受，逐渐增加至最大耐受量；低血压、干咳（ACEI 常见）及高血钾是其主要副作用。

（3）血管紧张素受体脑啡肽酶抑制剂（ARNI）　即沙库巴曲缬沙坦；慢性心力衰竭患者首选；小剂量开始，逐渐加至最大耐受剂量。

（4）醛固酮受体阻滞剂　即螺内酯，抑制心血管重构，改善远期预后。

## （三）非药物治疗

慢性心力衰竭非药物治疗方法包括心脏再同步化治疗（CRT）、植入型心律转复除颤器（ICD）、左心室辅助装置（LVAD）、心脏移植等（Code-31，QR 表 13-8）。

# 五、预　　防

基本病因控制：控制血压、血糖、血脂；低盐饮食；戒烟限酒；纠正贫血；有心肌缺血者尽早开通血管，改善心肌供血；有先天性心脏病、瓣膜性心脏病者及早手术。

# 六、医患沟通要点

**1.** 心力衰竭患者症状改善后自行停药，应向患者强调治疗目的不仅仅是改善症状，最重要的是改善心室重构、改善患者生活质量及延长寿命。

**2.** 患者认为自己服了药物不需要随访，应向患者强调需随访调整改善心室重构药物的剂量，加至患者最大耐受剂量。

**3.** 患者心脏恢复正常就自行停药了，应向患者强调即便是心脏恢复正常了，改善心室重构的药物仍需长期服用。

# 第十四章 冠状动脉粥样硬化性心脏病

## 第一节 概 述

### 一、定 义

冠状动脉粥样硬化性心脏病（coronary heart disease，CHD），简称冠心病，是指冠状动脉发生粥样硬化引起管腔狭窄或闭塞，导致心肌缺血、缺氧或坏死而引起的心脏病，亦称缺血性心脏病（ischemic heart disease）。

### 二、危 险 因 素

冠心病的危险因素包括性别、年龄、吸烟、血脂异常、高血压、糖尿病、肥胖、紧张、缺乏锻炼、饮食、病毒感染。

### 三、分 型

**1. 急性冠脉综合征（acute coronary syndrome，ACS）** 分为不稳定型心绞痛（unstable angina pectoris，UAP）、非 ST 段抬高型心肌梗死（non-ST segment elevation myocardial infarction，NSTEMI）、ST 段抬高型心肌梗死（ST segment elevation myocardial infarction，STEMI）、猝死。

**2. 慢性冠脉病（CAD）[慢性心肌缺血综合征（CIS）]** 分为稳定型心绞痛、缺血性心肌病、隐匿型冠心病。

### 四、二 级 预 防

ABCDE 方案：A，抗血小板聚集、抗心绞痛和使用 ACEI；B，使用 β 受体阻滞剂预防心律失常，减轻心脏负荷，控制血压；C，控制血脂和戒烟；D，控制饮食和糖尿病治疗；E，健康教育和运动。

## 第二节 急性冠脉综合征

### 一、ST 段抬高型心肌梗死

#### （一）定义

根据《2018 心肌梗死通用定义（第四版）》的标准：急性心肌损伤[血清心脏肌钙蛋白（cardiac troponin，cTn）升高和（或）回落，且至少 1 次高于正常值上限（参考值上限的 99 百分位值）]，同时有急性心肌缺血的临床证据，包括如下几方面。

**1.** 急性心肌缺血症状。

**2.** 新的缺血性心电图改变。

**3.** 新发病理性 Q 波。

**4.** 新的存活心肌丢失或室壁节段运动异常的影像学证据。

**5.** 冠状动脉造影、腔内影像学检查或尸检证实冠状动脉血栓。

## （二）分型

1型：由冠状动脉粥样硬化斑块急性破裂或侵蚀，血小板激活，继发冠状动脉血栓性阻塞，引起心肌缺血、损伤或坏死。须具备心肌损伤和至少一项心肌缺血的临床证据。

2型：为心肌供氧和需氧之间失平衡所致的心肌梗死，与冠状动脉粥样硬化斑块急性破裂或侵蚀、血栓形成无关。

3型：指心脏性死亡伴心肌缺血症状和新发生的缺血性心电图改变或心室颤动，但死亡发生于心脏生物标志物的血样本采集之前或发生于心脏生物标志物明确升高之前，尸检证实为心肌梗死。

4型：包括经皮冠状动脉介入治疗（percutaneous coronary intervention，PCI）相关心肌梗死（4a型）、冠状动脉内支架或支撑物血栓形成相关心肌梗死（4b型）及再狭窄相关心肌梗死（4c型）。

5型：为冠状动脉旁路移植术（coronary artery bypass grafting，CABG）相关心肌梗死。

为便于确定即刻治疗策略（如再灌注治疗），在临床实践中通常根据有缺血症状时心电图是否存在相邻至少2个导联ST段抬高，将心肌梗死分为ST段抬高型心肌梗死（STEMI）和非ST段抬高型心肌梗死（NSTEMI）。大多数STEMI属于1型心肌梗死。

## （三）病理解剖和病理生理（Code-32）

冠状动脉血供急剧减少或中断，使相应的心肌严重而持久的急性缺血导致心肌坏死。

**1. 冠状动脉的病理解剖、CT成像、冠状动脉造影**　见QR图14-1。

**2. 心室梗死部位与冠脉供血区域及心电图导联的关系**　见表14-1、QR表14-1。

**表14-1　心室梗死部位与冠脉供血区域及心电图导联的关系**

| 导联 | 心室部位 | 所供应的血管 |
| --- | --- | --- |
| Ⅱ、Ⅲ、aVF | 下壁 | 右冠状动脉或回旋支 |
| Ⅰ、aVL、$V_5$、$V_6$ | 侧壁 | 前降支、对角支或回旋支 |
| $V_1 \sim V_3$ | 前间壁 | 前降支 |
| $V_3 \sim V_5$ | 前壁 | 前降支 |
| $V_1 \sim V_5$ | 广泛前壁 | 前降支 |
| $V_7 \sim V_9$ | 正后壁 | 回旋支或右冠状动脉 |

心肌梗死的范围基本上与冠状动脉的分布一致。

前降支（LAD）：前壁、心尖、下侧壁、前间隔、二尖瓣前乳头肌。

回旋支（LCX）：高侧壁、膈面（左优型）、左心房、可能累及房室结。

右冠状动脉（RCA）：膈面（右优型）、后间隔、右心室、窦房结和房室结。

## （四）诊断与鉴别诊断（Code-33）

**1. 诊断方法**

（1）临床表现

1）危险因素：包括高血压、糖尿病、血脂异常、吸烟及早发冠心病家族史等。

2）症状：STEMI的典型症状是急性缺血性胸痛，表现为胸骨后或心前区剧烈的压榨样疼痛（持续时间通常超过10~20 min），可向左上臂、下颌、颈部、背部或肩部放射（QR图14-2）；常伴有恶心、呕吐、大汗和呼吸困难等，部分患者可发生晕厥。含服硝酸甘油后症状不能完全缓解。

3）体格检查：应重点评估患者的生命体征。建议采用Killip分级法评估心功能（表14-2、QR表14-2）。

表 14-2　　Killip 分级法

| Killip 分级 | 症状与体征 |
| --- | --- |
| I | 无明显心力衰竭 |
| II | 有左心衰竭，肺部啰音<50%肺野，奔马律，窦性心动过速或其他心律失常，静脉压升高，胸部 X 线片有肺淤血的表现 |
| III | 肺部啰音>50%肺野，可出现急性肺水肿 |
| IV | 心源性休克，有不同阶段和程度的血流动力学障碍 |

（2）辅助检查

1）心电图：心肌梗死急性期的心电图表现分为三期。首先为超急性期，通常表现为 T 波高尖，未出现 ST 段抬高或者下移；其次为进展期或急性早期，表现为 ST 段抬高或下移出现后；然后是确认期，也称为 Q 波形成期，是指 Q 波出现后或 ST 段演变稳定，回到基线（图 14-1、图 14-2、QR 图 14-3、QR 图 14-4）。

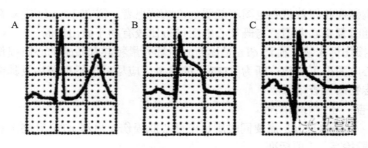

图 14-1　心肌梗死急性期的心电图

A.超急性期（高尖 T 波）；B.进展期或急性早期（ST 段抬高）；C.确认期（Q 波出现）

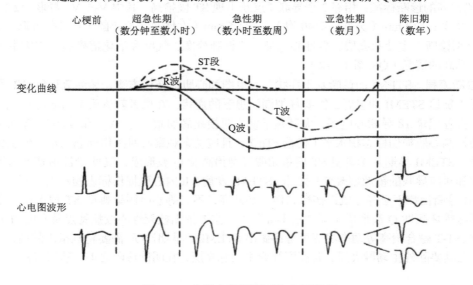

图 14-2　急性心肌梗死时心电图演变

心肌梗死的部位主要根据心电图坏死型图形（异常 Q 波或 QS 波）出现于哪些导联而做出判断（QR 图 14-5～QR 图 14-11）。

A. 急性广泛前壁心肌梗死：$V_1$～$V_5$ 导联出现异常 Q 波或 QS 波。

B. 急性前间壁心肌梗死：$V_1 \sim V_3$ 导联出现异常 Q 波或 QS 波。

C. 急性外侧壁心肌梗死：Ⅱ、Ⅲ、aVF、$V_5 \sim V_6$ 导联出现异常 Q 波。

D. 急性下壁心肌梗死：Ⅱ、Ⅲ、aVF 导联出现异常 Q 波或 QS 波；后壁心肌梗死时，$V_7 \sim V_9$ 导联记录到异常 Q 波或 QS 波，而与后壁导联相对应的 $V_1$、$V_2$ 导联出现 R 波增高，ST 段压低及 T 波增高。

E. 孤立的右心室心肌梗死：很少见，常与下壁梗死并存，发生急性下壁心肌梗死时，若 $V_{3R} \sim V_{5R}$ 导联 ST 段抬高，同时 Ⅱ、Ⅲ、aVF 导联出现异常 Q 波及 ST 段向下型抬高，则提示合并右心室心肌梗死。

F. 左主干闭塞：广泛导联中至少有 6 个导联的 ST 段压低和 2 个导联的 ST 段抬高即"6+2 现象"。aVR 抬高，且抬高程度 aVR>$V_1$；ST 段压低：$V_2 \sim V_6$（以 $V_4 \sim V_6$ 最明显），Ⅱ、Ⅲ、aVF（Ⅱ导联最明显），aVL 压低不明显或无压低。

G. de winter 综合征：胸前 $V_1 \sim V_6$ 导联 J 点压低 1~3mm，ST 段呈上斜型下移，随后 T 波对称高尖，QRS 波通常不宽或轻度增宽，部分患者胸前导联 R 波上升不良，多数患者 aVR 导联 ST 段轻度上抬。

对有持续性胸痛症状但首份心电图不能明确诊断的患者，需在 30 min 内复查心电图；对症状发生变化的患者随时复查心电图；与既往心电图进行比较有助于做出诊断。

2）血清心肌损伤标志物：血清 cTn 是诊断心肌坏死最特异和敏感的心肌损伤标志物，但对于根据典型症状和心电图即可明确诊断为 STEMI 的患者，应尽早给予再灌注及其他相关治疗，无须等待心肌损伤标志物的检查结果。

3）影像学检查：超声心动图等。

**2. 诊断标准**　诊断 STEMI 需要同时满足急性心肌损伤（血清 cTn 升高）和新出现的缺血性心电图改变（ST 段抬高）2 项标准。

cTn 升高的诊断标准：至少 1 次高于正常值上限（参考值上限的 99 百分位值）。

ST 段抬高的诊断标准：相邻 2 个导联 J 点新出现 ST 段抬高，其中 $V_2 \sim V_3$ 导联≥2.5 mm（男性，<40 岁）；≥2 mm（男性，≥40 岁）；≥1.5 mm（女性，无论年龄）；其他导联≥1.0 mm。

**3. 鉴别诊断**　主动脉夹层、急性心包炎、急性肺栓塞、气胸和消化道疾病及临床中可能出现肌钙蛋白升高的情况（QR 图 14-12）。

**4. 诊断流程**　STEMI 的诊断基于症状、心电图和心肌损伤标志物，诊断流程见 QR 图 14-13。因此，对于疑诊 STEMI 的患者，需要仔细询问患者的症状，在患者就诊后 10 min 内记录 12 导联心电图（推荐记录 18 导联心电图，尤其是下壁心肌梗死需加做 $V_{3R} \sim V_{5R}$ 和 $V_7 \sim V_9$ 导联），在急性期常规检测心肌损伤标志物水平（优选 cTn），且应动态观察心肌损伤标志物水平的变化。值得重视的是，STEMI 早期并无典型 ST 段单相曲线型抬高及 Q 波形成，仅见 T 波增宽增高等超急损伤期改变和对应导联的镜像型改变；另外，STEMI 发病 2 h 内心肌损伤标志物水平可不升高，故早期 STEMI 诊断治疗不必等心肌损伤标志物水平升高、不必等心电图呈典型 ST 段单相"墓碑样"抬高、不必等坏死性 Q 波形成（即"三不等"），主要依据梗死性心绞痛特点及心电图 T 波增宽增高变化、ST-T 融合抬高等动态演变可考虑做出 STEMI 的早期诊断，需要特别指出的是，在 STEMI 诊断时，尤其要除外主动脉夹层，若高度怀疑主动脉夹层，在明确诊断之前，禁用溶栓、抗凝抗栓药物。

## （五）转诊建议（Code-34）

在确诊 STEMI 后，应立即确定再灌注治疗的方式并及时启动再灌注治疗，以及确定是否和如何进行转诊。STEMI 患者再灌注治疗策略的选择和转诊流程见图 14-3、QR 图 14-14。

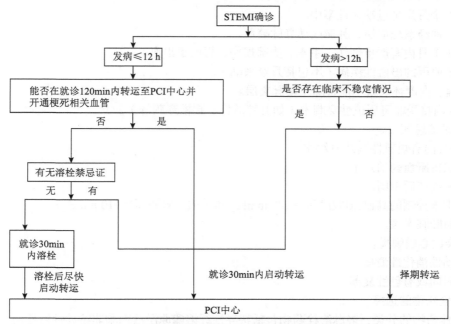

图 14-3　STEMI 患者再灌注治疗策略的选择和转诊流程

PCI，经皮冠状动脉介入治疗；临床不稳定情况包括进行性心肌缺血症状、心力衰竭、心源性休克、恶性心律失常等

**1. 治疗步骤**　治疗原则：尽早恢复心肌的血流灌注，挽救濒死心肌，防止梗死面积扩大，保护心功能，及时处理严重心律失常、泵衰竭和各种并发症，防止猝死。

根据 STEMI 的发病机制，STEMI 相关治疗的优先顺序为再灌注治疗（心肌坏死是导致死亡和并发症的直接原因）、抗血栓治疗（血栓形成是导致心肌坏死的最终环节）、抗缺血治疗（再灌注治疗可同时缓解缺血）、处理并发症（并非所有 STEMI 患者均出现并发症，且处理并发症的前提是再灌注治疗）、抗动脉粥样硬化治疗（针对 STEMI 的发病机制，长期二级预防）（QR 图 14-15）。

**2. 紧急处理**

（1）休息。

（2）吸氧。

（3）监测。

（4）建立静脉通道。

（5）解除疼痛　吗啡 2～4 mg 静脉注射或哌替啶 50～100 mg 肌内注射，必要时 5～10 min 后重复。

**3. 再灌注治疗**　包括直接 PCI 和静脉溶栓。再灌注治疗策略的选择和转诊流程见 QR 图 14-14。

（1）直接 PCI　指征见 QR 表 14-3。

（2）静脉溶栓　溶栓示意图见 QR 图 14-16。

1）溶栓治疗的适应证

A. 发病≤12 h，预期不能在就诊后 120 min 内转运至可行 PCI 的医院并开通梗死相关血管，无溶栓禁忌证，应进行溶栓治疗。

B. 发病 12～24 h，仍有进行性缺血性胸痛和心电图相邻 2 个或 2 个以上导联 ST 段抬高≥0.1 mV，或血流动力学不稳定，但无直接 PCI 条件，无溶栓禁忌证，可考虑溶栓治疗。

2）溶栓治疗的禁忌证

A. 绝对禁忌证

a. 既往任何时间发生过颅内出血或未知原因卒中。

b. 近 6 个月发生过缺血性卒中。

c. 中枢神经系统损伤、肿瘤或动静脉畸形。

d. 近 1 个月内有严重创伤、手术、头部损伤、胃肠道出血。

e. 已知原因的出血性疾病（不包括月经来潮）。

f. 明确、高度怀疑或不能排除主动脉夹层。

g. 24 h 内接受非可压迫性穿刺术（如肝脏活检、腰椎穿刺等）。

B. 相对禁忌证

a. 6 个月内有短暂性脑缺血发作。

b. 口服抗凝血药治疗中。

c. 妊娠或产后 1 周。

d. 严重未控制的高血压[收缩压＞180 mmHg 和（或）舒张压＞110 mmHg]。

e. 晚期肝脏疾病。

f. 感染性心内膜炎。

g. 活动性消化性溃疡。

h. 长时间或有创性复苏。

3）溶栓药物的选择

A. 溶栓药物的分类：静脉溶栓药物包括特异性纤溶酶原激活剂和非特异性溶栓药，建议优先选用特异性纤溶酶原激活剂，包括阿替普酶、瑞替普酶和替奈普酶，其对全身纤溶活性影响较小。非特异性溶栓药包括尿激酶和链激酶，常导致全身性纤溶活性增高，出血风险增加。

B. 常用溶栓药物：在静脉肝素化治疗基础上加用以下治疗。

a. 阿替普酶：可采用全量 90 min 加速给药法，即首先 15 mg 静脉注射，随后 0.75 mg/kg 于 30 min 内持续静脉滴注（最大剂量不超过 50 mg），继以 0.5 mg/kg 于 60 min 内持续静脉滴注（最大剂量不超过 35 mg）。或者采用半量给药法，即总量 50 mg，首先 8 mg 静脉注射，其余 42 mg 于 90 min 内持续静脉滴注。

b. 尿激酶：150 万 U，于 30 min 内静脉滴注。

4）溶栓疗效的评估

A. 溶栓成功的临床判断标准：在溶栓开始后 60～90 min 出现以下表现。

a. 抬高的 ST 段回落≥50%。

b. 胸痛症状缓解或消失。

c. 出现再灌注性心律失常，如加速性室性自主心律、室性心动过速甚至心室颤动、房室传导阻滞、束支传导阻滞突然改善或消失，或下壁心肌梗死患者出现一过性窦性心动过缓、窦房传导阻滞，伴或不伴低血压。

d. 心肌损伤标志物峰值提前，如 cTn 峰值提前至发病后 12 h 内，肌酸激酶同工酶峰值提前至发病后 14 h 内。

在上述 4 项中，心电图变化和心肌损伤标志物峰值前移最为重要。典型的溶栓治疗成功的标准是抬高的 ST 段回落≥50%，伴有胸痛症状明显缓解和（或）出现再灌注性心律失常。

B. 溶栓成功的冠状动脉造影判断标准：心肌梗死相关血管的血流达到心肌梗死溶栓（thrombolysis in myocardial infarction，TIMI）2 级或 3 级，为溶栓再通；达到 TIMI 3 级，为完全再通；仍为 TIMI 0～1 级，为溶栓失败。

5）溶栓后的处理：溶栓后应尽早将患者转运到有 PCI 条件的医院。

A. 对于溶栓成功的患者，应在溶栓后 2～24 h 常规行冠状动脉造影并对梗死相关血管进行血运重建治疗。

B. 对于溶栓失败或在溶栓后任何时间出现血流动力学不稳定、心电不稳定或缺血症状加重的患者，应立即行补救性 PCI。

C. 对于初始溶栓成功，但缺血症状再发或有证据提示梗死相关血管发生再闭塞时，应立即行急诊冠状动脉造影和 PCI。

6）溶栓出血并发症的处理：溶栓治疗的主要风险是出血，尤其是颅内出血（发生率为 0.9%～1.0%）。一旦发生颅内出血，应采取以下措施。

A. 立即停用溶栓、抗血小板和抗凝治疗。

B. 行急诊 CT 或磁共振检查。

C. 测定血红蛋白、血细胞比容、凝血酶原时间、活化部分凝血活酶时间、血小板计数和纤维蛋白原、D-二聚体，并检测血型进行交叉配血。

D. 降低颅内压。

E. 对于 4 h 内使用过 UFH 的患者，推荐使用鱼精蛋白（1mg 鱼精蛋白中和 100U UFH）。

F. 对于出血时间异常的患者，可酌情输注血小板。

**4. 抗栓治疗**

（1）抗血小板治疗

1）阿司匹林：对于所有 STEMI 患者，无论采取何种治疗策略，只要无抗血小板治疗禁忌证，均应立即嚼服阿司匹林 150～300 mg，继以 75～100 mg，1 次/日，长期维持。

2）P2Y12 受体抑制剂：对于所有 STEMI 患者，只要无抗血小板治疗禁忌证，均应在阿司匹林的基础上加用一种 P2Y12 受体抑制剂，维持 12 个月。

A. 对于行 PCI 治疗的患者：应给予替格瑞洛 180 mg 负荷剂量，继以一次 90 mg，2 次/日；或氯吡格雷 600 mg 负荷剂量，继以 75 mg，1 次/日。

B. 对于行溶栓治疗的患者：若年龄≤75 岁，应给予氯吡格雷 300 mg 负荷剂量，继以 75 mg、1 次/日；若年龄＞75 岁，则给予氯吡格雷 75 mg，1 次/日。

C. 对于未行再灌注治疗的患者，应给予氯吡格雷 75 mg，1 次/日。

抗血小板治疗方案推荐：①在急性冠脉综合征和（或）接受 PCI 或 CABG 的人群中应用双联抗血小板治疗（dual antiplatelet therapy，DAPT）的策略。同时，在确定 DAPT 策略前，应充分权衡缺血和出血风险（QR 表 14-4、QR 表 14-5），以利于正确选择治疗策略，使患者获益最大化。推荐策略见 QR 表 14-6～QR 表 14-9。②DAPT 期间减少出血的关键措施：桡动脉入路；低剂量阿司匹林（75～100 mg/d）；应用质子泵抑制剂（proton pump inhibitor，PPI）。③P2Y12 受体抑制剂之间的转换（QR 图 14-17）。

（2）抗凝治疗　目前国内可应用的围手术期非口服抗凝血药包括 UFH、LMWH、磺达肝癸钠和比伐卢定（QR 表 14-10）。

1）对于行 PCI 治疗的患者，术中均应给予抗凝治疗。抗凝血药可使用（QR 表 14-11）：①UFH；②比伐卢定；③依诺肝素。

2）对于行溶栓治疗的患者，抗凝治疗的疗程应至少维持 48 h，直至患者接受血运重建治疗或出院，最长疗程不超过 8 天。抗凝血药可使用（QR 表 14-12）：①UFH；②依诺肝素；③磺达肝癸钠。

**5. 抗缺血治疗**

（1）硝酸酯类药物　可选择口服、舌下含服、经皮肤或经静脉给药。对伴有持续性胸痛、高血压、急性左心衰竭的患者，先给予硝酸甘油 0.3～0.6 mg 舌下含服，继以静脉滴注，起始剂量 5～10 μg/min，可每 5～10min 增加 5～10 μg/min，直至症状缓解或平均动脉压较基线降低 10%，但收缩压不应低于 90 mmHg。对于下壁心肌梗死、可疑右心室心肌梗死或明显低血压患者（收缩压低于 90 mmHg），应慎用或不用。

（2）β受体阻滞剂　对于无禁忌证者，应于发病 24 h 内常规口服 β 受体阻滞剂。建议起始使用半衰期短的药物，从低剂量开始，逐渐加量。若患者耐受良好，2～3 天后换用相应剂量的长效缓释制剂。

**6. 其他药物治疗**

（1）ACEI 及 ARB　对于无禁忌证者，在发病 24 h 内应尽早开始使用 ACEI。应从低剂量开始，逐渐加量。在无禁忌证的情况下，应给予 ACEI 长期治疗。对于不能耐受 ACEI 者，可使用 ARB。

（2）醛固酮受体阻滞剂　对于已接受 ACEI 和（或）β 受体阻滞剂治疗，但仍存在左心室收缩功能不全（LVEF≤40%）、心力衰竭或糖尿病，且无明显肾功能不全和高钾血症[血肌酐（Scr）：男性≤221 μmol/L（2.5 mg/dl），女性≤177 μmol/L（2.0 mg/dl），血钾≤5.0 mmol/L]的患者，应给予醛固酮受体阻滞剂治疗。

（3）他汀类药物　对于无禁忌证者，应于入院后尽早开始使用他汀类药物，且无须考虑胆固醇水平。临床常用的降脂药物主要包括他汀类（如瑞舒伐他汀、阿托伐他汀）、胆固醇吸收抑制剂（依折麦布）及前蛋白转化酶枯草溶菌素 9（PCSK9）抑制剂。降脂目标值见 QR 表 14-13。

**7. 并发症的处理**

（1）心搏骤停

1）胸外心脏按压和人工呼吸。

2）静脉注射肾上腺素、异丙肾上腺素、阿托品等药物。

3）实施其他心肺复苏处理。

（2）心力衰竭

1）吸氧，监测心电、血压和血氧饱和度，定时测定血气分析，记录出入量。

2）行胸部 X 线片、超声心动图等检查。

3）予利尿剂治疗，如呋塞米 20～40 mg 缓慢静脉注射，必要时每 1～4h 重复 1 次。对于合并肾衰竭或长期应用利尿剂者，可能需要加大剂量。

4）对于无低血压者，可静脉应用硝酸酯类药物。

5）对于无低血压、低血容量或明显肾衰竭者，应在 24h 内开始应用 ACEI，不能耐受时可改用 ARB。

6）对于严重心力衰竭（Killip Ⅲ级）或急性肺水肿者，应尽早使用机械辅助通气。

7）对于急性肺水肿合并高血压者，适于使用硝普钠静脉滴注，常从小剂量（10 μg/min）开始，根据血压逐渐增加至合适剂量。

8）当血压明显降低时，可静脉滴注多巴胺[5～15 μg/(kg·min)]和（或）多巴酚丁胺[3～10 μg/(kg·min)]。

9）对于合并严重心力衰竭或急性肺水肿者，应考虑早期行血运重建治疗。

10）在 STEMI 发病 24 h 内，不主张使用洋地黄制剂，以免增加室性心律失常危险。合并快速心房颤动时可选用胺碘酮治疗。

（3）心源性休克

1）需注意除外其他原因导致的低血压，如低血容量、药物、心律失常、心脏压塞、机械并发症或右心室梗死等。

2）静脉滴注正性肌力药物，包括多巴胺[5～15μg/(kg·min)]、多巴酚丁胺[3～10 μg/(kg·min)]，大剂量多巴胺无效时也可静脉滴注去甲肾上腺素（2～8 μg/min）。

3）急诊血运重建治疗（包括直接 PCI 或急诊 CABG）可改善 STEMI 合并心源性休克患者的远期预后。

4）不适宜血运重建治疗的患者可给予静脉溶栓治疗。

5）血运重建治疗术前置入主动脉内球囊反搏（intra-aortic balloon pump，IABP）有助于稳定血流动力学状态。

（4）心律失常

1）室性心律失常

A. 对于心室颤动或持续性多形性室性心动过速，应立即行非同步直流电除颤。

B. 对于单形性室性心动过速伴血流动力学不稳定或药物疗效不满意时，应尽早行同步直流电复律。

C. 对于室性心动过速经电复律后仍反复发作者，建议静脉应用胺碘酮联合β受体阻滞剂治疗。

D. 对于无症状的室性期前收缩、非持续性室性心动过速（持续时间<30 s）和加速性室性自主心律，不需要预防性使用抗心律失常药物。

2）心房颤动

A. 应尽快控制心室率或恢复窦性心律，但禁用Ⅰc类抗心律失常药物转复心房颤动。

B. 当出现药物治疗不能控制的快速心室率或伴有持续性心肌缺血、严重血流动力学障碍或心力衰竭时，应立即行同步直流电复律。

C. 在心房颤动的转复和心室率控制过程中，应充分重视抗凝治疗。

3）房室传导阻滞

A. 当发生影响血流动力学的房室传导阻滞时，应立即使用正性传导药物，如肾上腺素、阿托品等。

B. 当药物治疗无效时，应立即安装临时起搏器。

（5）机械性并发症

1）左心室游离壁破裂：经超声心动图证实后，应紧急行心包穿刺引流，以解除心脏压塞。游离壁破裂内科治疗的目标是稳定患者的血流动力学状况，为尽快手术做准备。必要时可行机械循环支持。

2）室间隔穿孔：经超声心动图证实后，应给予利尿剂和血管扩张剂（如硝酸甘油静脉滴注），并联合IABP辅助循环，有助于改善症状。外科手术可为STEMI合并室间隔穿孔伴心源性休克的患者提供生存机会，但最佳手术时机仍无定论。

3）乳头肌功能不全或断裂：经超声心动图证实后，应给予利尿剂和血管扩张剂（如硝酸甘油静脉滴注），并联合IABP辅助循环，有助于改善症状。宜尽早行外科手术治疗。

# 二、非ST段抬高型急性冠脉综合征

## （一）定义

非ST段抬高型急性冠脉综合征（non-ST-segment elevation acute coronary syndrome，NSTE-ACS）根据心肌损伤生物标志物[主要为心脏肌钙蛋白（cardiac troponin，cTn）]测定结果分为非ST段抬高型心肌梗死（non-ST-segment elevation myocardial infarction，NSTEMI）和不稳定型心绞痛（unstable angina pectoris，UAP），后者包括静息型心绞痛、初发型心绞痛、恶化型心绞痛和变异型心绞痛。UA与NSTEMI的发病机制和临床表现相似，但严重程度不同。其区别主要是缺血是否严重到导致心肌损伤，并可定量检测到心肌损伤的生物标志物。

## （二）病因

### 1. 危险因素和诱发因素

（1）冠心病的危险因素 家族史是冠心病的一个重要危险因素，还包括长期吸烟、饮酒，肥胖，高血压，糖尿病，心肌炎等。

（2）主要诱发因素 包括：①增加心肌氧耗：感染、甲状腺功能亢进症或快速性心律失常；

②减少冠状动脉血流：低血压；③降低血液携氧能力：贫血和低氧血症。

**2. 发病机制**　NSTE-ACS 的病理生理基础主要为冠状动脉严重狭窄和（或）易损斑块破裂或糜烂所致的急性血栓形成，伴或不伴有血管收缩、微血管栓塞，引起冠状动脉血流减少和心肌缺血。少数 NSTE-ACS 由非动脉粥样硬化性疾病所致，如血管痉挛性心绞痛、冠状动脉栓塞和动脉炎。非冠状动脉原因导致的心肌供氧-需氧不平衡包括低血压、严重贫血、高血压、心动过速、严重主动脉瓣狭窄和肥厚型梗阻性心肌病等。

### （三）诊断与鉴别诊断

**1. 诊断**　NSTE-ACS 的诊断基于症状、心电图和心肌损伤生物标志物。

（1）临床表现　NSTE-ACS 典型临床症状表现为胸骨后压榨样疼痛，并且向左上臂（双上臂或右上臂少见）、颈或颌放射，症状可为间歇性或持续性。

（2）体格检查　拟诊 NSTE-ACS 的患者，体格检查可能没有特殊表现。

（3）辅助检查

1）心电图：特征性心电图异常包括心绞痛症状出现时的 ST 段下移、一过性 ST 段抬高和 T 波改变。疑似 NSTE-ACS 患者应注意连续观察，到达急诊室后 10 min 内检测 12 导联心电图，评价是否存在缺血及缺血程度。如果心电图正常而患者胸痛持续，应在 15~30 min 复查，尤其注意及时记录胸痛发作时的心电图变化。如果怀疑患者有进行性缺血，而常规 12 导联心电图无法明确诊断时，建议加做右胸及后壁导联心电图（$V_{3R}$~$V_{5R}/V_7$~$V_9$）。ST 段下移的导联数和幅度与心肌缺血的范围相关，缺血范围越大，风险越高。如果 ST 段压低伴短暂抬高，也预示风险较高。

2）心肌损伤生物标志物：高敏肌钙蛋白（hs-cTn）检测可更早发现心肌梗死，减少"肌钙蛋白盲区"，hs-cTn 水平越高，心肌梗死的可能性越大，死亡风险越大。cTn 升高的其他情况见 QR 图 14-12。

3）影像学检查：超声心动图、冠状动脉 CT 检查。

**2. 鉴别诊断**　NSTE-ACS 应与主动脉夹层、急性心包炎、急性肺栓塞、气胸、消化道疾病（如反流性食管炎）和精神心理疾病等引起的胸痛相鉴别。

**3. 诊断流程**　NSTE-ACS 的诊断流程见 QR 图 14-18。

### （四）风险评估

**1. 缺血风险评估（Code-35）**　对 NSTE-ACS 缺血风险评估，目前常用工具包括全球急性冠状动脉事件注册（GRACE）风险评分、TIMI 风险评分和心电监测。

GRACE 风险评分（QR 表 14-14）：将 NSTE-ACS 根据危险分层分为高危（＞140 分）、中危（109~140 分）和低危（＜109 分）三级，并依此选择相应治疗策略。低危、中危和高危对应的院内死亡风险分别为＜1%、1%~3%和＞3%。

**2. 出血风险评估**　对于 NSTE-ACS 的出血风险评估一般采用 CRUSADE 评分和 ACUITY 评分。

### （五）转诊建议

由于许多基层医疗卫生机构不具备冠状动脉介入治疗条件，拟诊 NSTE-ACS 后，应立即评估病情和危险分层。转诊建议如下。

**1. 高危患者**（以下情况之一）应尽快转诊至可行 PCI 的医院早期侵入治疗（＜24 h）。

（1）GRACE 风险评分＞140 分。

（2）心肌梗死相关的 cTn 上升或下降；ST-T 动态改变。

**2. 中危患者**（以下情况之一）可转诊至可行 PCI 的医院行延迟侵入治疗（＜72 h）。

（1）GRACE 风险评分 109~140 分。

（2）糖尿病。

（3）肾功能不全[eGFR＜60ml/(min·1.73 m²)]。

（4）LVEF＜40%或慢性心力衰竭。

（5）早期心肌梗死后心绞痛。

（6）PCI史。

（7）CABG史。

**3. 低危患者**（以下情况之一）可安排普通转诊。

（1）因确诊和随访需要或条件所限不能行相关检查。

（2）经规范化治疗症状控制仍不理想。

（3）为评价冠状动脉情况需进一步诊治。

### （六）治疗

**1. 一般治疗**　包括①休息：急性期卧床休息，保持环境安静，防止不良刺激，减少患者焦虑；②检测：密切监测患者心率、心律、血压、心功能变化等，适时采取急救措施；③吸氧；④护理：急性期12h卧床休息，若无并发症24h内应鼓励患者在床上行肢体活动，若无低血压，第3天可在病房内活动；梗死后4～5天，逐步增加活动直至每日3次步行100～150m。

**2. 药物治疗**（Code-36）

（1）抗心肌缺血药物治疗

1）硝酸酯类药物。

2）β受体阻滞剂。

3）CCB。

4）尼可地尔。

5）肾素-血管紧张素-醛固酮系统抑制剂。

（2）抗血小板治疗

1）阿司匹林。

2）P2Y12受体抑制剂。

3）双联抗血小板药物治疗持续时间见QR表14-6～QR表14-8。

（3）抗凝治疗（QR表14-15）　目前在临床上使用的抗凝血药包括UFH、LMWH、磺达肝癸钠和比伐卢定，其中UFH、LMWH临床常用。

（4）调脂治疗　目前临床常用调脂药物有他汀类药物、依折麦布、PCSK9抑制剂等（QR表14-13）。

**3. 治疗策略的选择**　NSTE-ACS患者治疗策略包括药物保守治疗和血运重建治疗，血运重建治疗包括PCI（QR表14-16）和CABG。如何选择具体治疗策略，应根据患者风险分层和经心内外科与有经验的临床医师共同决策选择最适合患者的优化方案。与STEMI患者需尽早进行再灌注治疗所不同的是，NSTE-ACS患者应根据危险分层采用保守或血运重建治疗。

# 第三节　慢性冠脉综合征

慢性冠脉综合征（chronic coronary syndrome，CCS）涵盖除了急性冠脉血栓形成主导的临床表现以外，包括无症状心肌缺血、血管痉挛与微循环病变的冠心病的不同发展阶段。冠心病是一个动脉粥样硬化斑块积累和冠脉循环功能改变的动态过程，其有相对稳定期，也可由于斑块破裂、斑块侵蚀及钙化结节等因素不稳定，非急性期的稳定只是相对的，随时都有发展至ACS的风险。

CCS临床情况包括：①疑似CAD和有"稳定"心绞痛症状，无论有无呼吸困难的患者；②新出现的心力衰竭或左心室功能障碍，怀疑CAD的患者；③在ACS后1年内无症状或症状稳定的患者，或近期行血运重建的患者；④无论有无症状，在最初诊断或血运重建后1年以上的患者；⑤心绞痛、疑似血管痉挛或微循环疾病的患者；⑥筛查时发现冠心病的无症状患者。

# 一、定 义

CCS 是在冠脉固定性严重狭窄的基础上，由于心肌负荷的增加引起心肌急剧的、暂时的缺血与缺氧的临床综合征。

# 二、病因及发病原理

心脏负荷增加，冠脉血流减少或冠脉痉挛导致心肌内代谢产物堆积，刺激心脏自主神经。

# 三、临 床 表 现

阵发性的前胸压榨样疼痛或憋闷感觉，主要位于胸骨后部，可放射至心前区和左上肢尺侧，常发生于劳累负荷增加时，持续数分钟，休息或用硝酸酯类制剂后疼痛消失。疼痛发作的程度、频率、性质及诱因在数周至数月内无明显变化。

# 四、治 疗

## （一）血运重建（Code-37）

血运重建的内容见 QR 表 14-17。

## （二）药物治疗（Code-38）

**1. 抗血小板治疗** 阿司匹林仍然是 CCS 患者二级预防的基石。对于接受 PCI 的患者，指南仍建议进行双联抗血小板治疗 6 个月，若存在危及生命的严重出血风险可缩短至 1～3 个月（QR 表 14-18、QR 表 14-19）。

**2. 抗心肌缺血治疗** CCS 患者进行药物治疗的目的是改善缺血和预防心血管事件。一线药物治疗选择 β 受体阻滞剂和（或）CCB 以控制心率和症状（Ⅰ，A），长效硝酸酯类药物应被视为二线治疗选择（Ⅱa，B）。基于相关证据，尼可地尔、雷诺嗪、伊伐布雷定或曲美他嗪应被视为二线治疗，以减少对 β 受体阻滞剂、CCB 及长效硝酸酯类药物不能耐受、有禁忌证或症状未被充分控制的心绞痛发生频率，提高运动耐量（Ⅱa，B）（QR 图 14-19）。

**3. 血脂的管理** 治疗目标为低密度脂蛋白胆固醇（LDL-C）水平＜1.8mmol/L（70 mg/dl）或在基线水平 1.8～3.5 mmol/L 时至少降低 50%。所有患者均应接受他汀类药物治疗，当使用可耐受最大剂量的他汀类药物后血脂仍不达标，应加用依折麦布，若仍不达标可联合使用 PCSK9 抑制剂（Ⅰ，A），但 PCSK9 抑制剂长期应用的安全性有待进一步考证，其经济效益比也限制了其临床应用。

## 【附】冠心病合并心房颤动的抗栓治疗（Code-39）

**1. 缺血和出血风险评估** 目前推荐对所有非瓣膜性心房颤动（NVAF）患者采用 CHA2DS2-VASc 评分（QR 表 14-20）进行血栓栓塞风险评估。

关于冠心病合并 NVAF 的患者抗凝治疗推荐：①CHA2DS2-VASc 评分≥2 分（男性）/3 分（女性）的患者应进行长期抗凝治疗；②对于依从性较好、CHA2DS2-VASc 评分为 1 分（男性）/2 分（女性）的患者也建议进行抗凝治疗；③CHA2DS2-VASc 评分为 0 分（男性）/1 分（女性）的患者应避免抗凝治疗，预防血栓栓塞。目前认为，阵发性心房颤动与持续性或永久性心房颤动危险性相同，抗凝治疗的方法均取决于患者的危险分层；心房扑动的抗凝原则与心房颤动相同。瓣膜性心房颤动具有明确的抗凝适应证，无须再进行血栓栓塞风险评估。

**2. 出血风险** 冠心病合并心房颤动患者出血风险评估推荐采用 HAS-BLED 评分（QR 表 14-21）。

HAS-BLED 评分≥3 分提示出血风险增加，但不应将出血风险增加视为抗栓治疗的禁忌证，应注意筛查并纠正可逆性的出血危险因素，并在开始抗栓治疗后加强随访和监测。

**3. ACS 和（或）PCI 合并心房颤动患者的抗栓治疗**

（1）急性期抗栓治疗　所有口服抗凝血药（OAC）治疗的心房颤动患者在发生 ACS 后应立即口服负荷剂量阿司匹林（100~300 mg），然后维持剂量为 75~100 mg/d。在已了解冠状动脉解剖结构或紧急情况下，如很可能行 PCI，可考虑采用 P2Y12 受体阻滞剂进行预处理（QR 图 14-20）；在不了解冠状动脉解剖结构时，应延迟至行 PCI 时再使用 P2Y12 受体阻滞剂进行预处理。

（2）术后及出院后抗栓治疗　推荐大多数患者出院后采用 OAC＋P2Y12 受体阻滞剂的双联抗栓治疗（QR 图 14-20）。如无禁忌证，大多数冠状动脉支架术后合并非瓣膜性心房颤动的患者应首选 NOAC，而非 VKA（QR 表 14-22）。

**4. 稳定性冠心病合并心房颤动患者的抗栓治疗**　根据 CHA2DS2-VASc 评分，如稳定性冠心病合并心房颤动的患者具有抗凝指征，推荐应用卒中预防剂量的 OAC 单药治疗。对于具有高缺血风险、无高出血风险的患者可考虑在长期 OAC（如利伐沙班）基础上加用阿司匹林 75~100 mg/d（或氯吡格雷 75 mg/d）。对于适合 NOAC 的患者，推荐 NOAC 优于 VKA。

# 第十五章 心脏瓣膜病

## 第一节 概 述

**1. 炎症** 略。

**2. 黏液样变性** 略。

**3. 退行性改变** 略。

**4. 先天性畸形** 略。

**5. 风湿性瓣膜损害** 在我国是最常见的原因，而老年人瓣膜钙化亦日益增多。

**6. 风湿性心脏瓣膜病** 由于反复风湿性心脏病发作，发生心瓣膜及其附属结构（腱索、乳头肌）病变，导致瓣膜狭窄和关闭不全的瓣膜功能异常，产生血流动力学障碍，即为慢性风湿性心脏瓣膜病。

风湿性心脏瓣膜病以二尖瓣最常见，其次为主动脉瓣，后者常与二尖瓣病损同时存在，称为联合瓣膜病。易侵犯二尖瓣及主动脉瓣，可能与两者所承受压力负荷较大有关。瓣膜功能异常的主要原因为风湿热发作，但也可由非风湿性因素所引起，需注意鉴别。

## 第二节 二尖瓣狭窄

### 一、病 理

风湿性心内膜炎反复发作致二尖瓣膜间发生融合粘连，瓣叶与腱索增厚，以致钙化缩短，瓣叶与腱索也可发生粘连，使瓣膜僵硬，瓣口狭窄（QR 图 15-1）。

### 二、病 理 生 理

二尖瓣狭窄（mitral stenosis，MS）使左心房压力升高，左心房压力升高导致肺静脉和肺毛细血管压力升高，产生肺间质水肿。肺静脉毛细血管压力增高导致肺动脉压力被动升高，进而增加右心室后负荷，引起右心室肥厚，可致右心衰竭（QR 表 15-1）。

### 三、临 床 表 现

**（一）症状**

**1. 呼吸困难** 为最常见也是最早出现的症状，在运动、情绪激动时容易诱发，随病情加重，休息时也可出现呼吸困难。

**2. 咳嗽** 多在睡眠时或活动后加多，在睡眠时或活动后加重，原因如下。

（1）肺淤血加重，引起咳嗽反射。

（2）支气管黏膜水肿和肺淤血易于并发呼吸道感染。

（3）左心房过大，压迫支气管。

**3. 咯血**

（1）支气管黏膜下曲张的静脉破裂，致大咯血，见于严重二尖瓣狭窄的较早期，咯血后由于肺静脉压减低而自行停止。

（2）阵发性夜间呼吸困难或咳嗽时的血性痰或带血丝痰。

（3）急性肺水肿时咳大量粉红色泡沫痰。

（4）肺梗死伴咯血。

**4. 血栓栓塞** 为二尖瓣狭窄严重的并发症，约 20%的患者在病程中发生血栓栓塞，其中 15%～20%由此导致死亡。

**5. 右心衰竭表现** 右心衰竭时可出现食欲减退、腹胀、恶心等消化道淤血症状。

### （二）体征

**1. 严重二尖瓣狭窄体征** "二尖瓣面容"，即两颧部及口唇轻度发绀，这两个部位小血管较多，缺氧时小血管扩张。

**2. 右心衰竭体征** 略。

**3. 心脏体征**

（1）心尖区可有舒张期细震颤。

（2）心界于胸骨左缘第 3 肋间（心腰部）向左扩大。

（3）心音及心脏杂音

1）心尖部拍击性第一心音。

2）舒张早期二尖瓣开放拍击音：第一心音和开瓣音均反映瓣膜有较好的活动性和弹性。若瓣叶失去弹性或僵硬，拍击性第一心音亢进与开瓣音可消失。

3）心尖部可有舒张中、晚期隆隆样杂音。

4）肺动脉瓣第二心音亢进与分裂：在肺动脉瓣区域，胸骨左缘第 2～3 肋间听到舒张早期泼水样杂音，深吸气时加强，称为格雷厄姆·斯蒂尔杂音（Graham Steell murmur）。

## 四、实验室及其他检查

**1. X 线** 轻度狭窄者心影可正常。中度以上狭窄者，可见：①左心房增大，肺动脉干突出。②右心室增大，与左心房增大呈双重影。③左前斜位可见食管后移有左心房压迹。在右肺下叶肋膈角有水平走向的克利 B 线（Kerley B-line）（QR 图 15-2）。

**2. 心电图** 窦性心律时，由于左心房增大，P 波增宽有切迹（二尖瓣型 P 波）。肺动脉高压时有右心室肥厚，晚期常有心房颤动（QR 图 15-3）。

**3. 超声心动图**

（1）M 型 二尖瓣前叶活动曲线在舒张期双峰消失，形成"城墙样"改变，二尖瓣后叶在舒张期与前叶同向运动（QR 图 15-4）。

（2）二维超声心动图 可直接观察二尖瓣活动度、瓣口狭窄程度（QR 图 15-5、QR 表 15-2）、瓣膜增厚情况、左心房右心室腔的大小及心壁厚度，并可直接检查左心房有无血栓存在（QR 视频 15-1）。

## 五、诊断及鉴别诊断

通过典型体征、X 线和心电图，多可做出诊断，超声心动图有助于判断病变类型和程度。也需注意和其他有舒张中晚期隆隆样杂音的疾病鉴别。

### （一）功能性二尖瓣狭窄

**1.** 通过二尖瓣口的血流量及流速增加，见于较大量左向右分流的先天性心脏病，如动脉导管未闭（PDA）、室间隔缺损（VSD）等。

**2.** 由于主动脉瓣舒张期反流，舒张期二尖瓣处于半开放状态，可在心尖部听到舒张期杂音，称奥斯汀·弗林特杂音（Austin Flint murmur）。

**3.** 功能性二尖瓣狭窄杂音较轻，无细震颤，也无第一心音亢进及开瓣音。用亚硝酸异戊酯后杂音减轻或消失。

### （二）左心房黏液瘤

左心房黏液瘤为良性肿瘤，常有蒂附着于房间隔，当心室收缩时瘤体在左心房，心室舒张时移至二尖瓣附近，部分阻塞二尖瓣口引起类似二尖瓣狭窄的表现，但其症状与体征，如杂音变化、呼吸困难、眩晕，呈间歇性，与体位有关。超声心动描记术（UCG）示左心房内云雾样光团。

## 六、并 发 症

①急性肺水肿；②心房颤动；③血栓栓塞；④右心衰竭；⑤感染性心内膜炎；⑥肺部感染。

## 七、治 疗

### （一）一般治疗

**1. 积极预防及治疗风湿活动**，长期甚至终身使用苄星青霉素 120 万 U，每个月肌内注射一次。

**2. 并发症处理**

（1）大量咯血　应取坐位，用镇静剂，静脉注射利尿剂，以降低肺静脉压。

（2）心房颤动

1）急性发作伴快速心室率

A. 如血流动力学稳定，给予控制心室率，如 β 受体阻滞剂、维拉帕米、地尔硫草或洋地黄。

B. 如血流动力学不稳定，立即电复律。

2）慢性心房颤动：首先争取介入或手术治疗狭窄。电复律或药物转复：心房颤动病程＜1 年，左心房直径＜60mm，无窦房结或房室结功能障碍。复律之前 3 周和复律之后 4 周需口服抗凝血药（华法林）预防栓塞。

（3）急性肺水肿　处理原则与急性左心衰竭所致的肺水肿相似，主要降低前负荷。应注意几点：①避免使用以扩张小动脉为主、减轻心脏后负荷的血管扩张药物，应选用扩张静脉系统、减轻心脏前负荷为主的硝酸酯类药物。②避免使用正性肌力药物，仅在合并快速心房颤动时可考虑使用洋地黄类制剂。

（4）预防栓塞　二尖瓣狭窄合并心房颤动极易发生血栓栓塞，无论阵发心房颤动还是持续心房颤动均应长期口服华法林，使 INR 达到 2.5～3.0。

### （二）手术治疗

**1. 经皮穿刺导管球囊扩张成形术**　略。

**2. 二尖瓣分离术**　略。

**3. 人工瓣膜置换术**　见 QR 视频 15-2。

## 八、预 后

未开展手术治疗的年代，本病被确诊而无症状的患者 10 年存活率为 84%。当严重肺动脉高压发生后，其平均生存时间为 3 年。死亡原因为心力衰竭（62%）、血栓栓塞（22%）及感染性心内膜炎（8%）。手术治疗提高了患者的生活质量和存活率。

# 第三节　二尖瓣关闭不全

## 一、病 因

收缩期二尖瓣关闭依赖二尖瓣装置（瓣叶、瓣环、腱索、乳头肌）和左心室的结构与功能完整，其中任何部分的异常均可导致二尖瓣关闭不全（mitral incompetence，MI）。原因主要有风湿热、腱索断裂、感染性心内膜炎、二尖瓣黏液样变性、缺血性心脏病等（QR 表 15-3）。

## 二、病理生理

二尖瓣关闭不全的主要病理生理改变是左心室每搏喷出的血流一部分反流回左心房，使前向血流减少，同时左心房负荷和左心室舒张期负荷加重。

## 三、临床表现

### （一）症状

**1. 急性**　轻度二尖瓣反流症状较轻。严重反流（如乳头肌断裂）迅速出现急性左心衰竭，甚至发生急性肺水肿或心源性休克。

**2. 慢性**　轻度二尖瓣关闭不全可终身无症状，严重反流者早期出现疲乏无力，晚期发生呼吸困难，发展到更晚期可出现右心衰竭表现。

### （二）体征

视诊：心尖搏动向左下移位。

触诊：心尖部可触及抬举性搏动，部分患者可触及震颤。

叩诊：心浊音界向左下移位。

听诊：心尖部有 3 级及以上全收缩期杂音，向左下及背部传导，可伴有收缩期细震颤，心尖部第一心音正常或减弱，少数病例有第三心音及短促的舒张期杂音，此杂音由于舒张期左心房血流快速通过二尖瓣口进入左心室产生。肺动脉瓣区第二心音亢进及分裂。

## 四、实验室及其他检查

**1. X 线**　左心房及左心室增大，以后可有肺动脉干凸出，肺血管影增多，右前斜位可见食管因左心房增大向右、向后移位。

**2. 心电图**　左心室肥大，电轴左偏，P 波双峰及增宽。

**3. 超声心动图**

（1）M 型　仍呈双峰，但 EF 下降较快，左心房前后径增大。

（2）二维超声　瓣膜及腱索增厚，回声增强，收缩期前后叶不能闭合完全，左心房、左心室内径增大（QR 视频 15-3）。

（3）多普勒超声　在二尖瓣上可测出收缩期湍流频谱（QR 表 15-4、QR 视频 15-4）。

## 五、诊断及鉴别诊断

### （一）诊断

二尖瓣关闭不全确诊需依赖超声心动图。

**1. 急性**　突然发生呼吸困难、心尖区收缩期杂音、X 线心影正常、肺淤血、有明确的病因可查。

**2. 慢性**　心尖区收缩期杂音，左心房、左心室扩大。

### （二）鉴别诊断

**1. 三尖瓣关闭不全**　略。

**2. 室间隔缺损**　略。

**3. 主动脉瓣狭窄**　略。

**4. 其他** 如肥厚型梗阻性心肌病。

# 六、并 发 症

**1. 心力衰竭** 心力衰竭急性期早期出现，慢性者出现较晚。
**2. 心房颤动** 见于 3/4 的慢性重度二尖瓣关闭不全患者。
**3. 感染性心内膜炎** 二尖瓣狭窄较多见。
**4. 体循环栓塞** 栓塞较二尖瓣狭窄少见。

# 七、治 疗

## （一）内科治疗

**1. 急性** 减少反流量，降低肺静脉压力、增加心排血量。
**2. 慢性** ①无症状、心功能正常者不需要特殊治疗，定期随访。重点抗风湿及预防感染性心内膜炎。②有症状者可使用 ACEI，合并心房颤动者长期抗凝治疗。

## （二）手术治疗

手术是治疗二尖瓣关闭不全的根本性措施，应在左心功能发生不可逆损害之前进行。

# 八、预 后

急性严重反流伴血流动力学不稳定者，如不及时手术干预治疗，死亡率极高。慢性二尖瓣关闭不全患者在相当长时间内无症状，但一旦出现症状，则预后差。多数患者术后症状和生活质量改善，较内科治疗存活率明显提高。

# 第四节 主动脉瓣狭窄

## 一、病 因

先天性病变、退行性变和炎症性病变均可导致主动脉瓣狭窄（aortic stenosis，AS）（QR 图 15-6）。

## 二、病 理 生 理

成人主动脉瓣口面积为 $3\sim4cm^2$。当瓣口面积减少至正常的 1/3 前，血流动力学改变不明显。当瓣口面积≤$1.0cm^2$ 时，左心室和主动脉之间收缩期的压力阶差明显，左心室壁向心性肥厚，左心室舒张末压升高，左心房后负荷增加，晚期则致肺静脉、肺毛细血管和肺动脉压相继增高，出现左心衰竭（QR 图 15-7）。另外，严重的主动脉瓣狭窄可引起心肌缺血、缺氧和心绞痛发作，甚至出现脑缺血症状。

## 三、临 床 表 现

### （一）症状

无症状期长，直至瓣口面积≤$1.0cm^2$ 时才出现临床症状，呼吸困难、心绞痛和晕厥是典型主动脉瓣狭窄的常见三联征。

### （二）体征

**1. 心音** 第一心音正常，第二心音减弱或消失，第二心音逆分裂。可闻及第四心音。

**2. 心脏杂音** 收缩期喷射样杂音,在第一心音稍后或紧随喷射音开始,止于第二心音前,为吹风样、粗糙、递增-递减型。胸骨右缘第 2 肋间最响,主要向颈动脉传导,常伴震颤。

**3. 心界** 正常或向左扩大,心尖触及收缩期抬举样搏动。收缩压降低,脉压减小,脉搏细弱。

## 四、实验室及其他检查

**1. X 线** 早期或轻度狭窄者心影正常,后期有左心室增大,主动脉弓受长期血流喷射影响有狭窄后扩张。

**2. 心电图** 左心室肥厚及劳损。

**3. 超声心动图** 主动脉瓣增厚,开放速度减慢及幅度较小,左心室壁增厚(QR 图 15-8、QR 视频 15-5)。多普勒超声于主动脉瓣测出收缩期湍流频谱(QR 表 15-5)。

## 五、诊断及鉴别诊断

### (一)诊断

出现典型主动脉瓣狭窄杂音,较易做出诊断。如合并二尖瓣关闭不全和损害,多为风湿性心脏病。65 岁以下者,单纯主动脉瓣狭窄多为先天性畸形;>65 岁者,以退行性老年钙化性病变多见。确诊有赖于超声心动图。

### (二)鉴别诊断

**1. 肥厚型梗阻性心肌病** 可在胸骨左缘第 4 肋间闻及中晚期射流性收缩期杂音。超声显示左心室壁不对称性肥厚,室间隔明显增厚,与左心室后壁之比≥1:3。

**2. 其他** 先天性主动脉瓣上狭窄、先天性主动脉瓣下狭窄等。

以上情况的鉴别有赖于超声心动图。

## 六、并　发　症

**1. 心律失常** 可发生心房颤动、严重低血压、肺水肿、晕厥、心律失常等。

**2. 心脏性猝死** 无症状者发生猝死少见,发生于先前有症状者。

**3. 感染性心内膜炎** 不常见。

**4. 心力衰竭** 发生左心衰竭后自然病程缩短,病情逐渐加重。

**5. 体循环栓塞** 少见,多见于钙化性主动脉瓣狭窄者。

**6. 胃肠道出血** 多见于老年的瓣膜钙化患者,出血多为隐匿或慢性。

## 七、治　　疗

### (一)内科治疗

主要是预防感染性心内膜炎;无症状者无须治疗,应定期随访,轻度狭窄者每 2 年复查一次,体力活动不受限,中和重度狭窄者应避免剧烈体力活动,每 6～12 个月复查 1 次,一旦出现症状需手术治疗。治疗心力衰竭慎用利尿剂;出现心房颤动应尽早电复律;不宜用 ACEI 及 β 受体阻滞剂。

### (二)手术治疗

凡出现症状者,均应考虑手术治疗。若不行主动脉瓣置换术,3 年死亡率可达 75%。主动脉瓣置换后,存活率接近正常。

**1. 人工瓣膜置换术** 为成人主动脉瓣狭窄的主要治疗方法,手术主要指征为重度狭窄伴心绞痛、晕厥或心力衰竭患者。无症状患者，若伴有进行性心脏增大和（或）左心室功能进行性减退，活动时血压下降，也应考虑手术。

**2. 直视下主动脉瓣分离术** 适用于儿童和青少年的非钙化性先天性主动脉瓣严重狭窄者，甚至包括无症状者。

**3. 经皮主动脉球囊成形术** 又被称为经导管主动脉瓣植入术（transcatheter aortic valve replacement，TAVR），是将组装好的主动脉瓣经导管植入主动脉根部，替代原有主动脉瓣。

## 八、预 后

无症状者存活率与正常人相似，一旦出现症状，预后恶化。出现晕厥者，约 50%3 年内死亡，有心绞痛者约 50%5 年内死亡，出现左心衰竭者约半数 2 年内死亡。手术后预后明显改善。

# 第五节 主动脉瓣关闭不全

## 一、病 因

主动脉瓣关闭不全（aortic incompetence，AI）主要由瓣膜本身病变、主动脉根部疾病所致，分为急性、慢性两类。

### （一）急性
急性主动脉瓣关闭不全的病因为感染性心内膜炎创伤、主动脉夹层分离、人工瓣撕裂。

### （二）慢性
**1. 主动脉瓣疾病** 风湿性心脏病、感染性心内膜炎、先天畸形、黏液变性等。
**2. 主动脉根部扩张** 梅毒性主动脉炎、马方综合征、强直性脊柱炎、特发性升主动脉扩张。

## 二、病理及病理生理

**1. 急性** 舒张期血流从主动脉反流入左心室，左心室同时接纳左心房的充盈血流，左心室容量负荷急剧增加，左心室舒张压急剧上升，导致左心房压增高和肺淤血，甚至肺水肿。舒张期血流从主动脉反流入左心室，左心室前向排出血流减少，引起血压降低，甚至心源性休克。

**2. 慢性** 舒张期主动脉血流反流入左心室，左心室通过肥厚扩张代偿可使舒张末压维持正常。左心室舒张末压不增加，左心房和肺静脉压可维持正常，故多年可不出现肺循环障碍。随着病程进展，反流量增多，左心室进一步扩张，左心室舒张末压及容积增加最终失代偿，左心室收缩功能降低，发展至左心衰竭。

## 三、临 床 表 现

### （一）症状
**1. 急性** 左心衰竭、低血压。
**2. 慢性** 轻者长时间内可无症状，随着反流增大，出现心搏量增大有关的症状，如心悸、心前区不适、头颈强烈搏动感等，晚期为左心衰竭、头晕、心绞痛等。

### （二）体征
**1. 慢性**
（1）面色苍白，头随心搏摆动，颈动脉搏动明显，心尖搏动向左下移位、弥散。
（2）心音 第一心音减弱，由于收缩期前二尖瓣部分关闭引起。第二心音主动脉瓣成分减弱或消失，由于舒张早期左心室快速充盈增加，心尖区常有第三心音。

（3）主动脉瓣区及主动脉瓣副区舒张早期泼水样杂音，向主动脉瓣区及心尖部传导，坐位及呼气时明显。乐音样杂音提示瓣叶脱垂、撕裂或穿孔。明显的主动脉瓣关闭不全，可在心尖部出现奥斯汀·弗林特杂音。

（4）周围血管体征

1）收缩压增高，舒张压减低，脉压增大。

2）水冲脉。

3）颈动脉搏动增强。

4）口唇及指甲毛细血管搏动。

5）动脉有枪击音。

6）用胸件稍加压股动脉，可出现双期血管杂音，称杜氏（Duroziez's）征。常并有瓣膜狭窄体征。

**2. 急性** 重症者面色灰暗、唇颊发绀、休克等。第一心音减弱或消失，第二心音亢进、病理性第三或第四心音。舒张期杂音柔和、短促、低音调。

## 四、实验室及其他检查

**1. X 线** 左心室增大，心影呈靴形，主动脉弓凸出（QR 图 15-9）。

**2. 心电图** 左心室肥大及劳损。电轴左偏。

**3. 超声心动图**

（1）M 型 主动脉瓣开放与关闭速度增快，关闭不能合拢。呈二线/三线。左心室及流出道增宽，主动脉内径增大。

（2）二维超声 主动脉根部内径增大，主动脉瓣一叶或数叶增厚，回声增强，瓣叶缩短。左心室增大。

（3）多普勒超声 主动脉瓣下舒张期湍流频谱（QR 图 15-10、QR 表 15-6）。

## 五、诊断及鉴别诊断

典型心脏杂音＋外周血管征＋超声心动图可明确诊断。主动脉瓣关闭不全杂音于胸骨左缘明显时，应与格雷厄姆·斯蒂尔杂音鉴别。奥斯汀·弗林特杂音应与二尖瓣狭窄的心尖区舒张中晚期杂音鉴别。

## 六、并 发 症

感染性心内膜炎较常见，心力衰竭、室性心律失常常见。

## 七、治 疗

### （一）慢性

**1. 内科治疗** 无症状且左心室功能正常者不需治疗，应定期随访，轻中度关闭不全者，每1～2 年随访 1 次，重者半年随访 1 次，随访临床症状及超声心动图。预防感染性心内膜炎，预防风湿活动，左心室功能减低的患者应限制体力活动，左心室扩大即使无症状者，也应用 ACEI 等药。

**2. 手术治疗** 人工瓣膜置换术为严重主动脉瓣关闭不全的主要治疗方法。

**（二）急性**

尽早外科治疗，内科治疗一般术前准备过渡措施，人工瓣膜置换术或主动脉瓣修复术为根本措施。

# 八、预　　后

急性重度关闭不全者不及时手术常死于左心室衰竭，慢性者无症状期长，一旦出现症状，病情将迅速恶化。

# 第三篇  消 化 系 统

# 第十六章  常 见 症 状

## 呕血与黑便

### 一、定  义

呕血是指患者呕吐血液。

黑便是指患者排出柏油样大便。

### 二、病  因

最常见原因：消化性溃疡。其次包括食管病变（食管贲门黏膜撕裂综合征、食管裂孔疝、食管炎、食管憩室炎、食管癌），急性胃黏膜损害（急性出血性糜烂性胃炎、门静脉高压性胃病及其他），肝胆胰疾病（胆道出血、胰腺癌、壶腹周围癌），全身性疾病（恶性血液病、尿毒症、心血管疾病、遗传性出血性血管扩张症、结缔组织病等）。

### 三、诊断（Code-44）

**1. 根据呕血特点进行诊断**  呕血前有无恶心，呕血量及色泽，有无混杂食物，呕血前后粪便的形状，黑便次数及量的判断（注意咯血及假性黑便）。

**2. 根据伴随症状进行诊断**  观察有无上腹部疼痛、反酸、呕吐、嗳气、腹胀、食欲缺乏、发热、尿黄等，有无头晕乏力、视物模糊、心悸、出汗、口干、便意、晕厥等。

**3. 根据有关诱因进行诊断**  是否有饮食不当（QR 图 16-1）、劳累过度、精神紧张等。

**4. 根据既往史进行诊断**  有无呕血与黑便史及诊治经过，有无胃病史及肝病史，有无长期、慢性腹痛，有无长期嗜酒及有损害胃黏膜的用药史。

### 四、治  疗

**1. 一般处理措施**  绝对静卧，禁食，心电监护，烦躁不安者给予镇静药。

**2. 止血措施**  根据不同出血原因选择不同止血方式，不可千篇一律处理。如食管静脉曲张破裂出血可放置三腔二囊管压迫止血或者静脉注射血管加压素、生长抑素；急性消化性溃疡或者急性胃黏膜病变出血可用 $H_2$ 受体阻滞剂或者质子泵抑制剂静脉注射；口服或者胃内灌注去甲肾上腺素；通过内镜注射硬化剂、组织胶及套扎治疗或者电凝止血。

**3. 介入治疗**  选择性肠系膜动脉造影找到出血灶的同时进行血管栓塞治疗（了解即可）。

**4. 手术**  手术指征：呕血与黑便患者经内科积极抢救 24～48h 仍不能控制出血，考虑外科手术治疗（必须掌握手术指征）。

## 五、如何判断是活动性出血还是再出血

**1.** 呕血，黑便次数增多，粪便稀薄，色暗红，胃管内引出较多新鲜血液。

**2.** 肠鸣音活跃。

**3.** 周围循环衰竭表现，经积极补液、输血治疗后未改善或者好转后又恶化。

**4.** 红细胞计数、血红蛋白测定、血细胞比容持续下降，网织红细胞计数持续增高。

**5.** 尿量足量而尿素氮（BUN）持续或再次增高。

# 第十七章　消化性溃疡

## 一、概　　述

消化性溃疡包括胃、十二指肠溃疡，是一种常见的消化系统疾病，经有效治疗大多数溃疡可以治愈。

典型特征：呈周期性、节律性发作的上消化道症状，如间断中上腹隐痛、反酸、上腹不适，与饮食关系密切；胃肠道黏膜在胃酸/胃蛋白酶的作用下自身消化，黏膜自身防御-修复失衡。

## 二、临床特征（Code-45）

**1. 危险因素**

（1）应激因素　消化性溃疡的应激因素主要与重大手术如烧伤、颅脑外伤等相关；长期精神紧张、焦虑的人更易患消化性溃疡。

（2）吸烟及饮食因素　吸烟者消化性溃疡的发生率高于不吸烟者，吸烟可影响胃黏膜屏障，妨碍溃疡愈合、促进溃疡复发、增加溃疡并发症发生率等。饮食因素如喜食浓茶、酒等刺激性食物及高盐饮食等可损伤胃黏膜，促使消化性溃疡的发生。

**2. 症状**　消化性溃疡最典型的症状是中上腹疼痛、不适，起病缓慢，病程长，呈周期性和节律性发作，春秋季节易发；性质可为隐痛、胀痛、烧灼样痛、钝痛等。十二指肠溃疡多见于青年患者，多发于夜间或饥饿时，胃溃疡多见于老年患者，多发于餐后 0.5～1h。胃溃疡多位于上腹部偏左，十二指肠溃疡多位于上腹部或偏右，后壁溃疡者可出现放射至后背的疼痛；部分患者有食欲减退、恶心、厌油、上腹胀等非特异性消化道症状。

特殊类型的溃疡：缺乏典型消化性溃疡的特点。

（1）无症状性溃疡　大约15%的患者可无明显症状，以出血、穿孔等为首发表现。

（2）老年人消化性溃疡　疼痛多无规律，食欲缺乏、恶心、呕吐，体重下降明显，需注意与胃癌鉴别。

（3）胃十二指肠复合溃疡　恶性程度较低，多与NSAID有关。

（4）幽门管溃疡　可表现为餐后痛，部分患者有呕吐等幽门梗阻症状，对抗酸剂反应较差。

（5）十二指肠球后溃疡　夜间痛及背部放射痛较常见，药物治疗效果稍差，易合并出血。

（6）对吻溃疡　发生在十二指肠球部，其中前后壁或胃大小弯侧同时出现溃疡，也可以发生在胃体部和幽门部的前、后壁，以及十二指肠球部的两侧壁或前后（表17-1、QR表17-1）。

**表 17-1　常见的溃疡类型、部位及内镜下表现**

| 溃疡类型 | 发生部位 |
| --- | --- |
| 胃溃疡 | 胃任何部位，常见于胃角或胃窦、胃体小弯侧 |
| 十二指肠溃疡 | 多发生于十二指肠球部 |
| 十二指肠球后溃疡 | 多发生于十二指肠乳头近端 |
| 幽门管溃疡 | 多发生在胃出口幽门附近的幽门管 |
| 胃十二指肠复合溃疡 | 胃和十二指肠都有溃疡（十二指肠溃疡常比胃溃疡更早发生） |
| 对吻溃疡 | 胃或十二指肠球部的前后壁对应的部位同时发生 |

**3. 体格检查** 腹部柔软，可有上腹部压痛或无压痛，无反跳痛。并发幽门梗阻时可见胃型和胃肠蠕动波；穿孔时可出现局限性或全腹压痛、反跳痛、肌紧张（板状腹）征象。

**4. 胃镜检查**（QR 图 17-1） 胃镜是诊断消化性溃疡的首选方法，镜下可观察溃疡发生。

部位、大小、分期，还可以取活检以鉴别溃疡良恶性。对发生出血的患者行镜下止血治疗及进行再出血风险评估等。

**5. 幽门螺杆菌检测**（QR 图 17-2）

（1）侵入性检测 胃黏膜活检进行幽门螺杆菌快速尿素酶检测。

（2）非侵入性检测 包括 $^{13}C$ 及 $^{14}C$ 呼气试验。

**6. X 线钡餐检查** 适用于不愿意接受胃镜检查或不能进行胃镜检查的患者，但效果不如胃镜好；消化性溃疡可表现为龛影，恶性溃疡往往可见胃壁僵硬、蠕动性差。

# 三、诊断、分期及评估（Code-46）

**1. 诊断** 内镜检查是目前诊断胃溃疡的最好方法，可直接观察溃疡的部位、大小、形态、周边黏膜状态及有无并发症，而且还可对病变行直视下活检及 Hp 检查，尤其可发现气钡双重造影时易于遗漏的浅表溃疡、线形溃疡、特殊部位（如贲门下等）的溃疡。胃溃疡多发生在胃角及胃窦部，发生在胃底及胃体次之，发生在幽门管少见。胃溃疡大小多在 0.5～2cm，也有小于 0.5cm 或大于 2cm 者，若大于 3cm 称胃巨大溃疡（图 17-1、QR 图 17-3）。

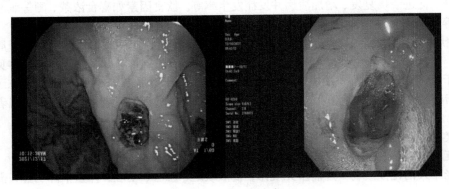

图 17-1 胃巨大溃疡

**2. 分期** 胃镜下可评估溃疡的分期：经历活动—愈合—瘢痕三个阶段，称胃溃疡发展史（图 17-2、QR 图 17-4）。

（1）活动期（active stage，A 期） 又称厚苔膜期，属病情急性阶段，溃疡面被厚苔覆盖，周边黏膜明显充血、水肿。

（2）愈合期（healing stage，H 期） 又称薄苔膜期，属病变愈合阶段，溃疡面缩小，基底为薄苔覆盖，周边黏膜炎症消退且有上皮再生及黏膜皱襞向溃疡周边集中。

（3）瘢痕期（scaring stage，S 期） 又称无苔膜期，属病变完全恢复阶段，此时溃疡完全修复，原已缩小的溃疡面被再生上皮所代替，先为红色瘢痕，后为白色瘢痕。

各期又可按病变的程度分为两个亚期，即 A1、A2，H1、H2，S1、S2。

溃疡一般按上述各期顺序演变，但偶尔也可观察到溃疡处于两期之间的过渡阶段，如 H2～S1、A2～H1 等。

溃疡有时在愈合过程中受不同因素的影响而加重，使逐渐好转的溃疡又重新恢复到前面的阶段，如 H2 变为 A1、S1 变为 H1 等。

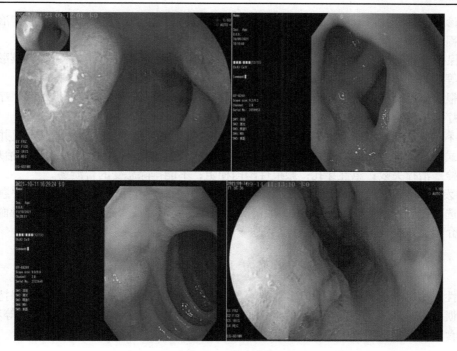

图 17-2 溃疡分期

**3. 评估** 包括溃疡良恶性的鉴别及出血风险的评估。

（1）溃疡良恶性的鉴别 良性溃疡可为单发或多发，边缘一般清晰、光滑，活动期溃疡周边黏膜明显充血、水肿，虽和周围黏膜色泽一致但往往较红且稍降起，反光增强。在愈合过程中充血、水肿慢慢消退，周边黏膜逐渐平坦，且皱襞逐渐向溃疡边缘集中；溃疡型胃癌胃镜下表现多为形状不规则、溃疡底部凹凸不平、边缘呈结节或堤坎状隆起，苔污秽，触之质硬或脆、易出血。

胃溃疡边缘一般清晰、光滑，活动期溃疡周边黏膜明显充血、水肿，虽和周围黏膜色泽一致但往往较红且稍降起，反光增强。在愈合过程中充血水肿慢慢消退，周边黏膜逐渐平坦，且皱襞逐渐向溃疡边缘集中。

（2）出血风险的评估 根据内镜下溃疡基底的特征判断患者发生再出血的风险，即福里斯特分级（Forrest classification），分为 6 级：Ⅰ级，活动性出血病灶：Ⅰa 级，喷射状出血（动脉性）；Ⅰb 级，活动性渗血（静脉性或微小动脉性）；Ⅱ级，近期出血性病灶；Ⅱa 级，血管显露；Ⅱb 级，附着血凝块；Ⅱc 级，黑色基底；Ⅲ级，基底洁净，无近期出血迹象。Ⅰa～Ⅱb 级为高危溃疡，Ⅱc～Ⅲ级为低危溃疡。

## 四、治 疗

消化性溃疡治疗的目的在于祛除病因、消除症状、促进溃疡愈合、预防溃疡复发和避免并发症的出现。

**1. 一般治疗** 戒烟、戒酒，饮食清淡，作息规律，注意休息，避免精神过度紧张，及时舒缓压力；慎重服用 NSAID 如阿司匹林、布洛芬等。

**2. 药物治疗**

（1）制酸治疗 包括组胺受体阻滞剂（$H_2$-RA）和质子泵抑制剂（PPI）两类，前者代表药物为西咪替丁、雷尼替丁、法莫替丁等，后者代表药物为雷贝拉唑、艾司奥美拉唑、奥美拉唑等；主要通过抗酸分泌提高胃内 pH，促进溃疡修复；PPI 抑制胃酸分泌作用较 $H_2$-RA 更强且持久。《消化性溃疡诊断与治疗共识意见（2022 年，上海）》推荐 PPI 治疗胃溃疡疗程共 6 周，治疗十二指肠溃疡疗程共 4 周，溃疡愈合率超 90/%。

（2）保护胃黏膜制剂　通过保护胃黏膜屏障，有利于溃疡面愈合，如胶体铋、铝碳酸镁、铝镁加混悬液等。

（3）根除幽门螺杆菌治疗　目前《2022 中国幽门螺杆菌感染治疗指南》推荐四联疗法抗幽门螺杆菌治疗，主要为 PPI＋两种抗生素＋铋剂，推荐疗程为 14 天。

**3. 外科手术治疗**　大多数溃疡可治愈，目前手术治疗主要用于恶性溃疡及其严重并发症，主要手术方式为迷走神经切除术和胃大部切除术。其适应证为消化性溃疡大出血内镜下治疗和（或）介入动脉栓塞治疗失败；急性穿孔；瘢痕性幽门梗阻；不能排除恶变的胃溃疡。

**4. 并发症的治疗**　急性溃疡穿孔或瘢痕性幽门梗阻予以急诊手术治疗；溃疡合并急性活动性出血时首选胃镜下止血治疗，无条件或一般情况不允许胃镜治疗或胃镜治疗失败时可行血管介入治疗，血管介入治疗失败可考虑外科手术治疗。

# 五、家庭护理及日常管理

消化性溃疡属于一种慢性病，但多数能治愈，患者需保持良好心态，定期监测，保持良好的生活作息习惯；平时多补充富含维生素的水果及蔬菜等；可少食多餐，戒除吸烟、饮酒等不良习惯，并注意饮食及手卫生，不食生冷食物，家庭使用公筷，减少幽门螺杆菌感染的机会。

# 第十八章 炎症性肠病

炎症性肠病是一组病因未明的可累及全消化道的慢性非特异性炎症,在临床上包括溃疡性结肠炎(UC)和克罗恩病(CD)。

炎症性肠病的病因目前尚不明确,与遗传因素、环境因素、肠道微生态失衡、免疫失衡有关。

## 第一节 溃疡性结肠炎

### 一、概　　述

溃疡性结肠炎是一种原因不明的主要发生在结肠黏膜层的炎性病变,以溃疡糜烂为主,多起始于远端结肠,亦可遍及全部结肠,发病可能与遗传、感染和免疫因素相关,病变可累及直肠、结肠的一段或全结肠。

### 二、临床特征

临床表现取决于病程的长短、病变的范围和严重程度。起病多缓慢,少数急性起病,偶有呈暴发性者。病程多迁延,呈发作与缓解期交替,少数可持续并逐渐加重。

**1. 消化系统表现**　腹泻、便血和腹痛为最主要症状,重者表现为腹胀、纳差、恶心、呕吐等,轻、中度患者可有左下腹轻压痛,重者可有明显压痛,可有肠型、腹肌紧张、反跳痛等。

**2. 全身表现**　可有发热、贫血、消瘦和低蛋白血症等。

**3. 肠外表现**　可有关节炎、结节性红斑、口腔黏膜溃疡、坏疽性脓皮病,以及眼部、肝胆等系统受累。

**4. 并发症**　包括中毒性巨结肠、消化道大出血、肠穿孔、肠梗阻、癌变等。

### 三、诊断及鉴别诊断

#### (一)诊断

**1. 临床表现**　有反复发作的腹泻、黏液脓血便伴腹痛、里急后重,以及不同程度的全身症状,可有肠外表现。

**2. 结肠镜检查**　为确诊最可靠的方法,可见病变呈连续性、弥漫性分布,黏膜充血水肿,脆性增加,易出血及有脓性分泌物附着。重者有多发性溃疡或弥漫性糜烂,慢性者结肠袋变浅或消失,可有假息肉或桥形黏膜。

**3. 钡剂灌肠**　可见黏膜粗糙水肿、多发性细小充盈缺损、肠管短缩、结肠袋消失呈铅管状等。重度患者不宜做钡剂灌肠,以免加重病情或诱发中毒性巨结肠。

**4. 黏膜活检或手术**　可见黏膜有单核细胞浸润为主的炎症、糜烂、溃疡等,可见隐窝炎、隐窝囊肿。慢性期隐窝结构紊乱,腺体萎缩变形、排列紊乱及数目减少,可见帕内特细胞(Paneth cell)化生及炎性息肉。

在排除慢性细菌性痢疾、阿米巴痢疾、肠结核等各型结肠炎的基础上,综合临床表现与结肠镜或钡剂灌肠可诊断本病,组织学改变对本病诊断十分有帮助。

一个完整的诊断应当包括其临床类型、严重程度、病变范围、病情分期及并发症。

（1）临床类型

1）初发型：无既往史的首次发作。

2）暴发型：病情突然加剧，迅速发展。

3）慢性复发型：临床最多见，病情反复发展，常表现为发作期与缓解期交替。

4）慢性持续型：病情一直存在但相对缓慢发展。

初发型指无既往史，为首次发作；暴发型指症状严重，伴全身中毒症状，可有中毒性巨结肠、肠穿孔、脓毒血症等并发症。除暴发型外，各型可相互转化。

（2）严重程度　①轻度，腹泻≤4 次/日，便血轻或无，脉搏正常，无发热、贫血，红细胞沉降率（erythrocyte sedimentation rate，ESR）正常；②中度，介于轻度和重度之间；③重度，腹泻≥6 次/日，有明显黏液血便，体温>37.5℃，脉搏>90 次/分，血红蛋白<100g/L，ESR>30mm/h。

（3）病变范围　可累及直肠、乙状结肠、左半结肠、全结肠、区域性结肠。

（4）病情分期　活动期、缓解期。

（5）并发症　包括中毒性巨结肠、消化道大出血、肠穿孔、肠梗阻、癌变等。

### （二）鉴别诊断（Code-47）

溃疡性结肠炎需与以下疾病相鉴别。

**1. 克罗恩病**　见表 18-1、QR 表 18-1。

**2. 感染性肠炎**　各种细菌感染如志贺菌、沙门菌，可引起腹泻、黏液脓血便、里急后重等症状，易与 UC 混淆，但粪便培养可分离出致病菌，抗生素可治愈。

**3. 阿米巴肠炎**　病变主要侵犯右侧结肠，也可累及左侧结肠，溃疡较深，边缘潜行，溃疡间黏膜正常，粪便或结肠镜取溃疡渗出物检查可查到溶组织阿米巴滋养体或包裹。血清抗阿米巴抗体阳性。抗阿米巴治疗有效。

**4. 血吸虫病**　有疫水接触史，常有肝脾大，粪便检查可发现血吸虫卵孵化毛蚴阳性。

**5. 大肠癌**　多见于中年及以后，直肠指检可触及肿块，结肠镜及活检可确诊。

**6. 肠易激综合征**　粪便可有黏液，但无脓血，粪便细菌学检查为阴性。

**表 18-1　溃疡性结肠炎与克罗恩病的鉴别诊断**

| 溃疡性结肠炎（UC） | 克罗恩病（CD） |
| --- | --- |
| 非连续性阶段性病变 | 连续性病变 |
| 阿弗他溃疡，深纵行溃疡 | 糜烂，浅小溃疡 |
| 直肠不受累或者阶段性炎症 | 直肠常受累 |
| 肛周病变 | 无肛周病变 |
| 回盲瓣狭窄和溃疡 | 回盲瓣开放，无溃疡 |

# 四、治　疗

**1. 活动期的治疗**

（1）轻度溃疡性结肠炎　可使用氨基水杨酸制剂，包括柳氮磺吡啶（SASP）制剂和 5-氨基水杨酸（5-ASA）制剂。病变分布于远端结肠者可酌情使用 SASP 栓剂或 5-ASA 制剂灌肠。

（2）中度溃疡性结肠炎　可用氨基水杨酸制剂，疗效不佳者适当加量或口服皮质类固醇激素，常用泼尼松 30～40mg/d，分次口服。

（3）重度溃疡性结肠炎

1）卧床休息，适当补液，维持水电解质平衡。

2）营养不良、病情重者可要素饮食，病情严重者应予以肠外营养。

3）便血量大、血红蛋白 90g/L 以下和持续出血不止者应考虑输血。

4）糖皮质激素：若患者未使用过口服类固醇激素，可口服泼尼松 0.75～1.0mg/(kg·d)，观察 7～10 天，亦可直接静脉给药。已使用者，应静脉滴注氢化可的松 200～300mg/d 或甲泼尼龙 40～60mg/d，症状好转后改为口服甲泼尼龙，逐渐减量至停药，不宜长期使用。激素减量期间可加用免疫抑制剂（硫唑嘌呤、巯嘌呤）或 5-ASA 制剂维持治疗。

5）肠外应用广谱抗生素控制肠道继发感染，如氨苄西林、喹诺酮类抗生素及硝基咪唑类抗生素。

6）静脉使用糖皮质激素 7～10 天无效者可考虑使用环孢素静脉滴注 2～4mg/(kg·d)，作为补救治疗。

7）如上述药物治疗效果不佳，应及时内外科会诊，确定结肠切除手术的时机与方式。

8）慎用解痉剂和止泻药物，以避免诱发中毒性巨结肠。

**2. 缓解期的治疗** 症状缓解后，治疗维持时间至少 1 年。一般认为类固醇激素无维持治疗效果，症状缓解后逐渐减量，应尽可能过渡到用 SASP 制剂维持治疗。SASP 制剂的维持治疗剂量一般为 1～3g/d，也可用相当剂量的新型 5-ASA 制剂。免疫抑制剂（硫唑嘌呤、巯嘌呤等）用于上述药物不能维持或对类固醇激素依赖者。

**3. 手术治疗** 下列情况应考虑行手术治疗。

（1）大出血、穿孔、高度怀疑癌变者。

（2）重度溃疡性结肠炎伴中毒性巨结肠，静脉用药无效者。

（3）经内科治疗症状顽固、体能下降，对类固醇激素耐药或依赖者。

**4. 随访监测** 病程 8～10 年以上的广泛性结肠炎及全结肠炎，病程 30～40 年以上的左半结肠炎、乙状结肠炎，应行监测性结肠镜检查，至少每 2 年一次。组织学发现有异型增生者，更应密切随访，若为重度异型增生，应立即行手术治疗。

# 第二节 克罗恩病

## 一、概　述

克罗恩病是一种病因未明的，主要累及末端回肠和邻近结肠的胃肠道慢性肉芽肿性炎症疾病，整个消化道均可以累及，常表现为消化道全层性炎症，典型者呈节段性、跳跃性分布。临床表现取决于病变的范围和程度，有终身复发倾向，常常影响患者生活质量。

## 二、临床表现

起病大多隐匿、缓慢，病程长，呈活动期与缓解期交替，少数患者因并发症而表现为急腹症。

**1. 消化系统表现** 腹痛、腹泻、腹部肿块、瘘管形成，肛门周围病变如肛门周围瘘管、脓肿、肛裂等。

**2. 全身表现** 常有不同程度的发热，可有营养不良、儿童生长发育迟缓。

**3. 肠外表现** 可有多系统受累，如杵状指（趾）、关节炎、结节性红斑、口腔黏膜溃疡、虹膜睫状体炎等。

**4. 并发症相关表现** 以肠梗阻最为多见，其次为腹腔脓肿、急性穿孔、大出血等。迁延不愈者可出现癌变。

# 三、诊断及鉴别诊断

## （一）诊断

**1.** 具有上述临床表现；阳性家族史有助于做出诊断。

**2. 影像学检查** CT 或磁共振小肠成像（CTE/MRE）可作为小肠克罗恩病的常规检查。活动期克罗恩病典型 CTE 表现为肠壁明显增厚、肠黏膜强化，伴有肠壁分层改变，黏膜内环和浆膜外环明显强化可呈"靶征"或"双晕征"。钡餐造影或钡剂灌肠可见肠管多发性、阶段性炎症伴肠壁僵硬、狭窄、裂隙状溃疡、瘘管、鹅卵石征、假息肉等，但阳性率低。

**3. 内镜检查** 可见肠管节段性、非对称性的黏膜炎症、裂隙状溃疡、鹅卵石样改变，可有肠腔狭窄、肠壁僵硬等。超声内镜有助于明确病变范围和深度，发现腹腔内肿块或脓肿。

根据临床表现、影像学检查、内镜及病理改变，可以确诊本病；若缺乏病理改变，可拟诊本病。初发病例、临床难以确诊者应随访 3～6 个月。有手术指征者可行手术探查及病理活检。

## （二）鉴别诊断

克罗恩病需与溃疡性结肠炎、肠结核、肠淋巴瘤、急性阑尾炎等鉴别。

# 四、治　疗

确诊本病后应评估疾病的活动度、严重程度、病变范围及并发症。按不同严重程度采用不同的药物及治疗方法。活动期以控制症状为主要目标，缓解期则应继续控制发作，预防复发。

**1. 不同程度和活动度克罗恩病的治疗** 参考溃疡性结肠炎的治疗方案。

**2. 不同病变部位和范围的用药选择**

（1）小肠克罗恩病主要选用类固醇激素。

（2）结肠型或回结肠型克罗恩病主要选用水杨酸类药物。

**3. 糖皮质激素** 适用于各型中重度患者及对 5-ASA 无效的轻度患者。病变局限在回肠末端、回盲部或升结肠的轻至中度患者可局部使用布地奈德，口服剂量每次 3mg，每日 3 次。

**4. 免疫抑制剂** 适用于激素治疗无效或对激素依赖的患者，硫唑嘌呤 1.5～2.5mg/(kg·d) 或巯嘌呤 0.75～1.5mg/(kg·d)，至少使用 3～6 个月。对此两种药物不耐受者可考虑使用甲氨蝶呤。

**5. 抗菌药物** 有肠瘘或化脓性并发症时应及时使用抗生素，如甲硝唑、硝基咪唑类、喹诺酮类、克林霉素等，待药敏试验结果回示后选择敏感抗生素。

**6. 对症支持治疗** 根据患者病情酌情静脉营养或胃肠营养，维持水电解质平衡，纠正贫血和低蛋白血症。腹痛、腹泻者可酌情使用止泻和解痉药物。

**7. 手术治疗** 对于大出血、穿孔、肠梗阻、难治性瘘管及腹腔脓肿形成者应及时手术治疗。

**8. 生物制剂** 可用于克罗恩病的诱导缓解与维持治疗，对传统治疗无效的活动性克罗恩病有效，抗肿瘤坏死因子（TNF）-α 的单克隆抗体（英夫利昔单抗、阿达木单抗），以及其他生物制剂如维多珠单抗、尤特克单抗。

**9. 维持治疗时间** 2 年以上甚至是终身治疗。

# 五、随　访

本病经治疗可好转，部分患者也可自行好转。大多数患者病程迁延不愈，反复发作，需要使用药物预防复发，常用药物为免疫抑制剂硫唑嘌呤和巯嘌呤。预防用药推荐在术后 2 周开始，至少持续 4 年。

# 第十九章　急性胰腺炎

## 一、概　　述

急性胰腺炎（acute pancreatitis，AP）是多种病因导致胰腺组织自身消化所致的胰腺水肿、出血及坏死等炎性损伤。

临床特点：①急性上腹痛；②血淀粉酶或脂肪酶升高。

## 二、病　　因

胆道疾病（胆石症及胆道感染，包括胆道微结石）、酒精、胰管阻塞、十二指肠降段疾病、手术与创伤、代谢障碍、药物、感染（人类免疫缺陷病毒、蛔虫）、自身免疫病（系统性红斑狼疮、干燥综合征）、特异性因素（病因不明）等。

## 三、发 病 机 制

各种致病因素导致胰管内高压，腺泡细胞内 $Ca^{2+}$ 水平显著上升，溶酶体在腺泡细胞内提前激活酶原，大量活化的胰酶消化胰腺自身：①损伤腺泡细胞，激活炎症反应的枢纽分子核转录因子（NF）-κB，它的下游系列炎症介质如 TNF-α、白介素-1、花生四烯酸代谢产物（前列腺素、血小板活化因子）、活性氧等均可增加血管通透性，导致大量炎性渗出。②胰腺微循环障碍使胰腺出血、坏死。炎症过程中参与的众多因素可以正反馈方式相互作用，使炎症逐级放大，当超过机体的抗炎能力时，炎症向全身扩展，出现多器官炎性损伤及功能障碍。

## 四、诊断及鉴别诊断（Code-48）

### （一）诊断

诊断标准：应具备下列 3 条中任意 2 条。

（1）急性持续、严重的上腹痛常向背部放射。

（2）血淀粉酶或脂肪酶＞正常值上限 3 倍。

（3）急性胰腺炎的典型影像学改变（表 19-1、QR 表 19-1）。

**表 19-1　急性胰腺炎的典型影像学改变**

| CT 积分 | 胰腺炎症反应 | 胰腺坏死 | 胰腺外并发症 |
| --- | --- | --- | --- |
| 0 | 胰腺形态正常 | 无坏死 | |
| 2 | 胰腺＋胰周炎性改变 | 坏死≤30% | 胸腔积液、腹水，脾、门静脉血栓，胃流出道梗阻等 |
| 4 | 单发或多个积液区或胰周脂肪坏死 | 坏死＞30% | |

注：评分≥4 分为中度重症急性胰腺炎（MSAP）或重症急性胰腺炎（SAP）。

（4）诊断分级　急性胰腺炎的诊断分级见表 19-2、QR 表 19-2。

表 19-2 急性胰腺炎的诊断分级

| | MAP | MSAP | SAP | CAP |
|---|---|---|---|---|
| 器官衰竭 | 无 | <48h 内恢复 | >48h | >48h |
| | 和 | 和（或） | 或 | 和 |
| 胰腺坏死 | 无 | 无菌性 | 感染性 | 感染性 |

MAP，轻症急性胰腺炎；CAP，危重急性胰腺炎。

## （二）鉴别诊断

本病需与胆石症、急性胆囊炎、消化性溃疡穿孔、心肌梗死、急性肠梗阻相鉴别。

# 五、治 疗

两大目标：①寻找并祛除病因；②控制炎症。

## （一）监护

人群： BMI>25kg/m$^2$、长期饮酒、>60 岁、孕产妇、急性生理与慢性健康评分（APACHE）Ⅱ≥8 分（表 19-3）、24h 内出现胸腔积液。

内容：动态评估症状、体征、实验室检测指标、影像学变化。

表 19-3 APACHE Ⅱ评分系统

| 参数 | 分数范围 | 具体数值 | 得分 |
|---|---|---|---|
| 年龄（age） | 0~4 | | |
| 患者的原发疾病（primary diagnosis） | 0~4 | | |
| 慢性健康问题（chronic health problems） | 0~2 | | |
| 体温（temperature） | 0~4 | | |
| 平均动脉压（mean arterial pressure） | 0~4 | | |
| 心率（heart rate） | 0~4 | | |
| 呼吸频率（respiratory rate） | 0~4 | | |
| 氧合指数（PaO$_2$/FiO$_2$） | 0~4 | | |
| 动脉血 pH（arterial pH） | 0~4 | | |
| 肌张力（muscle tone） | 0~4 | | |
| 血清肌酐（serum creatinine） | 0~4 | | |
| 急性意识状态改变（acute mental status change） | 0~4 | | |
| 慢性免疫抑制（chronic immune suppression） | 0~4 | | |
| 白细胞计数（white blood cell count） | 0~4 | | |
| 血小板计数（platelet count） | 0~4 | | |
| 总分 | | | |

## （二）器官支持

**1. 液体复苏** 旨在迅速纠正组织缺氧，如心功能允许，在最初的 48h 静脉补液速度为 200~250ml/h，或使尿量维持>0.5ml/(kg·h)，酌情补充白蛋白、血浆或血制品、碳酸氢钠。

**2. 呼吸功能支持**　导管、面罩给氧，力争使动脉血氧饱和度＞95%。急性肺损伤、呼吸窘迫时，正压机械通气。

**3. 胃肠功能维护**　病初禁食；腹胀、呕吐明显者，胃肠减压；导泻、口服抗生素；腹胀减轻后应开始经口肠内营养。

**4. 连续性血液净化**　急性肾衰竭时连续性血液净化通过选择或非选择性吸附作用清除部分体内有害代谢产物或外源性毒物。

### （三）减少胰液分泌

**1. 禁食**　略。

**2. 抑制胃酸**　略。

**3. 生长抑素及其类似物**　略。

### （四）镇痛

**1. 生长抑素**　多数患者在静脉滴注生长抑素或奥曲肽后，腹痛可得到明显缓解。

**2. 哌替啶**　对于严重腹痛者，可肌内注射哌替啶止痛，但不宜使用吗啡或阿托品。

### （五）抗炎、抗感染

**1. 非特异性抗炎**　生长抑素 250～500g/h 或生长抑素类似物奥曲肽 25～50g/h，持续静脉滴注 3～7 天。MSAP/SAP 高危人群宜在急性胰腺炎病程早期使用胰酶抑制剂加贝酯。

**2. 预防性全身使用抗生素**　轻症无须预防性抗感染；病程第 1 周确定胰腺坏死＞1/3 时，即使没有感染证据，可使用亚胺培南或美罗培南 7～10 天。

**3. 治疗胰腺感染**　首选碳青霉烯类或头孢三代抗生素，疗程 7～14 天；如疑有真菌感染，可经验性应用抗真菌药。

### （六）营养支持

MAP：禁食期间静脉补液。SAP：肠蠕动尚未恢复前，先予肠外营养。每日补充能量约 32kcal/kg，肥胖和女性患者减 10%。热氮比以 100kcal∶1g 或氨基酸 1.2g/(kg·d) 为宜。根据血电解质水平补充钾、钠、氯、钙、镁、磷，注意补充水溶性和脂溶性维生素，采用全营养混合液方式输入。当病情缓解时，应尽早过渡到肠内营养。恢复饮食应从少量、无脂、低蛋白饮食开始，逐渐增加食量和蛋白质，直至恢复正常饮食。

### （七）胆源性急性胰腺炎

经内镜逆行胆胰管成像（ERCP）[内镜十二指肠乳头括约肌切开术（EST）、取石、内镜鼻胰管引流术（ENBD）]指征：胆总管结石性梗阻、急性化脓性胆管炎、胆源性败血症、胆道蛔虫症、近期难以切除胆囊的胆囊结石性急性胰腺炎、奥狄（Oddi）括约肌功能障碍、胰腺分裂、胰管先天性狭窄、肝吸虫。

ERCP 适宜时机：急性胰腺炎起病后 72h 内。胆囊切除术适宜时机：MAP 恢复后 7～14 天；SAP 恢复后 3 周。

### （八）并发症治疗

**1. 胰腺和胰周坏死组织继发感染**　①亚胺培南或美罗培南；②补液、肠内营养；③①＋②无效者，腹腔引流或灌洗；④①＋②＋③无效者，待感染局限后（病程＞2 周）手术清除和引流坏死组织。

**2. 腹腔间隔室综合征**　指急性胰腺炎导致腹部严重膨隆，腹壁高度紧张，伴有心、肺、肾功能不全。多数患者可通过对因、抗炎、器官支持等治疗逐渐缓解，少数患者需要开腹减压手术。

**3. 胰腺假性囊肿**　＜4cm 的囊肿几乎均可自行吸收；＞6cm 者或多发囊肿则自行吸收的机会较小，在观察 6～8 周后，若无缩小和吸收的趋势，需要引流。其方式包括经皮穿刺引流、内镜引流、外科引流。

### （九）患者教育

**1.** 诊断一旦确定，告知患者病情程度及可能的预后：MAP 约 1 周康复；SAP 发生率约 25%，死亡率约 15%，急性期后可能发生胰腺假性囊肿、胰腺感染等并发症；患者是否系 SAP 高危患者。

**2.** 告知患方寻找及治疗急性胰腺炎病因的重要性：未祛除病因的部分患者可复发急性胰腺炎，复发性急性胰腺炎可进展为慢性胰腺炎；治疗性 ERCP 在急性胰腺炎诊疗中的作用；建议胆囊切除的时机；戒酒，忌过多高蛋白、高脂肪饮食；肥胖患者应改变生活方式，控制体重。

**3.** 肠内营养的重要性及实施要点。

**4.** 有局部并发症者应遵医嘱定期随访。

# 第二十章 食管异物

## 一、概　述

食管异物是常见的急诊之一，是指各种原因导致异物暂时停留或嵌顿于食管。常因饮食不慎、误咽异物，如鱼刺、骨头、玩具等，导致大块异物暂时停留在咽喉部或者食管入口等狭窄部位，严重时可以堵塞气道，引起严重的并发症。

## 二、病　因

食管异物98%是由误咽形成的，但其发生与患者的年龄、性别、饮食习惯、进食方式、食管有无病变、精神及神志状态等诸多因素有关。

## 三、临床特征

**1. 吞咽困难**　与异物所造成的食管梗阻程度有关。完全梗阻者，吞咽困难明显，流质难以下咽，多在吞咽后立即出现恶心、呕吐；对于异物较小者，仍能进流质或半流质饮食。个别患者吞咽困难较轻，甚至没有任何症状，可带病数月或数年而延误治疗。

**2. 异物梗阻感**　有异物梗阻在食管内的感觉，若异物在颈部食管时则症状更为明显，患者通常可指出异物在胸骨上窝或颈下部；若异物在胸段食管时可无明显梗阻感，或只有胸骨后异物阻塞感及隐痛。

**3. 疼痛**　上段食管疼痛最显著，常位于颈根部中央，吞咽时疼痛加重甚至不能转颈；中段食管疼痛可在胸骨后，有时放射到背后，疼痛不甚严重；下段食管疼痛更轻，可引起上腹部不适或疼痛，疼痛常表示食管异物对食管壁的损伤程度，较重的疼痛是异物损伤食管肌层的信号，应加以重视。通常光滑的异物为钝痛，边缘锐利和尖端异物为剧烈锐痛，食管黏膜损伤常为持续性疼痛，且随吞咽动作阵发加重。有时疼痛最剧烈处可提示异物的停留部位，但其定位的准确性很有限。

**4. 涎液增多**　为一常见症状，颈段食管异物更为明显，如有严重损伤还可出现血性涎液。在所有患病人群中以儿童涎液增多的症状明显且多见。导致涎液增多的原因是咽下疼痛、吞咽困难和食管堵塞的综合作用，异物局部刺激也可使涎液分泌增加。一般依据涎液增多的症状，结合异物病史，可初步推断异物存留于颈段食管而不在胸段食管。

**5. 反流症状**　异物存留食管后可发生反流症状，其反流量取决于异物阻塞食管的程度和食管周围组织结构的感染状况，个别患者也可发生反射性呕吐。

**6. 呼吸道症状**　主要表现为呼吸困难、咳嗽、发绀等。多发生于婴幼儿，特别是在食管入口及食管上段的异物。异物较大或尖锐带刺者，可压迫喉或损伤黏膜引起炎症。

## 四、诊　断

**1. X线检查**　X线对不透光的异物如金属异物具有决定性的诊断意义。但某些薄性骨片可因显影差或体积较小而不能在透视上看出，则行X线正、侧位片。值得注意的是，文献中曾有误将甲状软骨及环状软骨的局限性骨化误诊为骨性异物的报道。对X线完全不显影的异物，可在X线检查时选用少量钡餐造影，以便显示异物，或观察有无钡剂停留情况，即可间接判断异物的存在。钡餐造影法可直接吞入钡剂、咽下钡囊或钡絮等。钡为白色药剂，若大量滞留于异物表面，不仅妨碍食管镜的观察，也影响异物的取出，一般应尽量避免使用。对疑有食管穿孔者，禁用钡剂造影，主张采用水溶性对比剂来显影，其优点是稀薄，可自行吸收。

**2. CT 检查**　对 X 线透光异物的良好显像效果，使得其应用前景增大。Kobayash 将 CT 扫描用于检查 1 例 13 个月的男婴，其 X 线检查均未见异物影。行颈部 CT 扫描时发现一纽扣形异物影。有文献报道 CT 扫描对长期存留的 X 线透光异物最为合适，能非常清晰地显示异物的轮廓。有文献报道曾用 CT 扫描检查 7 例常规 X 线片阴性者，结果发现 3 例为鱼骨或鱼刺，这表明 CT 扫描对检测食管细小异物较常规 X 线检查更有价值。

**3. 食管镜检查**　包括硬性金属食管镜和纤维食管镜检查，是一种最为可靠的诊断手段。检查时因可发生恶心或呕吐，食管因此而扩大，部分横位的尖形异物如枣核等可脱落而咽下入胃，使食管镜检查看不到异物存留，但若发现食管局部有损伤或充血肿胀则说明曾有异物存留。通常食管镜下所见的异物类型为阻塞型、刺入型和混合型，检查时一经发现异物即予以取出。但在婴幼儿例外，当食管镜插入后患儿出现明显的呼吸困难，此时虽已看清异物也不作一次性取出，应立即拔出食管镜，行气管插管或做气管切开术，呼吸困难缓解后再插入食管镜取出异物。临床上还有一小部分病例为埋藏型异物，因异物长时间存留而深埋于食管壁炎性肉芽下，或藏于咽下部憩室（Zenker diverticulum）中，使检查者难以发现异物，对于此类患者除应仔细检查外，还可行 CT 扫描，必要时可行手术探查以证实。

# 五、治疗（Code-49）

食管异物在临床工作中较常见，据 2001 年美国一项调查发现每年在美国有超过 10 万人发生食管异物事件。中国在 2015～2020 年，根据报道累计有超过 2 万人/年的食管异物嵌顿事件发生。在既往临床内镜实践中普遍认为，如果食管穿孔和出血的风险很高，最好避免尝试内镜治疗，推荐外科手术。而异物引起的消化道穿孔多为迟发性穿孔，多数已经形成慢性包裹，很少引起感染扩散，随着内镜技术的发展，此类穿孔已不再作为内镜干预的绝对禁忌证。

我们将食管异物并穿孔保守治疗的适应证和处理经验总结如下：①患者没有明显全身症状，一般情况良好。②经影像学评估（CT/CTA）没有感染扩散、气胸等，没有累及大血管情况下方可行内镜下异物取出术，但仍需注意以下几种情况：取异物时最好在全身麻醉下完成，如果普通内镜下操作，由于部分患者反应较大，有可能使异物刺入消化管管壁更深部位而发生危险；最好使用二氧化碳，避免过度注气；对于异物距离大血管很近的病例，需夹住异物受力点向远离血管方向取出；对于形状不规则、边缘锐利的异物，我们可以结合使用外套管、剥离帽等保护措施；在异物经过咽部时应随食管括约肌的蠕动寻机取出，不可暴力操作；一定夹牢异物，避免落入气管。③穿孔一般小于 5mm。④取出异物后，穿孔无须夹闭，只需旷置，放置营养管。⑤加强抗感染、营养支持，严密观察。如图 20-1、QR 图 20-1 所示为食管异物并穿孔感染内科保守治疗过程。

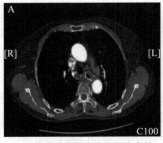
CT下箭头处高密度致密影为食管

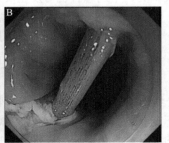
胃镜下食管异物

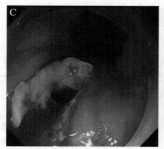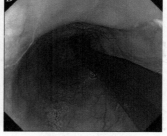

食管异物内镜下取出术　　　　　　　内科保守治疗后内镜复查

图 20-1　食管异物并穿孔感染内科保守治疗过程

# 第四篇 风湿免疫系统

# 第二十一章 常见症状

## 第一节 关节痛

### 一、定义

关节痛（arthralgia）是关节疾病最常见的症状，可因单纯的关节病变或全身性疾病所致。关节痛几乎是所有关节炎患者必有的症状和第一主诉，但不能将关节痛等同于关节炎，关节炎必须具备关节的肿胀和疼痛。关节痛是患者的一种主观感觉，这种痛觉的诱发因素、发作方式、轻重程度、出现频率、持续时间、对全身的影响及如何缓解都会因人因病而异。

### 二、分类

（1）按发病特点分类
- 炎性关节痛
- 非炎性关节痛
- 软组织病变（如肌腱炎、滑囊炎）

（2）按病因分类
- 外伤性
  - 急性损伤
  - 慢性损伤
- 感染性
- 变态反应及自身免疫性
- 退行性关节病
- 代谢性骨病
- 骨关节肿瘤

### 三、病因

关节痛常见病因的提示诊断要点见表 21-1。

**表 21-1 关节痛常见病因的提示诊断要点**

| 病因 | 诊断要点 |
| --- | --- |
| 外伤性关节痛 | 急性外伤性关节痛在外伤后即出现关节疼痛、肿胀、功能受限；慢性外伤性关节炎有明确外伤史，反复出现关节痛，过度活动、负重及寒冷等刺激可诱发 |
| 感染性关节炎 | 由来源于滑膜或关节周围组织的细菌、真菌或病毒引起关节肿痛，约 93% 累及单侧关节，尤其是下肢关节如膝关节、髋关节和踝关节；临床表现和感染部位的微生物检查有助于诊断 |
| 类风湿关节炎 | 以小关节受累为主，对称性多关节炎，伴明显晨僵，RF（＋），关节 X 线片有关节间隙变窄、模糊及囊性变等 |
| 痛风性关节炎 | 常以第一跖趾关节为首发部位，关节红、肿、热、剧痛和拒按，活动受限，不经治疗 1 周左右自行缓解，不留痕迹，但易复发；关节滑液、关节周围结节或软组织可检出尿酸盐结晶；关节彩超有"双轨征" |
| 骨关节炎 | 中年以后多发；以远端指间关节及负重关节受累为主，关节呈骨性肿大，可伴一过性滑膜炎；RF、自身抗体阴性；关节 X 线片有骨赘、硬化或间隙狭窄 |

续表

| 病因 | 诊断要点 |
|---|---|
| 系统性红斑狼疮 | 具有多系统损害及多种自身抗体，主要表现为发热、皮疹、脱发、关节痛及关节炎、肾炎、浆膜炎、溶血性贫血、白细胞减少、血小板减少及中枢神经系统损害等；以关节痛为首发症状的约占50%；很少出现骨质破坏 |
| 强直性脊柱炎 | 常以非对称性下肢大关节如髋、膝和踝关节受累为主，伴炎性下腰痛，RF（-），90%以上人白细胞抗原B27（HLA-B27）（+）；骶髂关节X线片有关节模糊或狭窄，MRI有利于早期诊断 |
| 银屑病关节炎 | 有银屑病皮疹或有指甲顶针样凹陷，多为非对称性下肢大关节炎，可特征性累及远端指间关节，RF（-），约半数患者HLA-B27（+） |
| 反应性关节炎 | 是一种与特定部位感染相关的脊柱关节病，需注意寻找泌尿生殖道或肠道前驱感染，同时具备脊柱关节病常见的临床表现，如典型的外周关节炎，以下肢为主的非对称性寡关节炎，常有肌腱端炎、眼炎、炎性下腰痛及HLA-B27（+）等 |
| 幼年特发性关节炎 | 发病年龄在16岁以下；关节肿胀或积液及具备以下2种以上体征，如关节活动受限、活动时疼痛或触痛及关节局部温度升高；病程在6周以上，并除外其他疾病 |
| 成人斯蒂尔病（adult onset Still disease） | 典型的临床三联征为高热、皮疹或关节炎（痛）；大部分患者还会出现肌痛、咽痛、肝脾淋巴结肿大；血常规示白细胞>10×10$^9$/L且中性粒细胞分类≥80%，血清铁蛋白水平显著增高 |
| 风湿热 | 有发热和游走性多关节炎/关节痛，以大关节受累多见，ESR、抗链球菌溶血素O和C反应蛋白（CRP）增高，RF（-），对抗炎药反应好 |

# 四、诊治流程

关节痛的诊治流程见图21-1。

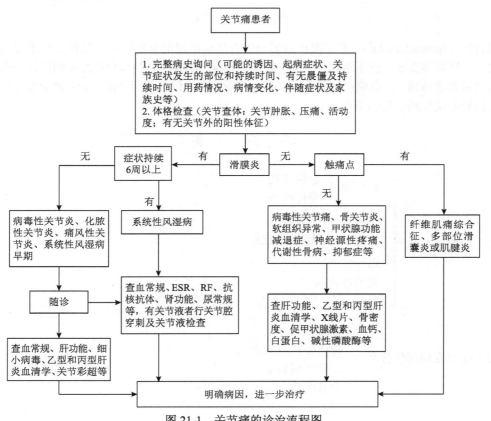

图21-1 关节痛的诊治流程图

关节痛原因众多且复杂，做好关节痛的诊断和鉴别诊断工作，不仅要有较好的相关医学知识，还必须培养辩证唯物主义的思维方法，需要从详细、准确地采集病史及全面细致地体格检查入手掌握患者病情，用现代诊疗技术寻找确诊证据，从共性中找个性，从否定中找肯定。在关节痛的鉴别、处理方面，需要注意以下几个方面。

**1.** 关节痛与关节炎鉴别最重要的是判断是否存在滑膜炎，目前关节查体（如关节肿胀、"挤压试验"阳性）是检测滑膜炎的金标准，对于关节查体阴性的慢性滑膜炎患者，MRI 和超声检查可为诊断提供依据。

**2.** 鉴别关节还是关节周围炎症同样重要，关节周围痛的鉴别诊断包括纤维肌痛综合征、骨折、滑囊炎、腱鞘炎、附着点炎、腕管综合征等。

**3.** 注意关节外表现，尽管关节症状是关节痛患者的最初表现，但是关节外表现（如发热、皮疹、眼部受累、肺部受累等常常提示存在系统性风湿病）也可以为修正诊断提供线索。

**4.** 持续性炎性关节炎一经诊断，及时地干预对于阻断炎症过程、防止或延缓永久性关节破坏是必要的，所以，早期请风湿免疫专科迅速评估疾病并开始恰当治疗对于控制疾病损害是必要的。

**5.** 急性单关节炎（突然发生）常与创伤有关；单关节炎（1～2 天发生）常与炎症或感染相关；关节液检查是急性单关节炎非常有价值的实验室检查。

化脓性关节炎患者滑液通常是浑浊的，伴白细胞计数升高，应行革兰氏染色检测，滑液培养是必做的检查，在培养结果得到前早期经验性使用抗生素，结果回报后如有必要再调整，需请骨科医生协助诊治，局部充分引流，并积极地进行全身支持治疗。

# 第二节　腰　背　痛

## 一、定　义

腰背痛（lumbodorsalgia）是一类严重影响患者生活质量的常见病症，是仅次于感冒的最常见症状之一。腰背部皮肤、皮下组织、肌肉、韧带、脊椎、肋骨、脊髓和脊膜之中的任何一种组织的病变均可引起腰背痛。腰背痛可能是脊柱疾病的前驱症状，但也可因泌尿生殖系统疾病、消化道疾病、心血管系统疾病、肿瘤等引起。

## 二、分　类

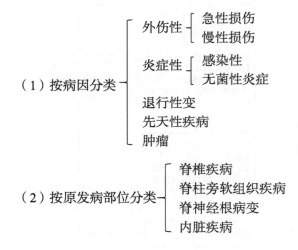

（1）按病因分类
- 外伤性
  - 急性损伤
  - 慢性损伤
- 炎症性
  - 感染性
  - 无菌性炎症
- 退行性变
- 先天性疾病
- 肿瘤

（2）按原发病部位分类
- 脊椎疾病
- 脊柱旁软组织疾病
- 脊神经根病变
- 内脏疾病

# 三、诊 断 要 点

腰背痛常见病因的提示诊断要点见表 21-2。

**表 21-2　腰背痛常见病因的提示诊断要点**

| 病因 | 诊断要点 |
|---|---|
| 脊椎骨折 | 有明显外伤史；骨折部位有压痛和叩击痛，脊椎可能有后突或侧突畸形，并有活动障碍 |
| 椎间盘突出 | 常和搬运重物有关，可突然或缓慢发病；腰痛和坐骨神经痛可单独或同时存在；咳嗽、打喷嚏时疼痛加重，卧位休息时缓解；直腿抬高试验可诱发神经根痛；神经系统查体可有感觉缺失，双侧反射不对称，不同程度的肌力减弱；MRI 是最好的辅助检查 |
| 腰椎骨关节炎 | 腰背部局限性疼痛、僵硬感；压迫局部血管和神经时可出现相应的放射痛和神经症状。腰椎骨质增生导致椎管狭窄时可出现间歇性跛行及马尾综合征 |
| 腰椎椎管狭窄 | 继发于骨赘生成、黄韧带增生和椎间盘膨出。有无放射痛取决于神经受压部位。CT 检查可明确椎骨关节突病变、椎管的构型改变及椎管狭窄程度，MRI 能明确神经受压的部位 |
| 背部肌肉劳损 | 常有一定诱因，小到咳嗽或打喷嚏，大到抬举重物超过了腰骶椎肌肉和韧带的承重能力。典型表现为同侧棘突旁肌肉的急性痛，可越过腰部，可放射到臀部，但不放射至大腿。查体腰椎活动受限，并有棘突旁肌肉挛缩，不伴有神经系统的异常体征 |
| 强直性脊柱炎 | 年轻男性多见，主要侵犯骶髂关节和脊柱。主要表现为炎性下腰痛，多伴有肌腱端炎，放射学检查示骶髂关节炎，常有 HLA-B27（＋） |
| 弥漫性特发性骨肥厚 | 多数患者无症状，小部分患者可有肩背部和发僵、手指麻木或腰痛。本病主要累及整个脊柱，脊柱韧带呈广泛增生骨化，其邻近的骨皮质骨质增生，而椎小关节及椎间盘仍保持完整。X 线片可见椎体后缘、前缘和后纵韧带骨化。椎体前缘特征性所见为骨块形成和骨赘增生，骨赘多向上下生长，相邻骨赘连成骨桥，至少连续 4 个椎体 |
| 骨质疏松症 | 其特点是难以明确指出何处疼痛，疼痛的性质从酸痛到剧痛不等，后者常常出现在发生骨折时；身高缩短、驼背；常因脊柱骨折而就医；双能 X 线吸收测定法（DXA）测量值反映的骨密度值是目前国际学术界公认的骨质疏松症诊断的金标准 |
| 结核性脊椎炎 | 是感染性脊椎炎中最常见的疾病，腰椎最易受累；背痛常为首发症状；疼痛局限于病变部位，呈隐痛、钝痛或酸痛，夜间明显，活动后加剧，伴有低热、盗汗、乏力、食欲下降；晚期可有脊柱畸形、冷脓肿及脊髓压迫症状 |
| 脊柱肿瘤 | 以转移性恶性肿瘤多见，如前列腺癌、甲状腺癌和乳腺癌等转移或多发性骨髓瘤累及脊椎；表现为顽固性腰背痛，剧烈而持续，休息和药物均难缓解，并有放射性神经根痛 |
| 内脏疾病 | 血管、胃肠或者泌尿生殖系统病变均可引起内脏痛；疼痛持续时间和频率与病变器官的周期一致；绞痛可能与一些空腔脏器的痉挛有关；搏动性疼痛与血管病变有关；女性患者背部疼痛与月经周期一致，则应考虑子宫内膜异位症；腹部病变器官处可有压痛，影像学检查对于诊断内脏疾病亦有帮助 |

# 四、诊 治 流 程

腰背痛的诊治流程见图 21-2。

对于腰背痛患者首次就诊时，内科医生的责任就是区分腰背痛是局部的机械损伤，还是由全身性疾病引起，筛查出危险程度较高的患者。患者的病史、症状和体征有助于鉴别诊断。首次就诊应注意对病史的全面采集及详细的体格检查。诊治原因未明的腰背痛患者，需注意以下几点。

**1.** 初步评估应鉴别出极少数神经系统受累或疑有系统性疾病（感染、恶性肿瘤或脊柱关节病）的患者，因为这类患者需要紧急或专业的治疗，必要时需请外科协助诊治。

**2.** 神经系统检查有助于了解是否存在脊髓病变、神经根病变和周围神经病变；X 线片和 ESR 对于＞50 岁的患者、有癌症病史的患者或者有全身症状的患者有重要参考意义；MRI 是观察脊柱病变最敏感的影像学检查，但价格昂贵，必要时选择。

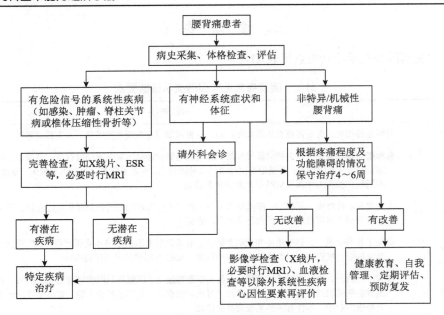

图 21-2 腰背痛的诊治流程图

**3.** 大多数患有腰背痛且合并全身性疾病的患者常有以下表现：发热或体重下降，平卧痛，晨僵，局限性骨骼痛，内脏痛。

**4.** 无明显神经系统受累或疑为系统性疾病时，影像学极少有提示价值；如出现影像学异常改变应仔细研究，因为其常出现于无症状的个体中。

**5.** 与腰背痛相关的诸多因素包括遗传因素、社会心理因素、负重、肥胖、妊娠、躯干无力和吸烟等。

**6.** 达 90%左右的腰背痛患者不能做出精确的病理解剖学诊断及鉴别疼痛产生的部位，称为非特异性腰背痛，也称为特发性腰背痛。这主要是由该部位患者症状的非特异性及症状与影像学结果间的关联性差所致，因而一些词语如"腰痛、拉伤和扭伤"都常被使用。

# 第二十二章 类风湿关节炎

## 一、概 述

类风湿关节炎（RA）是一种常见的慢性、全身性自身免疫病，可发生于任何年龄，30～50岁多发，早期诊断、达标治疗是控制病情和改善预后的关键。

典型特征：以慢性、对称性、多关节炎为主要临床表现；其侵犯的靶器官主要是关节滑膜，并逐渐出现关节软骨和骨破坏，最终导致关节畸形和功能丧失；也可出现关节外系统损害，侵犯浆膜、肺、心脏、血管、神经、眼等组织器官；其基本病理表现为滑膜炎、血管翳形成。

## 二、临床特征（Code-50）

**1. 危险因素** 遗传、感染、环境因素、吸烟等因素均可增加类风湿关节炎的发病风险；女性患类风湿关节炎的风险为男性的2～3倍；激素如雌激素、孕激素水平的差异可部分解释不同性别患者患病率不同。

**2. 症状**

（1）关节表现

1）小关节受累：以近端指间关节、掌指关节和腕关节等小关节肿痛为主。

2）多关节炎：至少有3个或以上关节区受累（QR图22-1）。

3）对称性关节炎：关节炎发作时，同时或先后累及双侧关节，但手部的小关节可不完全对称。

4）持续性关节炎：关节肿胀、疼痛表现持续6周及以上。

5）侵蚀性关节炎：关节炎反复发作可引起关节软骨和骨的破坏，出现关节畸形，最终导致残疾。

6）晨僵：清晨起床感觉关节及周围软组织僵硬感，活动后减轻，类风湿关节炎患者活动期晨僵时间常持续1h以上。

（2）关节外表现（QR表22-1） 约50%的类风湿关节炎患者在其病程中会出现关节外表现，关节外表现出现，常提示预后不佳，其致死率较无关节外表现者高，尤其是合并有血管炎、胸膜炎、淀粉样变和费尔蒂综合征（Felty syndrome）患者，因此需要定期对患者进行针对各脏器的评估。

**3. 体格检查**

（1）关节查体要点 关节查体通常从上肢开始，然后检查躯干和下肢，应将患侧和健侧做对比，或与检查者的健康关节做对比，并注意动作应轻柔。检查关节时应注意有无肿胀、畸形、触痛、表面皮温升高和骨擦音及活动受限。关节活动度应包括关节的主动及被动运动。

（2）关节常见典型体征（QR图22-2）

1）近端指间关节梭形肿胀。

2）掌指关节半脱位伴尺偏畸形。

3）"纽扣花"畸形。

4）"天鹅颈"畸形。

5）膝关节浮髌试验阳性。

6）腘窝囊肿（Baker囊肿）。

**4. 实验室血液检查及结果解读**（QR表22-2） 即便根据典型症状已经可以诊断类风湿关节炎，也应完善相关的实验室和影像学检查，以便了解病情活动度，是否存在预后不良因素等。

**5. 影像学检查及结果解读**　见 QR 表 22-3。

## 三、诊断、病情评估及鉴别诊断（Code-51）

### （一）分类标准

典型病例按 1987 年美国风湿病学会（ACR）的分类标准（QR 表 22-4），对于不典型及早期类风湿关节炎患者可按照 2010 年 ACR 和欧洲风湿病联盟（EULAR）新的类风湿关节炎分类标准（QR 表 22-5）。国内一项多中心研究提出的早期类风湿关节炎（ERA）分类标准（QR 表 22-6）较 2010 年 EULAR 标准简单实用。

### （二）病情评估

类风湿关节炎的疾病活动度是通过临床、实验室及放射学检查综合评判的。疾病活动度评分（disease activity score，DAS28），包括 28 个关节的疼痛和肿胀关节数，患者疾病活动度的自我评价（视觉模拟评分）、ESR 或 CRP 等指标。临床上常用该指标监测疾病活动度，指导治疗方案，并可作为试验终点用于临床试验。

### （三）鉴别诊断

类风湿关节炎的鉴别诊断见 QR 表 22-7。

## 四、治疗（Code-52）

### （一）治疗原则

至今类风湿关节炎尚不能被根治，治疗的主要目标是达到临床缓解或低疾病活动度，DAS28 缓解标准中，DAS28≤2.6 分，即为临床缓解，QR 表 22-8 为 ACR 制订的临床缓解标准。为实现治疗目标，应按照早期、达标、个体化方案治疗原则，密切监测病情，减少致残。

### （二）治疗措施

**1. 一般治疗**　急性期关节制动，缓解期关节功能锻炼；合理饮食，禁烟，控制体重；理疗；心理治疗；患者教育。

**2. 药物治疗**　是类风湿关节炎治疗中最为重要的部分。治疗药物主要包括 NSAID、传统缓解病情抗风湿药（csDMARD）、生物制剂（bDMARD）、靶向合成 DMARD（tsDMARD）、植物药及糖皮质激素（GC）等。

（1）NSAID　是类风湿关节炎治疗中最为常用的药物，具有抗炎、止痛及减轻关节肿胀的作用，但不能控制病情进展。环氧合酶-1（COX-1）的主要不良反应是胃肠道反应，选择性 COX-2 抑制剂的消化道不良反应风险有所降低，但可能增加心血管不良事件的风险。常用的 NSAID 的用法见 QR 表 22-9。

（2）传统 DMARD　起效慢，需 1～6 个月，可延缓病情进展，但不具备明显的抗炎止痛作用。类风湿关节炎一经确诊应尽早使用 DMARD。常用的传统 DMARD 见 QR 表 22-10。

（3）生物制剂　抗炎止痛作用明显，并能控制病情进展，费用昂贵，但目前部分生物制剂已纳入医保，极大地减轻了患者的经济负担。对于病情严重，传统 DMARD 疗效不佳或不能耐受的患者可以酌情选择。主要的副作用是可能增加感染和患肿瘤的风险，所以用药之前应常规排查结核、乙肝等活动性感染及肿瘤。常用生物制剂在 RA 治疗中的不良反应及其他注意事项见 QR 表 22-11。

（4）靶向合成 DMARD　常用的如托法替布，是一种 JAK-3 抑制剂，对 JAK-1 也有轻度抑制作用，用量为每次 5mg，每日 2 次。最常见的不良反应为感染风险，在活动性感染（包括局部感染及严重感染）期间禁用；淋巴瘤和其他恶性肿瘤患者禁用；胃肠道穿孔患者慎用。

（5）植物药　具有一定的抗炎和免疫调节作用，疗效确切。目前常用的植物药包括雷公藤 20mg

口服，每日 3 次；白芍总苷 0.6g 口服，每日 3 次；正清风痛宁 40～120mg 口服，每日 3 次。

（6）糖皮质激素 可迅速改善关节肿痛和全身症状，重症类风湿关节炎伴有发热或有心、肺、血管炎、神经系统等关节外表现的患者可给予激素治疗，剂量依病情严重程度而定。针对关节病变，对于 NSAID 效果不佳或不能耐受 NSAID 的疾病活动度高的患者，如无条件或存在禁忌证不能使用生物制剂或 JAK 抑制剂，也可考虑短期使用小剂量糖皮质激素，一般用 3～6 个月，作为桥梁作用，待传统 DMARD 起效后可逐渐减停；对于滑膜炎较重，受累关节少、糖皮质激素全身治疗有禁忌证的患者，可行关节腔穿刺抽液及注射糖皮质激素治疗。

**3. 外科治疗** 经内科治疗不能控制及严重关节功能障碍的类风湿关节炎患者，可考虑外科手术，但需严格把握适应证，以解除疼痛、纠正畸形和恢复功能为目的。

**4. 其他注意事项** 类风湿关节炎治疗方案的选择应综合考虑关节疼痛、肿胀程度，ESR、CRP、RF 及抗环瓜氨酸蛋白抗体（ACPA）等实验室指标。同时要考虑关节外受累情况；此外还应注意监测类风湿关节炎的常见合并症，如心血管疾病、骨质疏松症、恶性肿瘤等，临床医师应全面了解患者的病情，合理制订或调整用药方案。

## 五、出院、访视及管理

**1.** 建议每 1～3 个月对其疾病活动度监测 1 次；对初始治疗和中、高疾病活动度者，监测频率为每个月 1 次；对治疗已达标者，建议其监测频率为每 3～6 个月 1 次。

**2.** 监测药物相关不良反应，定期查血常规、肝肾功能等。

**3.** 判断初始治疗是否有效，确定进一步的治疗方案。

**4.** 确定治疗持续的时间、减量方案及随访注意事项。

**5.** 尽管类风湿关节炎无法根治，但通过达标治疗（treat to-target）可有效缓解症状和控制病情。达标治疗指治疗达到临床缓解，即 DAS28＜2.6 分。在无法达到以上标准时，可以以低疾病活动度作为治疗目标，即 DAS28＜3.2 分。

**6.** 如果类风湿关节炎患者处于持续临床缓解状态 1 年以上，临床医师可根据患者病情、用药情况及经济状况等，与患者讨论是否停用生物制剂或靶向合成 DMARD。

# 第二十三章　系统性红斑狼疮

## 一、概　　述

系统性红斑狼疮（systemic lupus erythematosus，SLE）是一种慢性的具有多系统损害的自身免疫病。

典型特征：临床表现复杂多样，以全身症状、皮疹、黏膜溃疡、多关节炎、光过敏和浆膜炎最常见；其病理基础是血管炎；产生多种自身抗体，其中抗核抗体诊断敏感性最高，抗双链 DNA 抗体和抗 Sm 抗体的特异性最高。

## 二、临床特征（Code-53）

**1. 危险因素**　发病前可有接触有害化学制品、紫外线、感染、药物、手术等诱因，也可无诱因。询问有无家族史。系统性红斑狼疮患者绝大多数为女性，育龄期女性发病率最高。男性和儿童患者的病情往往更严重。晚发性（＞50 岁）起病更为隐匿。

**2. 症状**　系统性红斑狼疮的临床表现千变万化，不同患者的表现往往有很大差异，根据受累系统不同将常见症状总结如下。

（1）全身症状　如发热、乏力等。

（2）皮肤和黏膜　狼疮特异性皮疹包括蝶形红斑、亚急性皮肤型红斑狼疮、盘状红斑、狼疮性脂膜炎、黏膜狼疮、肿胀性狼疮、冻疮样狼疮等；也可出现非特异性皮疹，如光过敏、非瘢痕性脱发、甲周红斑、网状青斑、雷诺现象等（QR 图 23-1）。

（3）肌肉骨骼系统　关节痛和关节炎是系统性红斑狼疮非常常见的临床表现，一般为非侵蚀性关节炎；少部分系统性红斑狼疮患者（尤其合并抗 CCP 抗体阳性时）可出现侵蚀性关节炎。极少部分长病程系统性红斑狼疮患者后期出现手部畸形，如"天鹅颈""纽扣花"畸形等，临床表现酷似类风湿关节炎，但影像学检查未提示关节骨质破坏，这属于系统性红斑狼疮特殊类型关节炎——"雅库关节炎"。

系统性红斑狼疮也可引起肌炎，表现为肌肉疼痛、无力，伴肌酶升高。

（4）肾脏　是系统性红斑狼疮较常受累器官，肾脏损害又称为狼疮性肾炎（lupus nephritis，LN），患者常表现为血尿、蛋白尿、肾性高血压、水肿，甚至肾衰竭。LN 的病理分型对于协助诊断、评价预后和指导治疗有积极的意义。

（5）肺和胸膜　系统性红斑狼疮可以累及胸膜、肺实质、肺间质及肺血管，表现为胸腔积液、狼疮肺炎、肺动脉高压、肺间质病变、弥漫性肺泡出血等，还可出现肺萎缩综合征，患者出现无法解释的呼吸困难和胸痛时需加以考虑。

（6）心血管系统　心包、心肌、心脏传导系统、瓣膜及冠状动脉等均可受累。系统性红斑狼疮心脏受累还可能出现瓣膜上无菌性赘生物（Libman-Sacks 心内膜炎），常见于二尖瓣后叶的心室侧，并不引起心脏杂音。

（7）神经精神系统　神经精神狼疮（neuropsychiatric SLE，NP-SLE）以中枢神经系统受累多见，也可以影响周围神经系统，抗核糖体 P 蛋白抗体被证实与神经精神狼疮有关，抗磷脂抗体可导致机体高凝状态，诱发颅内血管栓形成及脑组织缺血、梗死。

（8）消化系统　胃肠道受累表现为恶心、呕吐、腹痛、腹泻、便秘等症状；也可出现肠系膜血管炎，表现为腹痛、消化道出血，甚至可能肠坏死；系统性红斑狼疮还可以影响肝脏和胰腺。

（9）脾与淋巴结　可出现脾脏、淋巴结肿大；肿大淋巴结常为无痛性，病理提示淋巴滤泡增生，有时需要与淋巴瘤做鉴别诊断。

（10）血液系统　可出现全血细胞减少；白细胞减少，尤其是淋巴细胞减少常见于系统性红斑狼疮患者，与疾病活动有关；贫血的最常见原因为自身免疫性溶血性贫血，但也需要警惕消化道慢性失血、血栓性微血管病或合并血液系统疾病。

（11）眼部　可出现结膜炎、葡萄膜炎、眼底改变和视神经病变等，还可继发干燥综合征，出现口干、眼干症状。

**3. 体格检查**　系统性红斑狼疮可累及全身各个系统，需要进行全面的体格检查（QR 表 23-1）。

**4. 实验室血液检查**

（1）血常规　系统性红斑狼疮活动期可出现血常规中一系或多系减少（需除外药物所致的骨髓抑制），其中一部分贫血属于库姆斯试验（Coombs test）阳性的溶血性贫血。

（2）尿常规　尿蛋白、尿红细胞、尿白细胞、管型尿则提示存在肾损害。

（3）ESR、CRP　ESR 在系统性红斑狼疮活动期常增高；系统性红斑狼疮患者的 CRP 通常不高，但合并感染或关节炎较突出者可增高。

（4）补体　血清 C3、C4 水平常作为病情活动性和治疗反应的监测指标之一，其水平与系统性红斑狼疮活动呈负相关。

（5）免疫球蛋白　系统性红斑狼疮患者免疫球蛋白常升高，但当尿蛋白量较大时，免疫球蛋白可因尿中丢失而降低。

（6）自身抗体　见 QR 表 23-2。

自身抗体检测在系统性红斑狼疮的诊断中具有重要意义，抗核抗体（ANA）是系统性红斑狼疮的筛选指标，但特异性较差，仅 ANA 阳性不足以诊断系统性红斑狼疮。在 ANA 被检测为阳性后，查明自身抗体的靶抗原是何种核抗原非常重要，因为有些抗原特异性反应有着很高的诊断特异性。

**5. 影像学检查**

（1）胸部 X 线或 CT 检查　评估有无肺脏受累（胸腔积液、胸膜炎、间质性肺病、肺泡出血等）（QR 图 23-1）。

（2）心电图　排除是否存在心包炎、心肌炎、冠脉病变。

（3）超声心动图　了解有无心包炎、瓣膜病变、心肌病变、心功能不全、肺动脉高压。

（4）腹部增强 CT　系统性红斑狼疮伴腹痛的患者，需排查是否合并肠系膜血管炎，增强 CT 表现为"靶形征"或"齿梳征"（QR 图 23-1）。

**6. 其他检查**

（1）脑脊液检查　神经精神狼疮无特征性改变，但可排除颅内感染。

（2）肌电图　协助与多发性肌炎鉴别。

（3）皮肤活检　用于鉴别皮疹类型，协助系统性红斑狼疮的诊断。

（4）肾活检　可以明确病理类型，对狼疮性肾炎的诊断、治疗和评估预后均有价值，尤其对指导狼疮性肾炎的治疗有重要意义。

# 三、诊断及病情评估（Code-54）

## （一）诊断

系统性红斑狼疮的诊断标准经过多次修订，既往普遍采用的是 ACR 1997 年推荐的系统性红斑狼疮分类标准，该分类标准的 11 项中，符合 4 项或 4 项以上者，在除外感染、肿瘤和其他结缔组织病后，可诊断为系统性红斑狼疮，其敏感度和特异度分别为 95% 和 85%。

《2020 中国系统性红斑狼疮诊疗指南》推荐意见：推荐使用 2012 年 SLICC 或 2019 年 EULAR/ACR 制订的系统性红斑狼疮分类标准对疑似系统性红斑狼疮者进行诊断（证据级别：1B）；采用不同的分类标准，可以提高诊断的敏感性和特异性，避免漏诊及误诊。

SLE 相关分类标准见 QR 表 23-3～QR 表 23-5。

### （二）病情评估

**1. 病情活动和病情轻重程度的评估**是治疗方案拟定的先决条件。目前国际上通用的系统性红斑狼疮活动性判断标准中以系统性红斑狼疮疾病活动度评分[系统性红斑狼疮疾病活动指数（SLEDAI-2000）]最为常用（QR 表 23-6）。

**2. 病情轻重的评估**

（1）轻型系统性红斑狼疮　诊断明确或高度怀疑，但临床无明显内脏损害，SLEDAI 积分＜10 分。

（2）中型系统性红斑狼疮　有明显重要脏器累及且需要治疗，SLEDAI 积分在 10～14 分。

（3）重型系统性红斑狼疮　有重要脏器累及并影响其功能的情况，SLEDAI 积分≥15 分，具体而言包括如下几个方面。

1）心脏：冠状动脉血管受累、心内膜炎、心肌炎、心脏压塞、恶性高血压。

2）肺脏：肺动脉高压、肺出血、肺炎、肺梗死、肺萎缩、肺间质纤维化。

3）消化系统：肠系膜血管炎、急性胰腺炎。

4）血液系统：溶血性贫血、粒细胞减少（$<1\times10^9/L$）、血小板减少（$<50\times10^9/L$）、血栓性血小板减少性紫癜、动静脉血栓形成。

5）肾脏：肾小球肾炎持续不缓解、急进性肾小球肾炎、肾病综合征。

6）神经系统：抽搐、急性意识障碍、昏迷、脑卒中、横贯性脊髓炎、单神经炎/多神经炎、精神性发作、脱髓鞘综合征。

7）其他：包括皮肤血管炎弥漫性严重的皮损、溃疡、大疱，肌炎，非感染性高热有功能衰竭表现等。

（4）狼疮危象　指急性的危及生命的重症系统性红斑狼疮，包括急进性狼疮性肾炎、严重的中枢神经系统损害、严重的溶血性贫血、血小板减少性紫癜、粒细胞缺乏症、严重心脏损害、严重狼疮性肺炎、严重狼疮性肝炎、严重的血管炎等。

## 四、鉴 别 诊 断

系统性红斑狼疮的鉴别诊断见 Code-55，QR 表 23-7。

## 五、治疗（Code-56）

### （一）治疗原则

系统性红斑狼疮的治疗原则强调早期治疗、个体化方案及联合用药。早期诊断和早期治疗十分重要，可以避免或延缓不可逆的组织脏器病理损害，并改善系统性红斑狼疮预后。对明确诊断的系统性红斑狼疮患者应该进行疾病活动性评估，准确判断疾病轻重。

### （二）一般治疗

（1）患者宣教　使患者正确认识疾病，定期随访，避免感染、应激及紫外线。

（2）对症治疗和去除各种影响疾病预后的因素　重视伴发病（如动脉粥样硬化、高血压、高血脂、糖尿病、骨质疏松症等）的预防、筛查及治疗；防治感染；护胃等。

**（三）药物治疗**

系统性红斑狼疮的常用药物及监测见 QR 表 23-8。

**（四）其他治疗**

（1）生物制剂　见 QR 表 23-9。

（2）静脉免疫球蛋白、血浆置换或间充质干细胞移植，需视患者情况选择应用。

（3）重组人白介素-2　可用于皮肤、关节、血液系统受累的系统性红斑狼疮，或其他中重型系统性红斑狼疮联合激素及免疫抑制剂的辅助治疗。

（4）抗凝血或抗血小板药　可用于系统性红斑狼疮合并抗磷脂抗体阳性、血栓或妊娠不良事件的患者，用药过程中注意观察有无出血表现，监测血常规、凝血功能、肝肾功能，严重肝肾功能不全、存在出血倾向时需根据情况调整用药。

# 六、诊疗路径（Code-57）

系统性红斑狼疮的诊疗路径见 QR 图 23-2。

# 七、随访及预防

系统性红斑狼疮患者进行规范化的治疗和定期随访可以有效预防和减少系统性红斑狼疮的复发及并发症的出现，必须强调对患者的长期随访，这是治疗成功的关键。随访的频率取决于疾病的严重程度、治疗方式及复发与否，初始治疗的患者一般要求每 2～4 周返院就诊，病情稳定可调整为 3 个月一次门诊就诊。随访监测的项目主要包括：①本病的监测，包括临床表现的监测，血常规、尿常规、24h 尿蛋白定量、ESR、CRP、免疫球蛋白、补体、自身抗体等指标的监测，酌情对患者进行心脏超声、肺部影像、腹部 B 超等脏器评估；②药物副作用/不良反应监测：包括胃肠道反应、肝肾功能、血压、血糖、血脂、骨密度等。

预防方面需注意以下几点：①避免系统性红斑狼疮复发的诱因，如感染、劳累、精神创伤、自行减药、停药等；②系统性红斑狼疮患者患心血管疾病的风险升高，需控制心血管疾病的危险因素，如高血压、高血糖、高血脂、高尿酸血症等；③接种流感、肺炎链球菌等疫苗，可有效预防感染，但应用免疫抑制剂或大剂量糖皮质激素的患者避免接种减毒活疫苗。

# 第五篇　血　液　系　统

# 第二十四章　常　见　症　状

## 皮肤黏膜出血

### 一、概　　述

皮肤黏膜出血是由于机体止血或凝血功能障碍所引起,通常以全身性或局限性皮肤黏膜自发性出血或损伤后难以止血为临床特征。

### 二、病因及发病机制

**1. 血管壁功能异常**　①遗传性出血性毛细血管扩张症、血管性假性血友病。②过敏性紫癜、单纯性紫癜、老年性紫癜、机械性紫癜。③严重感染、化学物质或药物中毒及代谢障碍、维生素 C 或维生素 $B_3$ 缺乏、尿毒症。

**2. 血小板异常**　①血小板减少,常见于生成减少、破坏过多、消耗过多。②血小板增多,常见于原发性血小板增多症,继发性增多常见于慢性粒细胞白血病、脾切术后、感染等。③血小板功能异常,包括遗传性和继发性。

**3. 凝血功能障碍**　包括遗传性、继发性、循环血液中抗凝物质增多或纤溶亢进。

### 三、临床表现（Code-58）

**1.** 血小板减少所致出血的特点为瘀点、瘀斑、鼻出血、齿龈出血、月经过多、血尿及黑便,严重者可导致脑出血。

**2.** 血管壁功能异常所致出血的特点为瘀点,可伴瘙痒、关节痛、腹痛,累及肾脏时可有血尿（如过敏性紫癜）。

**3.** 凝血功能异常所致出血的特点为内脏、肌肉出血或组织血肿（QR 图 24-1）。

### 四、伴　随　症　状

**1.** 四肢对称性紫癜伴有关节痛及腹痛、血尿,见于过敏性紫癜。

**2.** 紫癜伴广泛性出血,见于血小板减少性紫癜、弥漫性血管内凝血。

**3.** 皮肤黏膜出血伴贫血、发热,见于白血病、再生障碍性贫血。

**4.** 自幼外伤后出血不止,伴关节、肌肉血肿,关节畸形,见于血友病。

# 第二十五章  缺铁性贫血

## 一、概　述

当机体对铁的需求与供给失衡时，导致体内储存铁耗尽（iron depletion，ID），继之红细胞内铁缺乏（iron deficient erythropoiesis，IDE），最终引起缺铁性贫血（iron deficiency anemia，IDA）。

## 二、临床特点

**1. 症状体征**　①贫血的表现：头晕、耳鸣、乏力、心悸气短等。②缺铁的原发病表现：消化道溃疡、肿瘤、寄生虫感染、痔疮、月经过多等。③组织缺铁表现：异食癖、儿童生长迟缓。④体征：皮肤苍白、反甲、舌炎等。

**2. 血常规**　小细胞低色素性贫血，白细胞和血小板计数可正常或减少，部分患者血小板计数升高。

**3. 骨髓象**　增生活跃，红系增生，以中晚幼红细胞为主，可见"核老浆幼"现象，骨髓小粒中无深蓝色含铁血黄素颗粒，幼红细胞内铁小粒减少或消失。

**4. 铁代谢指标**　血清铁<8.95μmol/L；总铁结合力>64.4μmol/L；转铁蛋白饱和度<15%；血清铁蛋白<12μg/L；血清可溶性转铁蛋白受体（sTfR）>26.5nmol/L。

## 三、诊　断

**1. ID**　①血清铁蛋白<12μg/L；②骨髓铁染色显示骨髓小粒可染铁消失，铁粒幼细胞少于15%；③血红蛋白及血清铁等指标尚正常。

**2. IDE**　①ID 的①+②；②转铁蛋白饱和度<15%；③红细胞游离原卟啉（FEP）/血红蛋白（Hb）>4.5μg/gHb；④Hb 尚正常。

**3. IDA**　①ID 的①+②+③；②小细胞低色素性贫血，男性 Hb<120g/L，女性 Hb<110g/L，孕妇 Hb<100g/L，平均红细胞体积（MCV）<80fl，平均红细胞血红蛋白含量（MCH）<27pg，平均红细胞血红蛋白浓度（MCHC）<32%。

## 四、治　疗

**1. 病因治疗**

（1）需铁量增加而铁摄入不足　如婴幼儿、青少年、妊娠期和哺乳期妇女等。

（2）铁吸收障碍　常见于胃大部切除术后，长期不明原因的腹泻、慢性肠炎、克罗恩病（Crohn disease）等均可因铁吸收障碍而发生 IDA。

（3）铁丢失过多　如慢性胃肠道失血（痔疮、胃十二指肠溃疡、食管裂孔疝、消化道息肉、胃肠道肿瘤、寄生虫感染、食管或胃底静脉曲张破裂等）、月经过多、咯血或肺泡出血、血红蛋白尿等。

**2. 补铁治疗**

（1）口服补铁　硫酸亚铁 0.3g，每日 3 次；右旋糖酐铁 50mg，每日 3 次；多糖铁复合物 150mg，每日 1 次。

（2）静脉补铁　计算公式如下。补铁量=（需达到的血红蛋白浓度−患者的血红蛋白浓度）×0.33×患者体重（kg）。

# 第二十六章 再生障碍性贫血

## 一、概　述

再生障碍性贫血（aplastic anemia，AA）是由于骨髓造血功能衰竭所致，表现为全血细胞减少、感染、出血、贫血。

## 二、临床特点（Code-59）

**1. 症状**　①贫血，常见面色苍白、乏力、头晕、心悸、活动后气短等。②感染，以呼吸道感染常见，多因革兰氏阴性杆菌和各类球菌所致。③出血，不同程度的皮肤、黏膜、内脏出血。

**2. 血常规**　重型再生障碍性贫血（SAA）呈重度全血细胞减少：重度正细胞正色素性贫血，网织红细胞百分数多在 0.0005 以下，绝对值 $<15\times10^9$/L，中性粒细胞计数 $<0.5\times10^9$/L，血小板计数 $<20\times10^9$/L。非重型再生障碍性贫血（NSAA）也呈全血细胞减少，但达不到 SAA 程度。

**3. 骨髓象**　骨髓增生减低或重度减低，粒系、红系、巨核细胞明显减少，淋巴细胞及非造血细胞比例明显升高，骨髓小粒空虚（QR 图 26-1）。

## 三、诊断标准（Code-60）

①全血细胞减少，网织红细胞百分数 $<0.01$，淋巴细胞比例增高；②一般无肝脾肿大；③骨髓多部位增生减低（<正常 50%）或重度减低（<正常 25%），造血成分减少，非造血成分增加，骨髓小粒空虚；④除外引起全血细胞减少的疾病（QR 表 26-1）。

## 四、分型标准

再生障碍性贫血的分型标准见表 26-1。

**表 26-1　再生障碍性贫血的分型标准**

| 分型 | 诊断标准 |
| --- | --- |
| 重型（SAA） | 具备以下 2 条以上标准：<br>中性粒细胞计数 $<0.5\times10^9$/L<br>网织红细胞绝对值 $<15\times10^9$/L<br>血小板计数 $<20\times10^9$/L |
| 极重型（VSAA） | 其他标准同上且中性粒细胞计数 $<0.2\times10^9$/L |
| 非重型（NSAA） | 外周血细胞计数未达重型标准 |

## 五、治疗（Code-61）

### （一）支持治疗

**1. 成分输血**　红细胞输注指征一般为 Hb$<60$g/L。老年、代偿反应能力低、需氧量增加时红细胞输注指征可放宽至 Hb$\leqslant80$g/L，存在血小板消耗危险因素[感染、出血、输注抗胸腺细胞球蛋

白（ATG）/抗淋巴细胞球蛋白（ALG）]或 SAA 预防输注血小板指征为 PLT$<20\times10^9$/L。粒细胞缺乏伴不能控制的细菌和真菌感染时，可考虑输注粒细胞。

**2. 保护措施** 保护性隔离，有条件者入住层流病房，避免出血，欲行移植或 ATG/ALG 治疗给予预防性抗细菌、抗真菌治疗。

**3. 抗感染** 按中性粒细胞减少伴发热的原则处理。

**4. 祛铁治疗** 反复输血超 20U 或铁蛋白水平增高达铁过载标准。

**5. 疫苗接种** 除非绝对需要否则不主张接种疫苗。

### （二）本病治疗

**1. ATG/ALG** 兔 ATG 3～5mg/(mg·d)、马 ALG 10～15mg/(kg·d)，连用 5 天，用前需做皮试，用药中需糖皮质激素预防过敏反应。

**2. 环孢素** 3～5mg/(kg·d)，疗程一般长于 1 年。使用时应个体化治疗，参照造血功能、T 细胞免疫恢复情况、药物不良反应、血药浓度等调整药物剂量和疗程。

**3. 雄激素** 司坦唑醇 2mg，每日 3 次，十一酸睾酮 40～80mg，每日 3 次，达那唑 0.2g，每日 3 次，丙酸睾酮 100mg/d，肌内注射。

**4. 造血生长因子** 适用于全部再生障碍性贫血，常用粒细胞集落刺激因子（G-CSF）、红细胞生成素改善贫血。

**5. 造血干细胞移植** 40 岁以下，无感染及其他并发症、有合适供体的 SAA 患者，可首选异基因造血干细胞移植。

**6. 重型再生障碍性贫血治疗流程图** 见 QR 图 26-2。

# 第二十七章 白 血 病

白血病是起源于造血干祖细胞的恶性克隆性疾病，因白血病细胞分化障碍、增殖过度、凋亡受阻等机制而停滞在细胞发育的不同阶段，在骨髓和其他造血组织中，抑制正常造血，并浸润其他组织和器官。

## 第一节 急性髓系白血病

### 一、临床特点

**1.** 正常骨髓功能受抑制表现，如感染、出血、发热。

**2.** 白血病细胞增殖浸润的表现，如牙龈增生、肿胀，皮肤紫蓝色结节，骨骼关节疼痛，中枢神经系统浸润等其他组织器官。

### 二、实验室检查

**1. 血常规** 白细胞可升高、正常或降低，伴不同程度的贫血和血小板减少，白细胞增多性白血病外周血易见原始细胞。

**2. 骨髓检查** 是诊断白血病的主要依据，法-美-英协作组分型（FAB 分型）是基于骨髓涂片细胞形态学和组织化学染色的观察与计数，WHO 分型是整合了白血病细胞形态学（morphology）、免疫学（immunology）、细胞遗传学（cytogenetics）和分子生物学（molecular biology）特征（简称 MICM）的新分型系统。

（1）骨髓象 参照 WHO 淋巴组织肿瘤分类（2016 年），外周血或骨髓原始细胞≥20%是诊断的必要条件，但患者伴有重现性细胞遗传学异常 t(15;17)/PML-RARA，t(8;21)/RUNX1- RUNX1T1，inv(16)或 t(16;16)/CBFB-MYH11 者亦诊断为急性髓系白血病（acute myeloid leukemia，AML）。细胞化学主要用于协助形态鉴别各类白血病。

（2）白血病细胞免疫分型 根据白血病细胞表达的系列相关抗原，确定其来源。

（3）白血病免疫学积分系统（EGIL，1998）通过对患者的免疫学指标进行综合评估，有助于确定患者白血病的分类和分型（表 27-1）。

**表 27-1 白血病免疫学积分系统（EGIL，1998）**

| 分值 | B 系 | T 系 | 髓系 |
|---|---|---|---|
| 2 | CyCD79a | Cy/mCD3 | CyMPO |
| | CyCD22 | TCRα/β | |
| | CyIgM | TCRγ/δ | |
| 1 | CD19 | CD2 | CD117 |
| | CD20 | CD5 | CD13 |
| | CD10 | CD8 | CD33 |
| | | CD10 | CD65 |
| 0.5 | TdT | TdT | CD14 |
| | CD24 | CD7 | CD15 |
| | | CD1a | CD64 |

Cy, 胞浆内；m, 细胞膜；TCR，T 细胞受体。

（4）细胞遗传学（染色体核型），必要时荧光原位杂交（FISH）。

（5）分子生物学（Code-62） *PML-RARA*、*RUNX1-RUNX1T1*、*CBFB-MYH11*、*MLL* 重排、*BCR-ABL1*、*C-KIT*、*FLT3-ITD*、*NPM1*、*CEBPA* 等基因突变，这些检查是 AML 分型、危险度分层及指导治疗的基础。

TET2 及 RNA 剪切染色质修饰基因（*SF3B1*、*EZH2*、*U2AF1*、*SRSF2*）等 AML 相关基因突变，这些检查对于 AML 的预后判断及治疗药物选择具有一定的指导意义（QR 表 27-1）。

**3. 评估重要脏器功能** 行心电图、心脏彩超、生化、肝炎病毒等检查评估心脏、肝脏、肾脏等脏器功能。

## 三、诊　　断

根据临床表现、血常规、白血病细胞 MICM 特征，可明确诊断，评价预后，指导治疗。

## 四、治　　疗

**1. 一般治疗**

（1）紧急处理高白细胞血症 当白细胞＞$100×10^9$/L，就应紧急使用血细胞分离机，单采过高的白细胞，同时给予水化和化疗。也可短期内预处理，羟基脲 1.5～2.5g/6h（总量 6～10g/d）约 36h，然后进行联合化疗。需预防肿瘤溶解综合征诱发的高尿酸血症、酸中毒、电解质紊乱、凝血异常。

（2）防治感染。

（3）成分输血支持。

（4）防治高尿酸血症肾病。

（5）维持营养。

**2. 抗白血病治疗**（Code-63） 第一阶段是诱导缓解治疗，主要是联合化疗，完全缓解后进入第二阶段，即缓解后治疗，主要方法为化疗和造血干细胞移植（HSCT）。

**附　急性早幼粒细胞白血病**

急性早幼粒细胞白血病（APL）是一种特殊类型的急性髓系白血病，绝大多数患者具有特异性染色体异位 t（15;17）（q22;q12），形成 *PML-RARA* 融合基因，初诊时易合并凝血功能障碍诱导出血和栓塞而引起死亡，近 30 年来，由于全反式维 A 酸（ATRA）及砷剂的规范化临床应用，APL 已成为不用进行造血干细胞移植即可治愈的白血病。

# 第二节　急性淋巴细胞白血病

## 一、临　床　特　点

**1.** 正常骨髓功能受抑制表现，如感染、出血、发热。

**2.** 白血病细胞增殖浸润的表现，较常见的髓外浸润部位是淋巴结、肝、脾、中枢神经系统、睾丸、骨骼，高白细胞血症患者可表现为缺氧、肺部模糊或弥漫阴影等白细胞淤滞的表现，急性 T 淋巴细胞白血病（T-acute lymphoblastic leukemia，T-ALL）患者可出现纵隔占位导致呼吸困难。

## 二、实验室检查

**1. 血常规** 白细胞可升高或降低，白细胞升高者外周血涂片易见原始淋巴细胞，伴不同程度的贫血，血小板减少。

**2. 骨髓象** 骨髓中大量原始幼稚淋巴细胞（参见 WHO 诊断标准），糖原染色阳性，过氧化物酶常阴性。

**3. 白血病细胞免疫分型** 见表 27-1。

**4. 细胞遗传学和分子生物学**（Code-64） 是用于诊断、治疗、判断预后的重要检查（QR 表 27-2）。

**5. 评估重要脏器功能** 行心电图、心脏彩超、生化、肝炎病毒等检查评估心脏、肝脏、肾脏等脏器功能。

## 三、诊　　断

根据临床表现、血常规、白血病细胞 MICM 特征，可明确诊断，评价预后，指导治疗。

## 四、几种特殊类型的 ALL

**1. BCR-ABL1 样 ALL（BCR-ABL1-like ALL）** 此类白血病和 BCR-ABL1 阳性 ALL 患者具有相似的基因表达谱，其共同特征是涉及其他酪氨酸激酶的易位、CRLF2 易位，还包括 EPO 受体（EPOR）截短重排、激活等少见情况，涉及酪氨酸激酶突变的易位可以累及 ABL1、ABL2、PDGFRB、NTRK3、TYK2、CSF1R、JAK2 等，形成 30 余种伴侣基因。并且 IKZF1 和 CDKN2A/B 缺失发生率较高。

**2. 伴 21 号染色体内部扩增的急性 B 淋巴细胞白血病**（B-acute lymphoblastic leukemia，B-ALL） 其第 21 号染色体部分扩增，占儿童 ALL 的 2%，成人少见，低白细胞计数，预后差，建议强化疗。

**3. ETP-ALL** 其 CD7 阳性，CD1a 和 CD8 阴性。CD2、胞质 CD3 阳性，CD4 可以阳性。CD5 一般阴性，或阳性率＜75%，伴有髓系/干细胞抗原 CD34、CD117、HLA-DR、CD13、CD33、CD11b 或 CD65 一个或多个阳性。常伴有髓系相关基因突变：*FLT3*、*NRAS/KRAS*、*DNMT3A*、*IDH1* 和 *IDH2* 等，而 T-ALL 常见的突变，如 *NOTCH1*、*CDKN1/2* 不常见。

## 五、治　　疗

患者一经确诊后应尽快开始治疗，治疗应根据疾病分型采用合适的治疗方案、策略。

**1. 支持治疗** ①防治感染；②成分输血支持；③维持营养；④防治高尿酸血症肾病。

**2. 抗白血病治疗**（Code-65） 据患者年龄、分型采用合适的治疗方案，通常采用多药联合化疗，在诱导化疗后，尽快进入巩固强化治疗，有骨髓移植指征的患者可尽快移植。对 Ph-ALL 需联合酪氨酸激酶抑制剂（TKI）治疗。

# 第二十八章 淋 巴 瘤

淋巴瘤起源于淋巴结和淋巴组织,其发生大多与免疫应答过程中淋巴细胞增殖分化产生的某种免疫细胞恶变有关,是免疫系统的恶性肿瘤。其分为霍奇金淋巴瘤(Hodgkin lymphoma,HL)和非霍奇金淋巴瘤(non-Hodgkin lymphoma,NHL)两大类。

## 第一节 霍奇金淋巴瘤

### 一、概　述

霍奇金淋巴瘤(HL)主要发生于淋巴结,特点是淋巴结进行性肿大,典型的病理特征是里-施细胞(R-S 细胞)存在于不同类型反应性炎症细胞的特征背景中,并伴有不同程度纤维化。

### 二、临床特点

**1. 症状和体征**　多见于青少年,儿童少见,以无痛性淋巴结肿大为主要特征,首发症状常是颈部、锁骨上淋巴结进行性肿大,可浸润器官组织或因淋巴结肿大而产生压迫症状。同时可伴有发热、盗汗、瘙痒等全身症状。

**2. 病理和分型**　①结节性淋巴细胞为主型 HL(NLPHL);②经典 HL(CHL):结节硬化型、富于淋巴细胞型、混合细胞型、淋巴细胞消减型。

**3. 临床分期**(Code-66)　见 QR 表 28-1。

**4. 血液和骨髓检查**　常有贫血,部分患者嗜酸性粒细胞升高,骨髓广泛浸润或发生脾抗时血细胞减少,骨髓涂片找到 R-S 细胞是 HL 浸润的依据。

**5. 影像学检查**(Code-67)　可采用 PET-CT(QR 表 28-2)、CT、MRI、B 超。

### 三、诊　断

通过组织病理学做出淋巴瘤的诊断和分型分类诊断后,据 Ann Arbor 提出的临床分期方案做出分期。

### 四、治　疗

HL 是一种相对少见但治愈率较高的恶性肿瘤,治疗上主要采用化疗加放疗的综合治疗,目前吡柔比星+博来霉素+长春新碱+达卡巴嗪(ABVD)为 HL 的首选化疗方案。

## 第二节 非霍奇金淋巴瘤

### 一、概　述

非霍奇金淋巴瘤(NHL)是一组具有不同组织学特点和起病部位的淋巴瘤,易发生早期远处扩散,WHO 将每一种淋巴瘤类型确定为独立疾病,该方案既考虑了形态学特点,也反映了应用单克隆抗体、细胞遗传学、分子生物学等新技术对淋巴瘤的新认识和确定的新病种。

## 二、临 床 特 点

**1. 症状和体征** 无痛性进行性的淋巴结肿大或局部肿块是淋巴瘤共同的临床表现，但 NHL 具有：①全身性，任何部位均可发生淋巴结肿大。②多样性，因组织器官受累范围不同，症状也不同。③随年龄增长而发病增多，除惰性淋巴瘤，一般发展迅速。④NHL 对各种器官的压迫和浸润较 HL 多见。

**2. 分型** 参见 WHO 2016 分型标准，其中一些常见的 NHL 病理诊断和免疫表型如下。

（1）弥漫大 B 细胞淋巴瘤（DLBCL） 肿瘤细胞表达全 B 细胞标记（CD19、CD20、CD22），CD79a 阳性，细胞膜和（或）细胞质免疫球蛋白阳性、免疫球蛋白轻链限制性表达。目前常用的 HANS 模型分类，分为生发中心亚型（GCB 亚型，标记 CD10、BCL-6）和非生发中心亚型（非 GCB 亚型，标记 IRF4/MUM1）。在初发和治疗后复发的 DLBCL 均推荐 FISH 技术检测 MYC、BLC-2、BCL-6 重排，称为"双打击"或"三打击"淋巴瘤，WHO 分类中被单独列为"高级别 B 细胞淋巴瘤伴 MYC、BCL-2 和（或）BCL-6 重排"，预后不良。

（2）滤泡淋巴瘤（FL） 肿瘤细胞表达全 B 细胞标记（CD19、CD20、CD22）、CD79a、CD10、BCL6，不表达 CD5、CD23、cyclin D1。常见的遗传学异常为 t(14;18)，累及 *BCL2* 基因和 *IGH* 基因。

（3）套细胞淋巴瘤（MCL） 肿瘤细胞表达全 B 细胞标记（CD19、CD20、CD22）、CD79a、CD5（少数病例 CD5 阴性）、FMC7、CD148，不表达 CD10、BCL6，不表达 CD23 或弱表达 CD23，大多数病例表达 cyclin D1、sox11。目前主要有以下几型：经典型套细胞淋巴瘤、白血病样非淋巴结性套细胞淋巴瘤、原位套细胞瘤变。

（4）外周 T 细胞淋巴瘤，非特指[外周 T 细胞淋巴瘤（PTCL）、一氧化氮合酶（NOS）] 肿瘤细胞表达 CD45、全 T 细胞标记（CD2、CD3、CD5、CD7）、CD45RO、CD43，大多数 $CD4^+$ $CD8^-$，部分可表达 CD30。

（5）结外 NK/T 细胞淋巴瘤，鼻型（extranodal NK/T-cell lymphoma，nasal type） 肿瘤细胞表达 CD45、CD2、CD56、细胞质 CD3ε、CD45RO、CD43、细胞毒颗粒蛋白，不表达细胞膜 CD3、CD4、CD5、CD8、TCR、CD16 等，几乎所有患者 EB 病毒阳性。

**3. 临床分期** 参见 Ann Arbor 分期系统。

**4. 实验室检查** ①血液和骨髓检查：NHL 白细胞多数正常，伴有淋巴细胞绝对或相对增多，部分患者的骨髓涂片可见淋巴瘤细胞。②生化指标：乳酸脱氢酶（LDH）升高提示预后不佳，部分可出现抗人球蛋白试验阳性。

**5. 影像学检查** 可采用 PET-CT、CT、MRI、B 超。

## 三、诊 断

通过组织病理学做出淋巴瘤的诊断和分型分类诊断后，据 Ann Arbor 提出的临床分期方案做出分期。

## 四、治 疗

**1. 以化疗为主的化疗、放疗结合的综合治疗**

（1）惰性淋巴瘤 发展较慢，化疗、放疗有效，但不易缓解；Ⅰ期和Ⅱ期淋巴瘤放疗或化疗后可存活 10 年。

（2）侵袭性淋巴瘤 不论分期均应以化疗为主，对化疗残留肿块、局部巨大肿块或中枢神经系统累及者，可行放疗作为补充；常用方案为环磷酰胺＋多柔比星＋长春新碱＋泼尼松龙（CHOP）、利妥昔单抗＋环磷酰胺＋多柔比星＋长春新碱＋泼尼松龙（R-CHOP）等。

（3）新药 来那度胺、组蛋白去乙酰化酶（HDAC）抑制剂西达本胺、Bruton 酪氨酸激酶（BTK）抑制剂伊布替尼等。

**2. 生物治疗**

（1）单克隆抗体 凡 CD20$^+$的 B 细胞淋巴瘤，均可用 CD20 单抗（利妥昔单抗）治疗。

（2）干扰素 对蕈样肉芽肿等有部分缓解作用。

（3）抗幽门螺杆菌的药物 胃黏膜相关淋巴组织（MALT）淋巴瘤经抗幽门螺杆菌治疗后部分患者症状改善，淋巴瘤消失。

（4）嵌合抗原受体 T 细胞免疫治疗（CAR-T） 在复发难治 B 细胞淋巴瘤取得疗效。

**3. 造血干细胞移植** 是指通过移植手术，将健康的造血干细胞从患者或提供者的体内取出，取代患者被肿瘤破坏的造血细胞，使患者恢复正常的造血和免疫功能。

# 第二十九章　原发免疫性血小板减少症

## 一、概　　述

原发免疫性血小板减少症（primary immune thrombocytopenia）既往也称为特发性血小板减少性紫癜（idiopathic thrombocytopenic purpura，ITP），是一种复杂的多种机制共同参与的获得性自身免疫病。本病是由于患者对自身血小板抗原免疫失耐受，产生体液免疫和细胞免疫介导的血小板过度破坏与血小板生成受抑制，导致血小板减少，伴或不伴皮肤黏膜出血。

## 二、临 床 特 点

**1. 症状和体征**　可表现为皮肤黏膜瘀点、紫癜、瘀斑，鼻出血，牙龈出血，严重内脏出血较少见。乏力也是比较常见的表现。一般无肝、脾淋巴结肿大，不到3%的患者因反复发作，脾脏轻度肿大。

**2. 血常规**　血小板减少，血小板平均体积偏大。

**3. 骨髓象**　巨核细胞数正常或增加，巨核细胞发育成熟障碍，产板型巨核细胞显著减少（＜30%），其余系正常。

**4.** 血浆血小板生成素（thrombopoietin，TPO）水平正常或轻度升高。部分患者可检测到抗血小板自身抗体、抗心磷脂抗体、抗核抗体。

## 三、诊　　断

**1.** 至少连续2次血常规检查示血小板计数减少，外周血涂片镜检血细胞形态无明显异常。

**2.** 脾脏一般不增大。

**3. 骨髓检查**　巨核细胞增多或正常，伴成熟障碍。

**4.** 须排除其他继发性血小板减少症。

## 四、治　　疗

**1. 治疗原则**（Code-68）　对于血小板计数≥$30×10^9$/L、无出血表现且不从事增加出血风险的工作、无出血风险因素的ITP患者，可予以观察随访。若患者有活动性出血症状（出血症状评分≥2分，QR表29-1），不论血小板减少程度如何，都应给予治疗。

**2.** ITP患者部分临床常规操作或手术及接受药物治疗时血小板计数参考值见表29-1。

**表 29-1　临床常规操作或手术及接受药物治疗时血小板计数参考值**

| | |
| --- | --- |
| 龈上洁治术及深度清洁 | PLT≥（20～30）×$10^9$/L |
| 拔牙或补牙 | PLT≥（30～50）×$10^9$/L |
| 小手术 | PLT≥$50×10^9$/L |
| 大手术 | PLT≥$80×10^9$/L |
| 神经外科大手术 | PLT≥$100×10^9$/L |
| 单一抗血小板或抗凝治疗 | PLT≥（30～50）×$10^9$/L |
| 抗血小板联合抗凝治疗 | PLT≥（50～70）×$10^9$/L |

**3. 一线治疗**

（1）糖皮质激素　①泼尼松 1.0mg/(kg·d)，分次或顿服，起效后应尽快减量，6～8 周停用，减停后不能维持疗效者考虑二线治疗。②大剂量地塞米松 40 mg/d×4 天，口服或静脉给药，无效或复发患者可重复 1 个周期。

（2）静脉输注丙种球蛋白　常规剂量 0.4g/(kg·d)×5 天或 1.0g/(kg·d)×1～2 天，常用于 ITP 的紧急治疗、不能耐受激素治疗、脾切除术前准备、妊娠或分娩前。

**4. 二线治疗**

（1）促血小板生成药物　包括重组人血小板生成素（rhTPO）、非肽类 TPO 类似物艾曲泊帕。

（2）抗 CD20 单克隆抗体　常规剂量为 375mg/m²，每周 1 次，共 4 次，平均起效时间 4～6 周，也可采用小剂量方案：100mg 静脉滴注，每周 1 次，共 4 次或 375 mg/m² 静脉滴注 1 次，起效时间略长。

（3）rhTPO 联合利妥昔单抗。

（4）临床试验。

（5）脾切除术　被认为是仅次于糖皮质激素的主要治疗方法，用于糖皮质激素治疗无效或剂量依赖者。有效率为 60%～80%。

**5. 三线治疗**　目前，有设计良好的前瞻性多中心临床试验支持的三线治疗方案，包括：①全反式维 A 酸（ATRA）联合达那唑；②地西他滨。

**6. 其他治疗**　硫唑嘌呤、环孢素 A、达那唑、长春碱类药物等缺乏足够的循证医学证据，可根据医师经验及患者状况进行个体化选择。

# 第六篇 泌尿系统

# 第三十章 常见症状

## 第一节 水 肿

### 一、定 义

水肿是指人体组织间隙过多的液体积聚使组织肿胀。可分为全身性水肿和局限性水肿。发生于体腔内则称为积液。

### 二、病 因

**1. 全身性水肿** 全身性水肿的病因见表 30-1。

表 30-1 全身性水肿的病因

| 疾病种类 | 疾病名称 |
| --- | --- |
| 心源性水肿 | 右心衰竭、缩窄性心包炎、心包积液或积血、心肌纤维化等 |
| 肾源性水肿 | 各型肾炎和肾病 |
| 肝源性水肿 | 肝硬化 |
| 内分泌代谢疾病所致水肿 | 甲状腺功能减退症（甲减）、甲状腺功能亢进症（甲亢）、原发性醛固酮增多症、库欣综合征、腺垂体减退症、糖尿病 |
| 结缔组织病所致水肿 | 系统性红斑狼疮、硬皮病、皮肌炎 |
| 药物所致水肿 | 解热镇痛药、磺胺类药物、别嘌醇、雷公藤、木通 |
| 特发性水肿 | 原因不明，多见于女性 |
| 其他 | 营养不良、妊娠、经前期、变态反应性 |

**2. 局限性水肿**

（1）炎性水肿 蜂窝织炎、疖肿、痈、丹毒等。

（2）淋巴回流障碍性水肿 淋巴管炎、丝虫病、淋巴结切除术后。

（3）静脉回流障碍性水肿 静脉曲张。

（4）血管神经性水肿 是指由于皮下疏松组织或黏膜下的小血管扩张或渗透性增加而引起的局限性水肿。

（5）局部黏液性水肿 是甲状腺功能不足，致使血液循环中甲状腺素缺乏，黏蛋白沉积于皮下组织而产生的特征性非凹陷性水肿。

### 三、病 史 询 问

**1.** 水肿最开始出现时间，需注意并不是水肿加重的时间，患者有时会自动模糊水肿最先出现的时间。

**2.** 水肿部位，与体位的关系，发展顺序、程度。

**3.** 水肿性质，凹陷性？非凹陷性？是否对称？有无晨轻暮重？

**4.** 起病缓急。

**5.** 伴随症状，应鉴别的疾病。

**6.** 与药物、饮食、月经及妊娠的关系。

## 四、鉴 别 诊 断

肾源性水肿与心源性水肿的鉴别见表30-2。

表 30-2 肾源性水肿与心源性水肿的鉴别

| 鉴别点 | 肾源性水肿 | 心源性水肿 |
|---|---|---|
| 开始部位 | 从眼睑、颜面部开始而延及全身 | 从足部开始，向上延及全身 |
| 发展快慢 | 迅速 | 缓慢 |
| 水肿性质 | 软而移动性大 | 比较坚实，移动性小 |
| 伴随改变 | 高血压、尿检异常、肾功能异常 | 心脏增大、心脏杂音、肝大、静脉压升高 |

## 五、临床诊断思维及路径

确定水肿的病因和过程涉及许多复杂的因素，在这个过程中始终要贯彻"系统、有序、快捷、准确"八字方针。水肿的临床诊断思维及路径见图30-1。

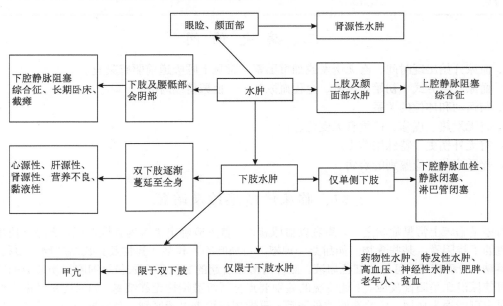

图 30-1 水肿的临床诊断思维及路径

## 六、处 理 原 则

**1.** 治疗原发病。

**2. 对症处理** 利尿消肿，需注意电解质情况。

3. 低蛋白血症者可给予输注白蛋白。

4. 严重水肿利尿效果欠佳或不宜使用利尿剂者，可行血液净化治疗。

# 第二节　血　尿

## 一、定　义

血尿包括镜下血尿和肉眼血尿。前者指离心沉淀后的尿液镜检每高倍视野有红细胞 3 个以上，后者指尿液呈洗肉水色或血色。

## 二、病　因

血尿的病因见表 30-3。

表 30-3　血尿的病因

| 疾病种类 | 疾病名称 |
| --- | --- |
| 泌尿系统疾病 | 各型肾小球疾病，尿路感染，泌尿系结石、结核、肿瘤，多囊肾，胡桃夹综合征，尿路憩室，先天性畸形 |
| 全身性疾病 | 感染性疾病、血液病、自身免疫病、心血管疾病 |
| 尿路邻近器官疾病 | 急慢性前列腺炎、精囊炎、盆腔炎、子宫颈癌、输卵管炎、急性阑尾炎、直肠和结肠癌 |
| 化学物品或药物对尿路的损害 | 磺胺类药物、吲哚美辛、甘露醇、重金属对肾小管的损害；环磷酰胺所致出血性膀胱炎、抗凝剂导致凝血功能障碍引起血尿 |
| 功能性血尿 | 大量运动后 |

## 三、病 史 询 问

1. 血尿开始出现时间、有无诱发或加重因素，常见上呼吸道前驱感染史。

2. 血尿发生方式（初始、终末、全程血尿？）、血尿持续时间。

3. 与运动和体位的关系。

4. 有无发热、皮疹，体重有无变化。

5. 有无外伤史、特殊用药史。

6. 伴随症状，应鉴别的疾病。

## 四、临床诊断思维及路径

血尿是临床上常见症状之一，患者以血尿就诊，首先应确定是否为真性血尿，需除外使尿液呈现红色的干扰因素。某些食物（如甜菜、辣椒、番茄叶等）和某些药物及其代谢产物（如利福平、苯妥英钠、吩噻嗪等）可导致红色尿液。血管内溶血引起的血红蛋白尿和肌细胞损伤造成的肌红蛋白尿可使尿潜血呈阳性反应。上述情况的鉴别要点是尿沉渣镜检无红细胞。如女性月经期在尿中混入经血也可能误为血尿，应冲洗清洁外阴后，再做尿液检查以示区别。血尿患者由于病因不同，因而所伴随的症状、体征和实验室检查结果也不尽相同。应详细询问病史、查体和辅助检查并将获取的临床资料进行综合分析，对确定血尿的部位和原因具有重要意义。血尿的临床诊断思维及路径见图 30-2。

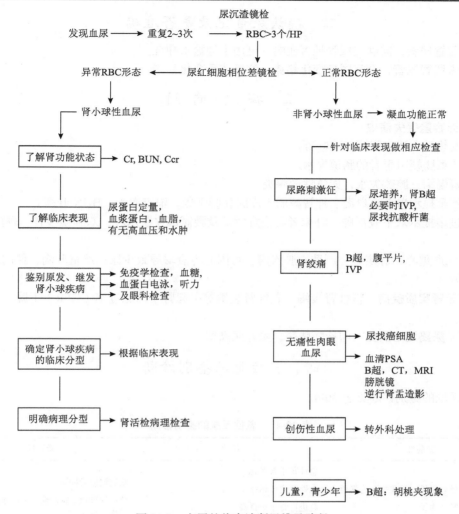

图 30-2 血尿的临床诊断思维及路径

# 五、处 理 原 则

**1.** 寻找血尿原因，病因治疗。

**2.** 膀胱镜检寻找出血原因及止血。

**3.** 肾小球源性血尿，部分患者需激素和（或）免疫抑制剂治疗。

**4.** 血尿由泌尿系统感染引起，可口服和注射抗生素抗感染治疗。

**5.** 卧床休息，尽量减少剧烈活动。必要时可服用苯巴比妥、地西泮等镇静催眠药。

**6.** 肾结核或肿瘤，需手术治疗。

**7.** 中医治疗。

# 第三节 尿 量 减 少

## 一、定 义

正常尿量＞0.5ml/(kg·h)，少尿＜400ml/d，无尿＜100ml/d。

## 二、确认尿量记录是否准确

**1.** 若留置尿管，需确定尿管是否通畅，可用生理盐水冲洗。

**2.** 若未留置尿管，询问尿量变化趋势，注重体重变化。

## 三、病 史 询 问

**1. 有无容量丢失病史**

（1）发热、大汗、腹泻、呕吐等。

（2）注意肠梗阻患者的肠道失水。

（3）警惕第三腔隙失水，如急性胰腺炎。

容量不足提示患者有口渴、神智减弱、皮肤黏膜干燥；辅查血钠、BUN 升高。

容量过多提示双下肢浮肿，卧床者需注意背部及腰骶部皮肤水肿；双肺湿啰音；颈静脉充盈/怒张。

**2. 有无严重心、肝疾病** 严重心脏疾病，可因心力衰竭导致少尿；严重肝病，伴门静脉高压可出现少尿。

**3. 有无肾实质疾病** 慢性肾衰竭、急性肾衰竭等引起肾小球滤过率（GFR）下降，导致尿量减少。

**4. 有无尿路梗阻病史** 叩诊膀胱区，除外尿潴留。

## 四、急性无尿鉴别诊断

急性无尿的鉴别诊断见表 30-4。

表 30-4　　急性无尿的鉴别诊断

| 肾前性 | 肾性 | 肾后性 |
| --- | --- | --- |
| 严重休克：低容量性、感染性、心源性<br>肾血管：狭窄、血栓 | 急性肾小管坏死<br>急性肾皮质坏死<br>急进性肾小球肾炎<br>慢性肾衰竭急性加重 | 双侧输尿管梗阻<br>急性尿潴留（前列腺增生、意识障碍、药物、卧床等） |

## 五、临床诊断思维及路径

第一步　是否为尿量减少：通过尿量监测即可确定。

第二步　属于哪一类尿量减少：肾前性？肾性？肾后性？

第三步　寻找尿量减少的病因。

第四步　尿量减少的诱因

## 六、处 理 原 则

根据病因处理，尿量不是治疗目标。

**1. 祛除诱因** 视具体情况而定。

**2.** 容量不足患者需积极扩容。

**3.** 梗阻性肾病请泌尿外科处理，尿潴留需留置尿管。

**4.** 容量负荷过多的患者可使用利尿剂。

**5.** 很多药物需调整剂量。

**6. 必要时需行急诊血液净化治疗** 无尿、严重高钾血症、急性左心衰竭、严重代谢性酸中毒等。

# 第三十一章　原发性肾小球肾炎

## 第一节　急性肾小球肾炎

### 一、概　　述

急性肾小球肾炎简称急性肾炎，是一种急性起病，以血尿、蛋白尿、高血压、水肿、伴一过性肾功能减退为临床特征的肾小球疾病。病理上以弥漫性毛细血管内增生为主要表现。补体 IgG、C3 在毛细血管襻和（或）系膜区颗粒状沉积，肾小球上皮下驼峰状电子致密物沉积。多见于 A 组 β 溶血性链球菌感染后，也可见于其他细菌、病毒和寄生虫感染。

### 二、临　床　特　征

通常于前驱感染后 1～3 周（10 天左右）起病，呼吸道感染者的潜伏期较皮肤感染者短。本病起病较急，病情轻重不一，轻者呈亚临床型（仅有尿常规、血清 C3 异常），典型者呈急性肾炎综合征表现。大多预后良好，常在数月内临床自愈。

**1. 血尿**　常为起病的第一个症状，几乎全部患者均有尿，肉眼血尿出现率为 30%～40%，血尿可持续存在数月，大多于一年内痊愈。

**2. 蛋白尿**　大部分患者尿蛋白阳性，为 0.5～3.5g/d，仅约不到 20% 的患者尿蛋白在 3.5g/d 以上，长期不愈的蛋白尿、血尿提示病变持续发展或为其他肾小球疾病。

**3. 水肿**　常为起病早期症状及主要表现，见于 60% 以上的病例。轻者为晨起眼睑水肿，严重时可延及全身。

**4. 高血压**　见于 80% 左右的病例，主要与水钠潴留、血容量扩张有关，多为中等程度的血压增高，随着利尿而恢复正常，偶可见严重高血压、高血压脑病、急性左心衰竭。

**5. 尿量减少**　大部分患者起病时尿量减少，可由少尿引起氮质血症。2 周后尿量渐增，肾功能恢复。

**6. 肾功能损伤**　常有一过性氮质血症，Scr 及 BUN 轻度升高，严重者出现急性肾衰竭。

### 三、诊断及鉴别诊断

**（一）诊断**

**1.** 多于溶血性链球菌感染（也可见其他病原体感染）后 1～3 周（平均 10～14 天）发病，起病急。

**2.** 呈急性肾炎综合征表现，即尿异常、水肿及高血压，部分患者尚出现一过性氮质血症。尿异常包括血尿（肾小球性血尿）、蛋白尿（少数患者可出现大量蛋白尿）、白细胞尿（尿微生物培养阴性）及管型尿（常见颗粒管型及红细胞管型）。

**3.** 血清补体 C3 及总补体下降，并于 8 周内恢复正常。

**4.** B 超显示双肾大小正常或偏大。

**（二）鉴别诊断**

本病需与其他病原体感染后急性肾炎、系膜毛细血管性肾小球肾炎、系膜增生性肾小球肾炎、急进性肾小球肾炎、系统性红斑狼疮性肾炎及过敏性紫癜肾炎等鉴别。

# 四、治　疗

**1. 一般治疗**

（1）卧床休息　急性期应卧床休息，直至肉眼血尿、水肿消失，血压恢复正常，一般需 1～2 周。

（2）饮食　低盐（每日食盐＜3g），出现肾功能不全时应该限制蛋白质入量。

**2. 抗感染治疗**　可选择对链球菌敏感的抗生素（如青霉素或大环内酯类抗生素），抗感染治疗一般持续 1～2 周。急性肾炎迁延 2 个月至半年以上，常有反复，扁桃体病灶明显者，可行扁桃体摘除术。

**3. 对症治疗**

（1）利尿　控制水钠入量后水肿仍明显者，应加用利尿剂，轻者用噻嗪类利尿剂（如氢氯噻嗪 25mg，每日 2～3 次），重者用袢利尿剂（如呋塞米 20mg 口服，每日 3 次，或 20～40mg 静脉注射，每日 1～2 次），但不宜用保钾利尿剂。

（2）降压　常选用钙通道阻滞剂、α 或 β 受体阻滞剂，尿少时禁用 ACEI 及 ARB，以防止高钾血症产生。

**4. 透析治疗**　适应证为：①少尿性急性肾衰竭，出现严重电解质、酸碱平衡紊乱，药物治疗效果不佳，尤其是出现高钾血症、代谢性酸中毒等时；②严重水钠潴留，引起急性左心衰竭时。

**5. 预防**　增强体质，提高身体防御功能，保持环境卫生，以减少上呼吸道感染、咽喉炎、扁桃体炎、脓疱病等疾病的发生。在上述疾病发生时应积极治疗，并清除慢性感染灶如屡发的扁桃体炎、鼻窦炎等。

# 第二节　急进性肾小球肾炎

## 一、概　述

急进性肾小球肾炎是一组病情发展急骤，由蛋白尿、血尿迅速发展为无尿或少尿性急性肾衰竭、预后恶劣的肾小球肾炎。本病的病理改变特征为肾小球囊内细胞增生、纤维蛋白沉着，故又称为新月体型肾炎。

## 二、临床特征

急进性肾小球肾炎根据免疫病理可分为三型：Ⅰ 型为抗肾小球基膜（GBM）抗体型，Ⅱ 型为免疫复合物型，Ⅲ 型为少（或寡）免疫复合物型，根据其病理分型不同，临床表现亦有差别。大部分表现为急性肾衰竭和活动性肾炎，可急骤起病亦可隐匿发病，初诊时常可见氮质血症，常以虚弱、疲劳、发热、恶心、食欲缺乏、呕吐、关节痛、腹痛等为主要表现。半数患者在发病前有流感样症状，常在发病后几天或几个月肾功能迅速恶化，需要透析治疗。

**1. 尿液改变**　可早期出现少尿或无尿，部分患者出现肉眼血尿、镜下血尿、蛋白尿。

**2. 水肿**　约半数患者起病时即出现水肿，水肿部位以面部及双下肢为主；25%～30%的患者出现高度水肿，大量蛋白尿，表现为肾病综合征。

**3. 高血压**　部分患者可出现高血压，且血压持续升高，在短期内即可出现心和脑的并发症。

**4. 肾功能损害**　进行性肾功能损害是本病的特点，GFR 在短期内显著下降，尿浓缩功能障碍，Scr、BUN 持续增高，最后出现尿毒症。

**5. 全身症状**　依据不同的病因可以出现不同的全身表现，如紫癜、咯血、皮损、血便等。

## 三、诊断及鉴别诊断

### （一）诊断

在急性肾炎综合征的表现（血尿、蛋白尿、水肿及高血压）基础上，肾功能迅速恶化，短期内（数日至数月）达到尿毒症水平为表现者应考虑本病。凡怀疑本病者应尽早肾活检，如50%的肾小球有大新月体，诊断则可成立。

### （二）鉴别诊断

本病需与急性肾小管坏死、急性过敏性间质性肾炎、梗阻性肾病、肺出血肾炎综合征（Goodpasture syndrome）、系统性红斑狼疮性肾炎、过敏性紫癜肾炎、重症毛细血管内增生性肾小球肾炎或重症系膜毛细血管性肾小球肾炎等鉴别。

## 四、治　　疗

急进性肾小球肾炎预后较差，治疗越早，肾功能恢复的可能性越大，故应尽早进行肾活检，以便及早诊断，及时选择合理的治疗方案，能最大限度地挽救患者的肾功能。

**1. 急性期治疗**

（1）皮质激素与免疫抑制剂　类固醇激素及细胞毒药物为常规治疗。对于Ⅱ型、Ⅲ型肾小球肾炎可予甲泼尼龙冲击治疗，治疗效果较好，对于Ⅰ型肾小球肾炎效果不明显。

（2）血浆置换疗法　主要适用于Ⅰ型肾小球肾炎。但在应用此疗法时常需伴用类固醇激素及细胞毒药物，以防止免疫、炎症过程"反跳"，常用激素为泼尼松。

（3）四联疗法（又称鸡尾酒疗法）　皮质激素、细胞毒药物、抗凝与抑制血小板聚集药物联合使用。

**2. 慢性期治疗**

（1）血液透析　急性期应尽早开始血液透析治疗，如肾功能不能恢复者则将长期依赖于透析治疗。

（2）肾移植　应在病情稳定后半年再进行肾移植。于Ⅰ型肾小球肾炎患者应监测血清抗GBM抗体，Ⅲ型肾小球肾炎患者亦应监测血ANCA水平以决定手术时机。

# 第三节　肾病综合征

## 一、概　　述

肾病综合征（nephrotic syndrome，NS）可由多种病因引起，是以肾小球基膜通透性增加，表现为大量蛋白尿、低蛋白血症、高度水肿、高脂血症的一组临床症候群。根据病因可分为原发性和继发性，原发性肾病综合征常见的病理类型有微小病变性肾病、局灶节段性肾小球硬化、系膜增生性肾炎、膜性肾病、膜增生性肾小球肾炎；继发性病因常见于糖尿病肾病、狼疮性肾炎、肾淀粉样变、药物肾损害、肾肿瘤等。

## 二、临　床　特　征

**1. 症状和体征**　起病可急骤也可隐匿，患者可有乏力、恶心、腰酸、食欲下降等表现，部分患者可无明显临床症状。除水肿、蛋白尿外，临床还可表现为血尿、高血压及不同程度肾功能减退等。

其主要症状为水肿，特点是水肿首先出现于皮下组织较疏松部位，如眼睑、颜面等处，然后出现于下肢（常于踝部开始），多为凹陷性水肿，严重者可发展至全身，引起胸腔积液、腹水、心包积液等。水肿与体位有明显的关系，如出现一侧下肢与体位无关的固定性水肿，应怀疑下肢深静脉血栓形成，但也有部分患者水肿不明显。

**2. 并发症**

（1）感染　感染部位多发生在呼吸道、泌尿系统和消化道。其他如结核分枝杆菌、病毒（疱疹病毒等）、真菌感染的机会也明显增多。在严重肾病综合征伴大量腹水时，易在腹水的基础上发生自发性细菌性腹膜炎。

（2）血栓栓塞　是肾病综合征常见的甚至严重致死性的并发症之一。临床上以肾静脉和深静脉血栓最为常见，部分可呈典型肺梗死表现。膜性肾病中肾静脉血栓的发生率最高，可达50%以上。

（3）急性肾衰竭　可发生在肾病综合征的不同阶段，但以疾病初期和肾病未获缓解时的发生率为最高。发生急性肾衰竭的主要原因有：①严重血容量不足所致的肾前性肾损伤；②缺血、感染或药物引起的急性肾小管坏死；③感染、药物及过敏所致的急性间质性肾炎；④高凝所致的急性肾静脉血栓形成；⑤肾间质水肿。

（4）代谢紊乱　肾病综合征患者存在明显的低白蛋白血症，蛋白质代谢呈负平衡。长期低白蛋白血症可造成患者营养不良、贫血、机体抵抗力下降、生长发育迟缓、甲状腺激素水平低下、钙磷代谢紊乱、维生素 D 缺乏等。

# 三、诊断及鉴别诊断

## （一）诊断

肾病综合征的诊断标准是：①尿蛋白≥3.5g/24h；②血浆白蛋白≤30g/L；③水肿；④高脂血症。其中①②两项为诊断所必需。

诊断肾病综合征包括三个方面：①确诊肾病综合征；②确认病因：必须排除继发性和遗传性因素；③判断有无并发症。

## （二）鉴别诊断

本病需与过敏性紫癜肾炎、系统性红斑狼疮性肾炎、乙型肝炎病毒相关性肾炎、糖尿病肾病、肾淀粉样变、骨髓瘤性肾病等鉴别。

# 四、治　　疗

**1. 一般治疗**

（1）注意休息，保持适度活动，避免感染。

（2）限水限钠，每日摄取食盐 3g 以内，禁用腌制食物。

（3）低脂优质蛋白饮食　适当摄入高质量蛋白质[1g/(kg·d)]，少油、低胆固醇饮食。

**2. 利尿消肿**

（1）轻度水肿限水限钠效果欠佳者可用口服利尿剂治疗。

（2）明显水肿患者可用袢利尿剂，注意利尿剂不宜长期使用，宜间歇使用。

（3）血浆白蛋白或血浆　适应证为：①严重低蛋白血症，单用利尿剂效果不佳者；②血容量不足，低血压者；③应激状态，如手术后等。

（4）渗透性利尿剂　如低分子右旋糖酐、甘露醇，可一过性提高血浆胶体渗透压，加用袢利尿剂可增强利尿效果。但长期使用易致肾小管上皮细胞损伤，尤其尿量少于 400ml/24h 者宜慎用。

（5）严重水肿用利尿剂效果不佳者，可采用血液净化治疗。

**3. ACEI 和（或）ARB**　肾病综合征患者应严格控制血压，降压的靶目标应＜130/80mmHg，虽然 ACEI 和 ARB 能有效控制血压，降低蛋白尿，延缓肾衰竭进展，降低心血管并发症的发生率和病死率等，但在肾病综合征严重水肿，存在肾血流量相对不足时，应避免使用，以免引起肾前性急性肾衰竭。在肾病综合征部分缓解或稳定后开始应用，并可根据病情剂量翻倍，降低蛋白尿。

**4. 糖皮质激素**　应用原则和方案如下。

（1）起始足量　常用泼尼松 1mg/(kg·d)（最大量不宜超过 80mg/d），晨顿服。连用 8 周，必要时可延长至 12 周。

（2）缓慢减量　足量治疗后每 2～3 周减原用量的 10%，当减至 20mg/d 左右时症状易反复，应更加缓慢减量。

（3）长期维持　最后以最小有效剂量再维持数月至半年。

激素可采取全日量顿服或在维持用药期间两日量隔日一次顿服，以减轻激素的副作用。水肿严重、有肝功能损害或泼尼松疗效不佳时，可更换为泼尼松龙或甲泼尼龙。

**5. 细胞毒药物或免疫抑制剂**　既往免疫抑制剂常与糖皮质激素联合应用治疗多种不同病理类型的肾病综合征，近年来也推荐部分患者因对糖皮质激素相对禁忌或不能耐受（如未控制糖尿病、精神因素、严重的骨质疏松症）及部分患者不愿接受糖皮质激素治疗方案或存在禁忌证，可单独应用免疫抑制剂治疗（包括作为初始方案）某些病理类型的肾病综合征，如局灶节段性肾小球硬化、膜性肾病、微小病变性肾病等。常用药物有环磷酰胺、环孢素、霉酚酸酯、他克莫司等。

# 第四节　慢性肾小球肾炎

## 一、概　　述

慢性肾小球肾炎（chronic glomerulonephritis）简称慢性肾炎，是指以蛋白尿、血尿、高血压、水肿为基本临床表现，可有不同程度的肾功能减退，起病方式各有不同，病情迁延，病变缓慢进展，部分患者最终将发展为慢性肾衰竭的一组肾小球疾病。

## 二、临床特征

**1. 隐匿起病**　有的患者无明显临床症状，偶有轻度水肿，血压可正常或轻度升高，多通过体检发现此病。

**2. 慢性起病**　患者可有乏力、疲倦、腰痛、纳差、眼睑和（或）下肢水肿，伴有不同程度的血尿或蛋白尿，部分患者可表现为肾病性大量蛋白尿，也有的患者以高血压为突出表现，伴有肾功能正常或不同程度受损。

**3. 急性起病**　部分患者因劳累、感染、血压增高、水与电解质紊乱使病情呈急性发作，或用肾毒性药物后病情急剧恶化，经及时祛除诱因和适当治疗后病情可一定程度缓解。

## 三、诊断及鉴别诊断

### （一）诊断

慢性肾小球肾炎的诊断并不完全依赖病史的长短，多数慢性肾小球肾炎其病理类型决定其起病即为慢性病程。一般而言，凡有尿检异常（血尿、蛋白尿、管型尿），伴不同程度浮肿和（或）高血压（和）或肾功能异常，除外继发性、遗传性和先天性肾炎，均应考虑此病，肾活检病理检查可以确定肾小球疾病性质及病理类型。

### （二）鉴别诊断

本病需与系统性红斑狼疮性肾炎、过敏性紫癜肾炎、糖尿病肾病、奥尔波特综合征（Alport syndrome）、隐匿型肾小球肾炎、感染后急性肾炎、原发性高血压肾损害等鉴别。

## 四、治　　疗

慢性肾小球肾炎的治疗应以防治加重肾脏损伤和肾功能恶化的诱因、病因，保护肾功能和延缓肾功能进行性恶化，改善临床症状及防治严重并发症为治疗原则。临床上着重强调综合性预防和治疗措施。

**1. 一般治疗**　休息，适度运动，戒烟，限酒，增强体质，预防感染。

**2. 饮食治疗**　出现肾功能异常（如氮质血症期）的患者应给予优质低蛋白[0.6～0.8g/(kg·d)]、低磷和足够热量饮食治疗，并采用必需氨基酸或 α-酮酸治疗（详见慢性肾衰竭章节）。限制饮食钠的摄入（＜3g/d）。

**3. 积极控制高血压和减少蛋白尿**　血压控制标准：蛋白尿≥1.0g/d，血压控制在 125/75mmHg；蛋白尿＜1.0g/d，血压控制在 130/80mmHg。由于 ACEI 与 ARB 除具有降低血压作用外，还有减少尿蛋白和延缓肾功能恶化的肾保护作用，应首选。肾功能不全患者应用 ACEI 或 ARB 要防止高血钾和 Scr 升高，Scr 大于 264μmol/L（3mg/dl）时务必在严密观察下谨慎使用，尤其注意监测肾功能和防止高血钾。少数患者应用 ACEI 有持续性干咳的不良反应，可以换用 ARB 类。也可选用 β 受体阻滞剂、钙通道阻断剂、α 受体阻滞剂或联合应用不同类药物。

**4. 抗血小板和（或）抗凝血药治疗**　此类药物可抑制纤维蛋白形成、血小板聚集，降低补体活性，但疗效不肯定。

**5. 糖皮质激素及细胞毒药物**　尿蛋白较多且肾脏病理显示有活动病变（如肾小球细胞增生、细胞新月体形成及肾间质炎症细胞浸润等）时，可考虑应用激素及细胞毒药物治疗。若无肾穿刺活检禁忌证，应尽可能行活检术以明确病理类型，为糖皮质激素和细胞毒药物的应用提供依据。

**6. 避免加重肾损害的因素**　感染、劳累、妊娠及肾毒性药物等。

# 第五节　IgA 肾病

## 一、概　　述

IgA 肾病是最为常见的一种原发性肾小球疾病，是指肾小球系膜区以 IgA 或 IgA 沉积为主，伴或不伴有其他免疫球蛋白在肾小球系膜区沉积的原发性肾小球病。病变类型包括局灶节段性病变、毛细血管内增生性病变、系膜增生性病变、新月体病变及硬化性病变等。其临床表现为反复发作性肉眼血尿或镜下血尿，可伴有不同程度蛋白尿，部分患者可以出现严重高血压或者肾功能不全。

## 二、临 床 特 征

### （一）临床表现

多在上呼吸道感染 1～3 天后出现易反复发作的肉眼血尿，持续数小时至数天后可转为镜下血尿，可伴有腹痛、腰痛、肌肉痛或低热，部分患者在体检时发现尿异常，为无症状性蛋白尿和（或）镜下血尿，少数患者有持续性肉眼血尿和不同程度的蛋白尿，可伴有水肿和高血压。

### （二）检查

**1. 免疫学检查**　50%的患者血清 IgA 水平升高。37%～75%的患者测到含有 IgA 的特异性循环免疫复合物。

**2. 尿液检查**

（1）蛋白尿 蛋白尿定量和分型对 IgA 肾病病情判断、估计预后很重要。蛋白尿<1g/24h 者常以轻微及病灶性系膜增生为主。中重度蛋白尿多为弥漫性系膜增生，常伴新月体及肾小球硬化。

（2）血尿 尿红细胞形态呈多形性，提示血尿来源是肾小球源性。

## 三、诊断及鉴别诊断

### （一）诊断

IgA 肾病的诊断必须要有肾活检病理，必须要有免疫荧光或免疫组化的结果支持。其诊断特点是光镜下常见弥漫性系膜增生或局灶节段增生性肾小球肾炎；免疫荧光可见系膜区 IgA 或以 IgA 为主的免疫复合物沉积。

### （二）鉴别诊断

本病需与链球菌感染后急性肾小球肾炎、薄基底膜肾病、过敏性紫癜肾炎等鉴别。

## 四、治 疗

本病无特殊治疗方法，临床根据患者不同表现及病程，采用不同措施，目的是保护肾功能，减慢病情进展。按照临床分型治疗措施如下。

**1. 单纯性血尿和（或）轻微蛋白尿** 无须特殊治疗，定期随访。

**2. 大量蛋白尿和（或）肾病综合征** 低蛋白饮食，ACEI/ARB 类药物、标准剂量泼尼松治疗。

**3. 血管炎型**

（1）霉酚酸酯（MMF）治疗方案 甲泼尼龙静脉滴注冲击治疗 3 天，继以泼尼松 0.6mg/(kg·d)，每 2 周减少 5～10mg/d，以后维持此剂量。MMF 以 0.5～2g/d 开始给药，依据血药浓度增加至 1.5～2.0g/d，连续使用 6 个月，以每日 0.75～1g 剂量维持，总疗程 2 年。

（2）环磷酰胺（CTX）治疗方案 甲泼尼龙同 MMF 治疗方案。CTX 冲击疗法，每月 1 次，共 6 个月，以后每 3 个月 1 次。总剂量<8g。CTX 治疗结束后用硫唑嘌呤维持，总疗程 2 年。

**4. 高血压型** 选择使用 ACEI/ARB、CCB、利尿剂种类的降压药，蛋白尿>1.5g/24h 的病例可合用雷公藤多苷片。

# 第六节 无症状性血尿和（或）蛋白尿

## 一、概 述

无症状性血尿和（或）蛋白尿，既往国内称为隐匿型肾小球肾炎，系指无水肿、高血压及肾功能损害，而仅表现为肾小球源性血尿和（或）蛋白尿的一组肾小球疾病。本组疾病可由多种病理类型的原发性肾小球病所致，但病理改变多较轻。

## 二、临 床 特 征

多数患者是在偶然情况下，检查尿常规时发现异常，多无明显临床症状或体征，而表现为单纯性血尿和（或）蛋白尿，且肾功能多正常。

**1. 血尿**

（1）肉眼血尿 此症状患者可自己发现，表现为肉眼看到的尿液呈现血样或洗肉水样。

（2）镜下血尿　多是在患者体检或其他情况进行尿常规检查时发现，患者尿液肉眼观察无异样，但尿沉渣红细胞＞3 个/HP。

**2. 蛋白尿**　多是在患者体检或因其他情况进行尿常规检查时发现，24h 尿蛋白定量＞150mg 可确立蛋白尿确实存在，一般＜1g/24h。

## 三、诊断及鉴别诊断

### （一）诊断

**1.** 患者仅呈轻度蛋白尿（＜1.0g/24h，白蛋白为主）和（或）肾小球性血尿（镜下血尿为主，偶见肉眼血尿）。

**2.** 无高血压、水肿及肾功能损害。

**3.** 已除外生理性蛋白尿及功能性蛋白尿等。

**4.** 已除外继发性、遗传性肾小球疾病及急慢性肾小球肾炎等。

### （二）鉴别诊断

本病需与生理性蛋白尿、遗传性肾小球疾病、慢性肾炎、亚临床型急性肾炎等鉴别。

## 四、治　　疗

本病一般无须特殊治疗，通常采取以下措施。

**1.** 对患者定期（至少每 3～6 个月 1 次）进行检查，监测尿沉渣、尿蛋白、肾功能和血压的变化。

**2.** 保护肾功能、避免肾损伤的因素。

**3.** 对反复发作的慢性扁桃体炎与血尿、蛋白尿发作密切相关者，可待急性期过后行扁桃体摘除术。

**4.** 可用中医药辨证施治。

# 第三十二章　继发性肾小球肾炎

## 第一节　狼疮性肾炎

### 一、概　　述

狼疮性肾炎是指系统性红斑狼疮合并双肾不同病理类型的免疫性损害，同时伴有明显肾脏损害临床表现的一种疾病。其发病与免疫复合物形成、免疫细胞和细胞因子等免疫异常有关。除系统性红斑狼疮全身表现外，临床主要表现为血尿、蛋白尿、肾功能不全等。狼疮性肾炎的病理学分型对于判断病情活动度及预后、制订治疗方案具有重要价值。应根据病情轻重程度不同制订个体化治疗方案。

### 二、临　床　特　征

#### （一）临床表现

**1. 全身表现**　间断发热、颧部红斑（蝶形红斑）、盘状红斑、光过敏、口腔溃疡、关节炎、浆膜炎、神经系统异常（抽搐或精神病）。

**2. 肾脏表现**　①单纯性血尿或蛋白尿，血尿、蛋白尿伴水肿、腰酸或高血压，即肾炎样表现；②大量蛋白尿、低蛋白血症、水肿，即肾病综合征样表现；③血尿、蛋白尿伴肾功能急剧减退，呈急进性肾炎表现；④肾间质病变；⑤慢性肾衰竭。

#### （二）检查

**1. 尿常规**　可有不同程度的尿蛋白、镜下血尿、白细胞、红细胞及管型尿。

**2. 血常规**　白细胞计数$<4.0\times10^9$/L，血小板计数$<100\times10^9$/L，ESR 较快。

**3. 肾功能**　终末期狼疮性肾炎肌酐清除率（Ccr）明显下降和 Scr、BUN 显著升高。

**4. 免疫学检查**　血清多种自身抗体阳性，$\gamma$-球蛋白显著增高，血循环免疫复合物阳性，低补体血症。

**5. 肾活检**　不仅有助于狼疮性肾炎的确诊，还可了解病理类型、病变活动性、肾脏受损程度和决定治疗方案。

### 三、诊断及鉴别诊断

#### （一）诊断

对于系统性红斑狼疮诊断明确的患者，如果存在上述肾脏受累表现，即可诊断为狼疮性肾炎。

#### （二）鉴别诊断

本病需与过敏性紫癜肾炎、原发性小血管炎相关肾损害、肾淀粉样变等鉴别。

### 四、治　　疗

系统性红斑狼疮目前仍是一种病因未明性疾病，治疗的主要目的在于控制狼疮性肾炎的活动，保护肾脏功能，延缓肾组织纤维化的进程。

**1. 轻型系统性红斑狼疮及狼疮性肾炎**　靶器官功能正常或稳定者，酌情用 NSAID 或抗疟药，可短期使用中、小剂量糖皮质激素（如泼尼松 20～40mg/d），必要时加用免疫抑制剂。

**2. 重型系统性红斑狼疮及狼疮性肾炎**　重要靶器官出现明显损伤者，肾小球肾炎持续不缓解、急进性肾小球肾炎、肾病综合征患者，应给予标准激素治疗[泼尼松 1mg/(kg·d)]及免疫抑制剂治疗，对于急性危及生命的重型系统性红斑狼疮及狼疮性肾炎患者应给予激素冲击治疗（甲泼尼龙 0.5～1.0g/d）。当上述方法效果欠佳或病情较重时，可考虑血浆置换疗法。伴有急性严重肾功能不全、严重高血容量、心力衰竭时应紧急透析，使其度过危险期。

**3. 终末期的治疗**　终末期狼疮性肾炎按慢性肾衰竭处理。

# 第二节　过敏性紫癜肾炎

## 一、概　述

过敏性紫癜肾炎是指过敏性紫癜以坏死性小血管炎为主要病理改变的全身性疾病引起的肾损害。其临床表现除有皮肤紫癜、关节肿痛、腹痛、便血外，肾脏受累主要表现为血尿和蛋白尿，部分重症患者可引起肾功能受损。病因可为细菌、病毒及寄生虫等感染所引起的变态反应，或为某些药物、食物等过敏，或为植物花粉、虫咬等引起。

## 二、临床特征

### （一）肾外症状

**1. 皮疹**　为本病首发和主要临床表现，皮疹发生在四肢远端、臀部及下腹部，多对称性分布，稍高于皮肤表面，可有痒感。从紫癜到肾脏损害间隔时间常在 2 周内。

**2. 关节痛**　特点为多发性、非游走性，多发于踝关节。

**3. 胃肠道症状**　主要表现为腹痛、腹泻，常见部位为脐和下腹部，有时为阵发性肠绞痛，可有恶心、呕吐和血便。

**4. 其他**　偶可见淋巴结肿大、肝脾肿大及神经系统受累如头痛、抽搐和行为异常等。

### （二）肾脏表现

肾脏受累多发生于全身症状和体征出现后数日至数周。主要表现为镜下血尿和蛋白尿。近半数患者表现为肾病综合征，部分患者有肾功能下降。肾脏受累程度与皮肤、胃肠道和关节受累的严重程度无关。

## 三、诊断及鉴别诊断

### （一）诊断

过敏性紫癜肾炎的诊断必须符合以下三个条件。

1. 有过敏性紫癜的皮肤紫癜的肾外表现。
2. 有肾损害的临床表现，如血尿、蛋白尿、高血压、肾功能不全等。
3. 肾活检病理改变显示系膜区 IgA 沉积和系膜增生。

### （二）鉴别诊断

本病需与系统性红斑狼疮、系统性血管炎、原发性 IgA 肾病、特发性血小板减少性紫癜等鉴别。

## 四、治　疗

本病尚无一致的治疗方案，对于多数患者而言，本病属自限性疾病。所以，对于临床表现轻微、一过性尿检异常者，无须特殊治疗而短期内可自行好转。

而对于有明确肾脏损害的患者，常采取与 IgA 肾病相同的治疗方案。临床表现较重，特别是肾活检表现为较多新月体形成的患者，可按新月体肾炎Ⅱ型，应用甲泼尼龙冲击疗法继以糖皮质激素联合细胞毒药物或免疫抑制剂。

# 第三节 糖尿病肾病

## 一、概 述

糖尿病肾病是由长时间患糖尿病而导致的蛋白尿及 GFR 进行性降低。糖尿病肾病是糖尿病患者最重要的合并症之一。在我国的发病率亦呈上升趋势，已成为终末期肾病的第二位原因，仅次于各种肾小球肾炎。由于其存在复杂的代谢紊乱，一旦发展到终末期肾病，往往比其他肾脏疾病的治疗更加棘手，因此及时防治对于延缓糖尿病肾病的意义重大。

## 二、临 床 特 征

### （一）临床表现及分期

糖尿病肾病是糖尿病全身微血管病性合并症之一，因此发生糖尿病肾病时也往往同时合并其他器官或系统的微血管病如糖尿病性视网膜病变和外周神经病变。1 型糖尿病患者发生糖尿病肾病多在起病 10～15 年，而 2 型糖尿病患者发生糖尿病肾病的时间则短，与年龄大、同时合并较多其他基础疾病有关。

根据糖尿病肾病的病程和病理生理演变过程，公认的 Mogensen 分期把糖尿病肾病分为五期。

**1. 肾小球高滤过和肾脏肥大期** 这种初期改变与高血糖水平一致，血糖控制后可以得到部分缓解。本期没有病理组织学损伤。

**2. 正常白蛋白尿期** GFR 高出正常水平。病理表现为 GBM 增厚，系膜区基质增多，运动后尿白蛋白排泄率（UAER）升高（>20μg/min），休息后恢复正常。如果在这一期能良好地控制血糖，患者可以长期稳定处于该期。

**3. 早期糖尿病肾病期** 又称"持续微量白蛋白尿期"，GFR 开始下降到正常。肾脏病理出现肾小球结节样病变和小动脉玻璃样变。UAER 持续升高至 20～200μg/min 从而出现微量白蛋白尿。

**4. 临床糖尿病肾病期** 病理上出现典型的 K-W 结节。持续性大量白蛋白尿（UAER>200μg/min）或蛋白尿大于 500mg/d，约 30% 的患者可出现肾病综合征，GFR 持续下降。本期的特点是尿蛋白不随 GFR 下降而减少。患者一旦进入Ⅳ期，病情往往进行性发展，如不积极加以控制，GFR 将平均每月下降 1ml/min。

**5. 终末期肾衰竭** GFR<10ml/min。尿蛋白量因肾小球硬化而减少。尿毒症症状明显，需要透析治疗。

### （二）检查

**1. UAER** 当 UAER 持续大于 200μg/min 或常规检查尿蛋白阳性（尿蛋白定量大于 0.5g/24h）即诊断为糖尿病肾病。

**2. 尿沉渣** 一般改变不明显，较多白细胞时提示尿路感染；有大量红细胞提示可能有其他原因所致的血尿。

**3. BUN、Scr** 糖尿病肾病晚期内生肌酐清除率下降和 BUN、Scr 增高。

**4. 核素肾动态 GFR** GFR 增加、B 超测量肾体积增大符合早期糖尿病肾病。在尿毒症时 GFR 明显下降，但肾脏体积往往无明显缩小。

## 三、诊断及鉴别诊断

### （一）诊断

患者有多年糖尿病病史，有微量白蛋白尿水平以上的蛋白尿，伴有高血压和糖尿病的其他合并症（如糖尿病眼底损害），临床能除外其他肾脏疾病，即可诊断为糖尿病肾病。

### （二）鉴别诊断

本病需与肾淀粉样变、多发性骨髓瘤肾损害等鉴别。

## 四、治　疗

**1. 饮食**　高蛋白饮食可加重肾小球高灌注、高滤过，因此主张以优质蛋白为主。蛋白质摄入应以高生物效价的动物蛋白为主，早期即应限制蛋白质摄入量至 0.8g/(kg·d)，对已有大量蛋白尿和肾衰竭的患者可降低至 0.6g/(kg·d)。中晚期肾功能损伤患者，宜补充 α-酮酸。

**2. 控制血糖**　糖化血红蛋白（HbA1c）应尽量控制在 7.0% 以下。严格控制血糖可部分改善异常的肾血流动力学，减少已有微量白蛋白尿者转变为明显临床蛋白尿。

**3. 控制血压**　糖尿病肾病中高血压不仅常见，同时是导致糖尿病肾病发生和发展的重要因素。降压药物首选 ACEI 或 ARB。

**4. 终末期肾脏病的替代治疗**　进入终末期肾衰竭者可行肾脏替代治疗，一般内生肌酐清除率降至 10～15ml/min 或伴有明显胃肠道症状、高血压和心力衰竭不易控制者即可进入维持性透析。

**5. 器官移植**　对终末期糖尿病肾病患者，肾移植是最有效的治疗方法，但单纯肾移植并不能防止糖尿病肾病再发生，也不能改善其他的糖尿病合并症。胰肾双器官联合移植有可能使患者 HbA1c 和 Scr 水平恢复正常，并改善其他糖尿病合并症，因此患者的生活质量优于单纯肾移植者。

# 第四节　高血压肾病

## 一、概　述

高血压肾病系原发性高血压引起的肾脏结构和功能损害，分为良性高血压肾硬化症和恶性高血压肾硬化症。前者是由于良性高血压（≥140/90mmHg）长期作用于肾脏所致，后者指在原发性高血压基础上发展为恶性高血压（舒张压＞130mmHg）后引起的肾脏损害。高血压和肾损害如果同时存在，会互为因果，互相加重。

## 二、临　床　特　征

### （一）临床表现

**1. 良性高血压肾损害**　患者年龄多在 40～50 岁以上，高血压病史 5～10 年以上。早期仅有夜尿增多，伴微量白蛋白尿，继之出现蛋白尿，部分患者可出现少量红细胞尿。此外，高血压还可导致其他脏器并发症：动脉硬化性视网膜病变、左心室肥厚、脑出血等。病程进展缓慢，少部分渐发展成肾衰竭，多数肾功能常年轻度损害和尿常规异常。

**2. 恶性高血压肾损害**　舒张压常＞130mmHg，主要表现为血尿、蛋白尿，甚至少尿、无尿，Scr 迅速升高，短期内就可发展至尿毒症。常伴随恶性高血压其他脏器损害，如头痛、嗜睡、抽搐、昏迷、视物模糊、视力下降，甚至失明、心脏扩大、心力衰竭等。

**（二）检查**

**1. 体检**　长期高血压（≥140/90mmHg）；有的患者可出现眼睑、下肢水肿，心脏扩大，眼底检查动脉硬化性视网膜病变等。当眼底有条纹状、火焰状出血和棉絮状的软性渗出，支持恶性高血压肾损害。

**2. 化验**　尿常规蛋白＋～＋＋，伴或不伴潜血。24h尿蛋白定量多在2g以下。BUN、Scr升高等。

**3. 影像学检查**　肾脏B超早期多无变化，发展至肾衰竭时可出现肾脏不同程度缩小。心电图常提示左心室高电压；胸部X线或超声心动图常提示主动脉硬化、左心室肥厚或扩大。

## 三、诊断及鉴别诊断

**（一）诊断**

临床有高血压伴肾损伤证据（蛋白尿或Scr升高等）的患者出现以下表现时，应考虑高血压肾病的诊断：①高血压病史长且血压控制欠佳；②尿检改变轻微，尿蛋白≤＋＋或蛋白尿<500mg/24h；③有心、脑、眼等其他靶器官损害；④无其他可致肾损害的疾病；⑤可有高血压家族史。

**（二）鉴别诊断**

本病需与动脉粥样硬化性肾动脉狭窄、胆固醇结晶栓塞、其他肾小球疾病继发的高血压等鉴别。

## 四、治　　疗

**1. 严格控制血压**　患者血压应降至140/90mmHg以下；合并糖尿病或高血压并发症（心、脑、肾），24h尿蛋白定量大于1g，应降至130/80mmHg以下。

**2. 合理选择降压药**　ACEI、ARB是高血压肾病的首选降压药物，如果血压不达标，可联合应用利尿剂、β受体阻滞剂、钙通道阻滞剂等。

**3. 其他**　治疗高血压并发症。

# 第三十三章 慢性肾衰竭

## 一、概 述

慢性肾衰竭（CRF）是指各种原因造成慢性进行性肾实质损害，致使肾脏明显萎缩，不能维持基本功能，临床出现以代谢产物潴留，水、电解质、酸碱平衡失调，全身各系统受累为主要表现的临床综合征。

## 二、临 床 特 征

### （一）分期

慢性肾衰竭的分期见表 33-1。慢性肾脏病的分期见表 33-2。

表 33-1　慢性肾衰竭的分期

| 分期 | 肌酐清除率（ml/min） | Scr（μmol/L） | 临床症状 |
|---|---|---|---|
| 肾功能代偿期 | 50～80 | 133～177 | 无症状 |
| 肾功能失代偿期 | 25～50 | 186～442 | 轻度贫血、乏力和夜尿增多 |
| 肾衰竭期 | 10～25 | 451～707 | 贫血、消化道症状明显，夜尿增多，可有轻度水、电解质、酸碱平衡紊乱 |
| 尿毒症期 | <10 | >707 | 各种尿毒症症状，明显贫血，恶心，呕吐，水、电解质、酸碱平衡紊乱，神经系统症状 |

表 33-2　慢性肾脏病的分期

| 分期 | 特征 | GFR（ml/min） | 说明 |
|---|---|---|---|
| 1 | 已有肾病，GFR 正常 | ≥90 | GFR 无异常，重点诊治原发病，减慢慢性肾脏病进展 |
| 2 | GFR 轻度降低 | 60～89 | 重点减慢慢性肾脏病进展，降低心血管病患病危险 |
| 3a | GFR 中度降低 | 45～59 | 减慢慢性肾脏病进展，评估、治疗并发症 |
| 3b | | 30～44 | |
| 4 | GFR 重度降低 | 15～29 | 综合治疗，治疗并发症 |
| 5 | 终末期肾病（ESRD） | <15 | 如 GFR 6～10ml/min，并有明显尿毒症症状，需进行血液透析治疗（糖尿病肾病可适当提前安排透析） |

### （二）临床表现

**1. 消化系统**　是最早、最常见症状，可表现为厌食，恶心，呕吐，腹胀，舌、口腔溃疡，口腔有氨臭味，上消化道出血等。

**2. 血液系统**

（1）贫血　促红细胞生成素（EPO）减少为主要原因，贫血程度与尿毒症（肾功能）程度相平行。

（2）出血倾向　可表现为皮肤、黏膜出血等，与血小板破坏增多、出血时间延长等有关，可能是毒素引起的，透析可纠正。

（3）白细胞异常　白细胞减少，趋化、吞噬和杀菌能力减弱，易发生感染，透析后可改善。

**3. 心血管系统**　是肾衰竭最常见的死因。

（1）高血压　大部分患者（80%以上）有不同程度高血压，可引起动脉硬化、左心室肥大、心力衰竭。

（2）心力衰竭　常出现心肌病的表现，由水钠潴留、高血压、尿毒症性心肌病等所致。

（3）心包炎　尿毒症性或透析不充分所致，多为血性，一般为晚期的表现。

（4）动脉粥样硬化和血管钙化　进展可迅速，血透者更甚，冠状动脉、脑动脉、全身周围动脉均可发生，主要由高脂血症和高血压所致。

**4. 神经、肌肉系统**

（1）早期　疲乏、失眠、注意力不集中等。

（2）晚期　周围神经病变，感觉神经较运动神经显著。

（3）透析失衡综合征　与透析相关，常发生在初次透析的患者。BUN 降低过快，细胞内外渗透压失衡，引起颅内压增加和脑水肿，表现为恶心、呕吐、头痛，严重者出现惊厥。

**5. 肾性骨病**　是尿毒症时骨骼改变的总称。低钙血症、高磷血症、活性维生素 D 缺乏等可诱发继发性甲状旁腺功能亢进症；上述多种因素又导致肾性骨营养不良（即肾性骨病），包括纤维囊性骨炎（高周转性骨病）、骨软化症（低周转性骨病）、骨生成不良及混合性骨病。

肾性骨病临床上可表现为：①可引起自发性骨折；②有症状者少见，如骨酸痛、行走不便等。

**6. 呼吸系统**　①酸中毒时呼吸深而长；②尿毒症性支气管炎、肺炎（蝴蝶翼）、胸膜炎等。

**7. 皮肤症状**　皮肤瘙痒、尿素霜沉积、尿毒症面容，透析不能改善。

**8. 内分泌功能失调**

（1）肾脏本身内分泌功能紊乱　如 1,25-$(OH)_2D_3$、红细胞生成素不足和肾素-血管紧张素 Ⅱ 过多。

（2）外周内分泌腺功能紊乱　大多数患者均有继发性甲状旁腺功能亢进症（简称甲旁亢）[血甲状旁腺激素（PTH）升高]、胰岛素受体障碍、胰高血糖素升高等。约 1/4 的患者有轻度甲状腺素水平降低。部分患者可有性腺功能减退，表现为性腺成熟障碍或萎缩、性欲低下、闭经、不育等，可能与血清性激素水平异常等因素有关。

**9. 并发严重感染**　易合并感染，以肺部感染多见。

**（三）检查**

**1. 尿常规**　尿比重下降或固定，尿蛋白阳性，有不同程度血尿和管型。

**2. 血常规**　血红蛋白和红细胞计数减少，血细胞比容和网织红细胞计数减少，部分患者血三系细胞减少。

**3. 生化检查**　GFR 不同程度下降，BUN、Scr 不同程度升高，低钙血症、高磷血症、代谢性酸中毒等。

**4. 影像学检查**　B 超示双肾体积缩小，肾皮质回声增强；核素肾动态显像示 GFR 下降及肾脏排泄功能障碍；核素骨扫描示肾性骨营养不良症；胸部 X 线片可见肺淤血或肺水肿、心胸比例增大或心包积液、胸腔积液等。

**5. 肾活检**　可能有助于早期慢性肾功能不全原发病的诊断。

## 三、诊断及鉴别诊断

**（一）诊断**

**1. 病史**　多数患者伴有慢性肾脏疾病，如糖尿病肾病、高血压肾病、狼疮性肾炎、慢性肾炎、梗阻性肾病、遗传性肾炎等。

**2. 症状**　主要包括食欲缺乏、呕吐、腹胀、口腔有氨臭味、贫血、皮肤黏膜出血、水肿等。

**3. 实验室检查**　肾功能提示 Scr、BUN 明显升高，GFR 下降，尿常规可见蛋白尿、血尿等。

**4. 影像学检查**　肾脏彩超提示有器质性病变。

## （二）鉴别诊断

本病需与肾前性急性肾衰竭、肾后性急性肾衰竭、肾性急性肾衰竭等鉴别。

# 四、治　　疗

## （一）饮食治疗

**1.** 给予优质低蛋白饮食[0.6g/(kg·d)]、富含维生素饮食，如鸡蛋、牛奶和瘦肉等优质蛋白质。患者必须摄入足量热卡，一般为 30～35kcal/(kg·d)。

**2.** 低蛋白饮食加必需氨基酸或 α-酮酸治疗，应用 α-酮酸治疗时注意复查血钙浓度，高钙血症时慎用。在无严重高血压及明显水肿、尿量＞1000ml/d 时，低盐饮食，建议钠盐摄入为 2～4g/d。

## （二）药物治疗

慢性肾衰竭药物治疗的目的包括：①缓解慢性肾衰竭症状，减轻或消除患者痛苦，提高生活质量；②延缓慢性肾衰竭病程的进展，防止其进行性加重；③防治并发症，提高生存率。

**1. 纠正酸中毒和水、电解质紊乱**

（1）纠正代谢性中毒　主要为口服碳酸氢钠（$NaHCO_3$），中、重度患者必要时可静脉输入。

（2）水钠紊乱的防治　限制钠摄入量，也可根据需要应用袢利尿剂（呋塞米、布美他尼等）。对急性心力衰竭、严重肺水肿者，需及时给予血液透析治疗。

（3）高钾血症的防治　肾衰竭患者易发生高钾血症，尤其是血清钾＞5.5mmol/L 时，则应更严格地限制钾摄入。在限制钾摄入的同时，还应注意及时纠正酸中毒，并适当应用利尿剂（呋塞米、布美他尼等），增加尿钾排出，以有效防止高钾血症发生。

对已有高钾血症的患者，除限制钾摄入外，还应采取以下各项措施：①积极纠正酸中毒，必要时（血钾＞6mmol/L）可静脉滴注碳酸氢钠；②给予袢利尿剂：最好静脉或肌内注射呋塞米或布美他尼；③应用葡萄糖-胰岛素溶液输入；④口服降钾树脂；⑤对严重高钾血症（血钾＞6.5mmol/L），且伴有少尿、利尿效果欠佳者，应及时给予血液透析治疗。

**2. 高血压的治疗**　对高血压进行及时、合理的治疗，不仅是为了控制高血压的某些症状，而且是为了积极主动地保护靶器官（心、肾、脑等）。ACEI、ARB、钙通道阻滞剂、利尿剂、β 受体阻滞剂、血管扩张剂等均可应用，以 ACEI、ARB、钙通道阻滞剂的应用较为广泛。

**3. 贫血的治疗**　当血红蛋白（Hb）＜110g/L 或血细胞比容（Hct）＜33%时，应检查贫血原因。如有缺铁，应予补铁治疗，必要时可应用红细胞生成刺激剂（ESA）治疗，包括重组人促红细胞生成素（rHuEPO）、达依泊丁等，直至 Hb 上升至 110～120g/L。

**4. 肾性骨病的治疗**　当 GFR＜50ml/min 后，即应适当限制磷摄入量（＜800～1000mg/d）。当 GFR＜30ml/min 时，在限制磷摄入的同时，需应用磷结合剂口服，以碳酸钙、枸橼酸钙较好。对明显低钙血症患者，可口服 1,25-$(OH)_2D_3$（钙三醇）。

**5. 高脂血症的治疗**　透析前慢性肾衰竭患者与一般高血脂患者治疗原则相同。但对维持透析患者，高脂血症的标准宜放宽，如血胆固醇水平保持在 250～300mg/dl，血甘油三酯水平保持在 150～200mg/dl 为好。

**6. 口服吸附疗法和导泻疗法**　口服吸附疗法（口服氧化淀粉或活性炭制剂）、导泻疗法（口服大黄制剂）等，均可利用胃肠道途径增加尿毒症毒素的排出。上述疗法主要应用于透析前慢性肾衰竭患者，对减轻患者氮质血症起到一定辅助作用。

**7. 防治感染**　平时应注意防止感冒，预防各种病原体感染。抗生素的选择和应用原则与一般感染相同，唯剂量要调整。在疗效相近的情况下，应选用肾毒性最小的药物。

**8. 其他**

（1）糖尿病肾衰竭患者　随着 GFR 不断下降，必须相应调整胰岛素用量，一般应逐渐减少。

（2）高尿酸血症　通常不需要特殊治疗，但如有痛风，则予以降尿酸治疗。

（3）皮肤瘙痒　外用乳化油剂，口服抗组胺药物，控制高磷血症及强化透析或高通量透析，对部分患者有效。

### （三）尿毒症期的替代治疗

当慢性肾衰竭患者 GFR 6～10ml/min（Scr>707μmol/L）并有明显尿毒症临床表现，经治疗不能缓解时，则应进行透析治疗。糖尿病肾病可适当提前（GFR 10～15ml/min）安排透析。

**1. 透析治疗**

（1）血液透析　一般每周 3 次，每次 4～6h。在开始血液透析 6 周内，尿毒症症状逐渐好转。如能坚持合理透析，大多数血液透析患者的生活质量显著改善，不少患者能存活 15～20 年以上。

（2）腹膜透析　持续不卧床腹膜透析（CAPD）应用腹膜的滤过与透析作用，持续地对尿毒症毒素进行清除，设备简单，操作方便，安全有效。CAPD 对尿毒症的疗效与血液透析相似，但在残存肾功能与心血管的保护方面优于血液透析，且费用也相对较低。CAPD 的装置和操作近年已有显著改进，腹膜炎等并发症已大为减少。CAPD 尤其适用于老年人、有心血管合并症的患者、糖尿病患者、小儿患者或做动静脉内瘘有困难者。

**2. 肾移植**　成功的肾移植可恢复正常的肾功能（包括内分泌和代谢功能），使患者几乎完全康复。

# 第三十四章　急性肾损伤

## 一、概　　述

急性肾损伤（acute kidney injury，AKI）以往称为急性肾衰竭，近年来临床研究证实轻度肾功能减退即可导致患者病死率明显增加，故目前趋向将急性肾衰竭改称为急性肾损伤，期望尽量在病程早期识别，并进行有效干预。急性肾损伤是指各种病因引起短时间内肾功能快速减退而导致的临床综合征，表现为 GFR 下降，伴有氮质产物如 Scr、BUN 等潴留，水、电解质和酸碱平衡紊乱，重者出现多系统综合征。根据病变部位和病因不同，急性肾损伤可分为肾前性、肾性和肾后性三大类。急性肾损伤既可以出现在既往无肾脏疾病的患者，也可以出现在原有慢性肾脏疾病患者中，是临床常见的危重症之一。

## 二、临 床 特 征

### （一）病因

**1. 肾前性肾灌注压降低**　指肾脏流入的血液较平常减少。急性肾前性损伤源自灌注不足，常为低血容量状态，如急性出血、腹泻或不显性失水且未充分补液而导致有效血容量减少，肾内血流量减少，肾小管滤过率降低。

**2. 肾性**

（1）肾性-血管性病变　指肾脏血管出现病变，可直接影响肾内小血管和大血管。主要累及小血管的急性肾性疾病包括小血管炎及血栓性血小板减少性紫癜-溶血性尿毒症综合征、硬皮病、动脉粥样硬化栓塞性疾病和恶性高血压；累及大血管并引起急性肾损伤的疾病包括肾梗死，其原因是主动脉夹层、系统性血栓栓塞、肾动脉异常（如动脉瘤）及急性肾静脉血栓形成。

（2）肾性-肾小球或肾小管-间质病变　是指肾脏实质出现损伤。肾缺血、肾毒性物质、异型输血、感染、药物过敏、高钙血症、肾小球肾炎、肾小管坏死、血管炎、急性系统性红斑狼疮等均可引起急性肾损伤。肾毒性物质包括药物（如抗生素、某些化疗药等）、造影剂、重金属、蛇毒等。

**3. 肾后性-尿路梗阻**　指尿液排出体外的途径被阻塞。常由多种原因引起急性尿路梗阻，包括结石、肿瘤、血块、前列腺增生等。

### （二）临床表现

急性肾小管坏死（ATN）是肾性急性肾损伤最常见的类型，临床病程典型者可分为三期。

**1. 起始期**　此期患者常遭受低血压、缺血、脓毒血症和肾毒素等因素，但尚未发生明显的肾实质损伤，在此阶段急性肾损伤是可预防的。

**2. 维持期**　又称少尿期。典型的为 7～14 天，但也可短至几天，长至 4～6 周。随着肾功能减退，可出现一系列临床表现。

（1）急性肾损伤的全身症状

1）消化系统：食欲减退、恶心、呕吐等，严重者可发生消化道出血。

2）呼吸系统：除感染的并发症外，因容量负荷过多导致急性肺水肿。

3）循环系统：出现高血压及心力衰竭表现；因毒素蓄积、电解质紊乱、贫血及酸中毒引起各种心律失常及心肌病变。

4）神经系统：出现意识障碍、谵妄、抽搐、昏迷等尿毒症脑病症状。

5）血液系统：可有出血倾向及轻度贫血现象。

（2）水、电解质和酸碱平衡紊乱　表现：①代谢性酸中毒；②高钾血症；③低钠血症。此外，还可有低钙血症、高磷血症，但远不如慢性肾衰竭时明显。

**3.恢复期**　从肾小管细胞再生、修复，直至肾小管完整性恢复为恢复期。GFR 逐渐恢复正常或接近正常范围。少尿型患者开始出现尿量增多。通常持续 1～3 周，继而逐渐恢复。与 GFR 相比，肾小管上皮细胞功能常需数月后才能恢复。少数患者可遗留不同程度的肾脏结构和功能缺陷。

### （三）检查

**1.血液**

（1）急性肾损伤患者可出现轻、中度贫血，BUN 和 Scr 可进行性上升，血钾浓度可升高（>5.5mmol/L），血 pH 常低于 7.35，碳酸氢根离子浓度多低于 20mmol/L，甚至低于 13.5mmol/L；血清钠浓度可正常或偏低；血钙可降低，血磷升高。

（2）血清学异常　如自身抗体阳性（抗核抗体、抗 dsDNA 抗体、ANCA、抗 GBM 抗体等），补体水平降低，常提示可能为急性感染后肾小球肾炎和狼疮性肾炎等肾实质性疾病。

**2.尿液**

（1）尿常规　尿液外观多浑浊，尿色深。根据病情不同，尿蛋白定性可为阴性～＋＋＋＋。

（2）尿沉渣检查　可发现肾小管上皮细胞、上皮细胞管型、颗粒管型、红细胞、白细胞和晶体存在，有助于急性肾损伤的鉴别诊断，对区分肾前性、肾性和肾后性具有重要价值。

**3.影像学检查**

（1）肾脏超声检查　鉴别有无尿路梗阻、判断肾脏大小。

（2）腹部 X 线片　显示肾、输尿管和膀胱等部位的结石，以及超声难以发现的小结石。

（3）CT 扫描　评估尿路梗阻，确定梗阻部位，明确腹膜后感染组织或腹膜后恶性肿瘤。

（4）肾血管造影　怀疑肾动脉梗阻（栓塞、血栓形成、动脉瘤）时。

## 三、诊断及鉴别诊断

### （一）诊断

肾功能在 48h 内突然减退，Scr 绝对值升高≥0.3mg/dl(26.5μmol/L)，或 7 天内 Scr 增至≥1.5 倍基础值，或尿量<0.5ml/(kg·h)，持续时间>6h。诊断急性肾损伤后，需要明确是肾前性、肾后性还是肾实质性急性肾损伤。肾前性和肾后性急性肾损伤是可逆的，须首先考虑或排除。急性肾损伤的诊断需要详细回顾患者的病史和入院前的病史、治疗史和用药史，合理地应用实验室及辅助检查，必要时，行肾活检明确诊断。根据患者的病情变化，绘制既往和近期 Scr 的变化曲线及其与药物和各项干预措施之间的关系，对于明确诊断具有重要意义。

### （二）鉴别诊断

本病需与慢性肾衰竭、慢性肾衰竭急性加重等鉴别。

## 四、治　疗

本病治疗措施包括祛除病因、维持血流动力学稳定、保持电解质和酸碱平衡、保证足够营养摄入、防治并发症和肾脏替代治疗等。

**1.祛除病因**　停用可能具有肾毒性、导致过敏和影响肾脏血流动力学的药物，控制感染，改善心功能等。

**2.维持血流动力学稳定。**

3. 保持电解质和酸碱平衡。

**4. 保证足够营养摄入**　优先考虑肠内营养途径，摄取总热量 20～30kcal/(kg·d)；不需要肾脏替代治疗、非高分解代谢的患者，蛋白质摄入量为 0.8～1.0g/(kg·d)；肾脏替代治疗患者，蛋白质摄入量为 1.0～1.5g/(kg·d)；高分解、行连续性肾脏替代治疗的患者，蛋白质摄入最大量可达 1.7g/(kg·d)。

**5. 防治并发症**　是提高生存率、降低死亡率的关键。急性肾损伤的并发症主要有感染、高钾血症、代谢性酸中毒等。其中，感染是急性肾损伤的常见并发症，同时也是患者死亡的主要原因之一，一旦发现患者并发感染，应及早使用抗生素。若血钾＞6.5mmol/L、心电图出现异常时，应迅速予静脉输液治疗，以控制血钾水平，如效果不佳可以进行透析治疗。对于严重的代谢性酸中毒患者，应及时进行透析治疗。

**6. 肾脏替代治疗**　①在出现危及生命的水、电解质和酸碱紊乱时应急诊开始肾脏替代治疗；②开始肾脏替代治疗的时机，不仅要参考 BUN 和 Scr 水平，更重要的是患者是否存在可被肾脏替代治疗（RRT）纠正的异常和临床状况。

目前急性肾损伤患者行透析治疗的指征一般包括：①利尿剂难治性液体过剩；②药物治疗无效的高钾血症（血清钾浓度＞6.5mmol/L）或血钾水平快速上升；③没有给予碳酸氢盐指征的代谢性酸中毒（pH＜7.1）患者，如容量超负荷或者乳酸酸中毒或酮症酸中毒患者；④尿毒症征象，如心包炎、神经病变或其他原因无法解释的精神状态下降。

# 第三十五章 尿 路 感 染

## 一、概 述

尿路感染又称泌尿系统感染，常多发于女性，尤其多发于性生活活跃期及绝经后女性。根据感染部位分为上尿路感染和下尿路感染；根据两次感染之间的关系可分为孤立或散发性感染和复发性感染；根据感染发作时的尿路状态又可分为单纯性尿路感染、复杂性尿路感染及尿脓毒血症。尿路感染最常见的病原菌是大肠杆菌，在单纯性尿路感染中，大肠癌细菌的比重可以占到 50%以上，除了大肠癌细菌以外，肺炎杆菌、革兰氏阳性球菌、白念珠菌等也是尿路感染常见的病原菌。

## 二、临 床 特 征

**1. 急性单纯性膀胱炎** 主要表现是膀胱刺激征，即尿频、尿急、尿痛，膀胱区或会阴部不适及尿道烧灼感，一般无明显的全身感染症状，体温正常或有低热。

**2. 急性单纯性肾盂肾炎**

（1）泌尿系统症状 包括尿频、尿急、尿痛等膀胱刺激征；血尿；患侧或双侧腰痛；患侧脊肋角有明显的压痛或叩击痛等。

（2）全身感染的症状 如寒战、高热、头痛、恶心、呕吐、食欲缺乏等，常伴有血白细胞计数升高和 ESR 增快。

**3. 无症状菌尿** 是一种隐匿性尿路感染，多见于老年女性和妊娠期妇女，患者无任何尿路感染症状，发病率随年龄增长而增加。

**4. 复杂性尿路感染** 临床表现差异很大，常伴有增加获得感染或治疗失败风险的其他疾病，可伴或不伴有临床症状（如尿频、尿急、尿痛，排尿困难，腰背部疼痛，脊肋角压痛，耻骨上区疼痛和发热等）。复杂性尿路感染常伴随其他疾病，如糖尿病和肾衰竭；其导致的后遗症也较多，最严重和致命的情况包括尿脓毒血症和肾衰竭，肾衰竭可分为急性和慢性、可逆和不可逆等。

## 三、诊断及鉴别诊断

### （一）诊断

**1. 尿常规** 清洁中段尿沉渣中白细胞＞5 个/HP 即可怀疑尿路感染。如出现白细胞管型、蛋白尿，有助于肾盂肾炎的诊断，肾盏乳头处炎症及膀胱炎可出现血尿。

**2. 尿培养** 尿细菌培养及菌落计数是诊断尿路感染的主要依据，通常认为中段尿培养尿内菌落数≥$10^5$/ml 可确诊，$10^4 \sim 10^5$/ml 为可疑，＜$10^4$/ml 系污染。通过耻骨上膀胱穿刺获取的尿培养，只要发现有细菌生长，即有诊断意义。

### （二）鉴别诊断

本病需与尿道综合征、泌尿系结核、慢性肾小球肾炎、全身感染性疾病等鉴别。

## 四、治 疗

**1. 急性单纯性膀胱炎** 采用三日疗法治疗。

**2. 急性单纯性肾盂肾炎** 使用抗生素治疗 14 天。

**3. 复杂性尿路感染**　治疗方案取决于疾病的严重程度。除了抗菌药物治疗外，还需同时处理泌尿系统解剖功能异常及治疗合并的其他潜在性疾病，若有必要还需营养支持治疗。

**4. 无症状菌尿**　对于绝经前非妊娠妇女、糖尿病患者、老年人、脊髓损伤及留置导尿管的无症状菌尿患者不推荐抗菌药物治疗。

# 第七篇　内分泌系统

# 第三十六章　常见急症

## 糖尿病酮症酸中毒

### 一、概　述

糖尿病酮症酸中毒（diabetic ketoacidosis，DKA）是由于胰岛素不足和升糖激素不适当升高引起的糖、脂肪和蛋白质代谢严重紊乱综合征，临床以高血糖、高血酮和代谢性酸中毒为主要特征。酮体包括β-羟丁酸、乙酰乙酸和丙酮。DKA的发生常有诱因，包括急性感染、胰岛素不适当减量或突然中断治疗、饮食不当、胃肠疾病、脑卒中、心肌梗死、创伤、手术、妊娠、分娩、精神刺激等。

### 二、临床表现

早期"三多一少"症状加重；酸中毒失代偿后，疲乏、食欲减退、恶心、呕吐，多尿、口干、头痛、嗜睡，呼吸深快，呼气中有烂苹果味（丙酮）；后期严重失水，尿量减少、眼眶下陷、皮肤黏膜干燥，血压下降、心率加快，四肢厥冷；晚期不同程度意识障碍，昏迷。少数患者表现为腹痛，酷似急腹症，易误诊。虽然患者常有感染，但其临床表现可被DKA的表现所掩盖，且往往因外周血管扩张而体温不高，甚至偏低，是预后不良的表现。

### 三、实验室检查

实验室检查项目包括血常规、血糖、BUN、Scr、血酮体、血电解质、血浆有效渗透压、血气分析、尿常规、尿酮体、心电图等。若怀疑合并感染还应进行血、尿和咽部的细菌培养。

### 四、诊断及鉴别诊断

#### （一）诊断

如血酮体升高（血酮体≥3 mmol/L）或尿糖和酮体阳性（＋＋以上）伴血糖增高（血糖＞13.9 mmol/L），血pH（pH＜7.3 mmol/L）和（或）二氧化碳结合力降低（$HCO_3^-$＜18 mmol/L），无论有无糖尿病病史，都可诊断为DKA（表36-1）。

表 36-1　不同程度 DKA 的诊断标准

| 不同程度 DKA | 血糖（mmol/L） | 动脉血 pH | 血清 $HCO_3^-$（mmol/L） | 尿酮体[a] | 血酮体 | 血浆有效渗透压[b] | 阴离子间隙[c]（mmol/L） | 意识状态 |
|---|---|---|---|---|---|---|---|---|
| 轻度 | ＞13.9 | 7.25～7.30 | 15～18 | 阳性 | 升高 | 可变 | ＞10 | 清醒 |
| 中度 | ＞13.9 | 7.00～7.25 | 10～15 | 阳性 | 升高 | 可变 | ＞12 | 清醒或嗜睡 |
| 重度 | ＞13.9 | ＜7.00 | ＜10 | 阳性 | 升高 | 可变 | ＞12 | 木僵或昏迷 |

a. 硝普盐反应方法；b. 血浆有效渗透压＝2×（[$Na^+$]＋[$K^+$]）（mmol/L）＋血糖（mmol/L）；c. 阴离子间隙＝[$Na^+$]－[$Cl^-$＋$HCO_3^-$]（mmol/L）。

### （二）鉴别诊断

**1. 其他类型糖尿病昏迷**　低血糖昏迷、高渗高血糖综合征、乳酸性酸中毒。

**2. 其他疾病所致昏迷**　尿毒症、脑血管意外等。部分患者以 DKA 作为糖尿病的首发表现，某些病例以其他疾病或诱发因素为主诉，有些患者 DKA 与尿毒症或脑卒中共存等使病情更为复杂，应注意辨别。

## 五、防　　治

本病防治强调预防为主。良好控制糖尿病，及时防治感染和其他诱因，是主要的预防措施。DKA 治疗原则：尽快补液以恢复血容量、纠正失水状态，降低血糖，纠正电解质及酸碱平衡失调，同时积极寻找和消除诱因，防治并发症，降低病死率。

**1. 补液**　是治疗的关键环节。只有在有效组织灌注改善、恢复后，胰岛素的生物效应才能充分发挥。基本原则为"先快后慢，先盐后糖"。通常先使用生理盐水。输液量和速度的掌握非常重要，DKA 失水量可达体重的 10% 以上。开始时输液速度较快，在 1~2h 输入 0.9% 氯化钠 1000~2000ml，前 4h 输入所计算失水量 1/3 的液体，以便尽快补充血容量，改善周围循环和肾功能。如治疗前已有低血压或休克，经快速输液仍不能有效升高血压，应输入胶体溶液并采用其他抗休克措施。以后根据血压、心率、每小时尿量、末梢循环情况及有无发热、吐泻等决定输液量和速度，老年患者及有心、肾疾病患者必要时根据中心静脉压指导治疗。24h 输液量应包括已失水量和部分继续失水量。当血糖下降至 13.9mmol/L 时，根据血钠情况以决定改用 5% 葡萄糖溶液或葡萄糖生理盐水，并按每 2~4g 葡萄糖加入 1U 短效胰岛素。鼓励患者喝水，减少静脉补液量；也可使用胃管灌注温 0.9% 氯化钠溶液或温开水，但要分次少量缓慢灌注，避免呕吐而造成误吸，不宜用于有呕吐、胃肠胀气或上消化道出血者。对于心、肾功能不全的患者，应避免补液过度，在严密监测血浆渗透压，心、肺、肾功能和神志状态下调整补液量和速度。

**2. 胰岛素治疗**　一般采用小剂量（短效）胰岛素治疗方案，即每小时给予每公斤体重 0.1U 胰岛素，这已有抑制脂肪分解和酮体生成的最大效应，以及相当强的降低血糖效应，而促进钾离子运转的作用较弱。通常将短效胰岛素加入生理盐水中持续静脉滴注（应另建输液途径），亦可间歇静脉注射。以上 2 种方案均可加用首次负荷量，静脉注射短效胰岛素 10~20U。血糖下降速度一般以每小时降低 3.9~6.1mmol/L 为宜，每 1~2h 复查血糖；若在补足液量的情况下，开始治疗 2h 后血糖下降不理想或反而升高，胰岛素剂量应加倍。当血糖降至 13.9mmol/L 时开始输入 5% 葡萄糖溶液（或葡萄糖生理盐水），并按比例加入胰岛素，此时仍需每 4~6h 复查血糖，调节输液中胰岛素的比例及每 4~6h 皮下注射一次胰岛素 4~6U，使血糖水平稳定在较安全的范围内。病情稳定后过渡到胰岛素常规皮下注射。

**3. 纠正电解质及酸碱平衡失调**　糖尿病酮症酸中毒主要由酮体中酸性代谢产物引起，经输液和胰岛素治疗后，酮体水平下降，酸中毒可自行纠正，一般不必补碱。但严重酸中毒影响心血管、呼吸和神经系统功能，应给予相应治疗，但补碱不宜过多、过快。补碱指征为血 pH<7.1，$HCO_3^-$<5mmol/L。应采用等渗碳酸氢钠（1.25%~1.4%）溶液，或将 5% 碳酸氢钠 84ml 加注射用水至 300ml 配成 1.4% 等渗溶液，一般仅给 1~2 次。补碱过多过快，可产生不利影响，包括脑脊液反常性酸中毒加重、组织缺氧加重、血钾下降和反跳性碱中毒等。

DKA 患者有不同程度失钾。如上所述，治疗前的血钾水平不能真实反映体内缺钾程度，补钾应根据血钾和尿量：治疗前血钾低于正常，在开始胰岛素和补液治疗的同时立即开始补钾；血钾正常、尿量>40ml/h，也立即开始补钾；血钾正常、尿量<30ml/h，暂缓补钾，待尿量增加后再开始补钾；血钾高于正常，暂缓补钾。氯化钾部分稀释后静脉输入、部分口服。治疗过程中定期监测血钾和尿量，调整补钾量和速度。病情恢复后仍应继续口服钾盐数天。

**4. 处理诱发病和防治并发症** 在抢救过程中要注意治疗措施之间的协调及从一开始就重视防治重要并发症（休克、严重感染、心力衰竭、心律失常等），特别是脑水肿和肾衰竭，维持重要脏器功能。

**5. 护理** 应按时清洁口腔、皮肤，预防压疮和继发性感染。细致观察病情变化，准确记录神志状态、瞳孔大小和反应、生命体征、出入水量等。

# 第三十七章　甲状腺功能亢进症

## 一、概述（Code-69）

### （一）甲状腺毒症

甲状腺毒症（thyrotoxicosis）是指血液循环中甲状腺激素过多，引起以神经、循环、消化等系统兴奋性增高和代谢亢进为主要表现的一组临床综合征。根据甲状腺的功能状态，甲状腺毒症可分为甲状腺功能亢进类型和非甲状腺功能亢进类型（表 37-1、QR 表 37-1）。

甲状腺功能亢进症（hyperthyroidism，简称甲亢）是指甲状腺腺体本身产生甲状腺激素过多而引起的甲状腺毒症。

非甲状腺功能亢进类型包括破坏性甲状腺毒症和服用外源性甲状腺激素，由于甲状腺滤泡被炎症破坏，滤泡内储存的甲状腺激素进入循环引起的甲状腺毒症。

表 37-1　甲状腺毒症的常见原因

| 甲状腺功能亢进类型 | 非甲状腺功能亢进类型 |
| --- | --- |
| 毒性弥漫性甲状腺肿（Graves 病） | 亚急性甲状腺炎 |
| 多结节性毒性甲状腺肿 | 无痛性甲状腺炎 |
| 甲状腺自主高功能腺瘤（Plummer disease） | 桥本甲状腺炎 |
| 碘致甲状腺功能亢进（碘甲亢，IIH） | 产后甲状腺炎（postpartum thyroiditis，PPT） |
| 桥本甲状腺炎伴甲状腺毒症（Hashimoto toxicosis） | 外源性甲状腺激素 |
| 新生儿甲状腺功能亢进症 | 异位甲状腺激素产生（卵巢甲状腺肿等） |
| TSH 腺瘤 | |

### （二）Graves 病

Graves 病（GD）是甲状腺功能亢进症中最常见的类型，与自身免疫性甲状腺炎、Graves 眼病同属于自身免疫性甲状腺病（autoimmune thyroid diseases，AITD）。AITD 最主要的自身免疫特征为血清中存在针对甲状腺的自身抗体（表 37-2、QR 表 37-2）。Graves 病的特征性自身抗体是 TRAb，90%初发 Graves 病 TRAb 阳性。

表 37-2　甲状腺自身抗体的临床意义

| 名称 | | 临床意义 |
| --- | --- | --- |
| 甲状腺过氧化物酶自身抗体（TPOAb） | | 90%桥本甲状腺炎阳性 |
| 甲状腺球蛋白抗体（TgAb） | | 60%桥本甲状腺炎阳性 |
| TSH 受体抗体（TRAb） | TSH 受体刺激性抗体（TSAb） | 刺激甲状腺激素产生 |
| | TSH 刺激阻断性抗体（TSBAb） | 阻断甲状腺激素产生 |

## 二、临　床　特　征

**1. 临床表现**　由循环中甲状腺激素过多引起，其症状和体征的严重程度与病史长短、激素升高的程度和患者年龄等因素相关。症状主要有易激动、烦躁失眠、心悸、乏力、怕热、多汗、消瘦、食欲亢进、大便次数增多或腹泻、女性月经稀少等。部分患者可伴有周期性瘫痪、甲亢性肌病、胫前黏液性水肿等特殊临床表现。

**2. 体征** 大多数患者有程度不等的甲状腺肿大。甲状腺肿为弥漫性，质地中等（病史较久或用含碘食物较多者可坚韧），无压痛。甲状腺上、下极可以触及震颤，闻及血管杂音。也有少数病例的甲状腺不肿大，特别是老年患者。心血管系统表现有心率增快、心脏扩大、心力衰竭、心律失常、心房颤动、脉压增大等。少数病例下肢胫骨前皮肤可见黏液性水肿。

**3. 眼部表现**（Code-70） 眼部表现分为两类：一类为单纯性突眼，病因为甲状腺毒症；另一类为浸润性突眼，即 Graves 眼病（Graves ophthalmopathy，GO），与自身免疫反应相关（表 37-3、QR 表 37-3、QR 图 37-1），病情评估（表 37-4），活动程度评估（表 37-5）。

**表 37-3　甲状腺性突眼**

| | 单纯性突眼 | 浸润性突眼 |
|---|---|---|
| 病因 | 交感神经兴奋性增高 | 眶后淋巴细胞浸润，黏多糖和糖胺聚糖沉积，透明质酸增多，导致眼外肌和脂肪肿胀 |
| 症状 | 大多数无明显症状 | 眼内异物感、胀痛、畏光、流泪、复视、斜视、视力下降 |
| 体征 | 眼球轻度突出，眼裂增宽，瞬目减少等 | 眼球明显突出，眼睑肿胀，结膜充血水肿，眼球活动受限，严重者眼球固定 |

GO 的临床病情评估标准见表 37-4、QR 表 37-4。GO 临床活动程度（clinical assessment score，CAS）评估标准见表 37-5、QR 表 37-5。CAS≥3 分即判断为 GO 活动。

**表 37-4　GO 的临床病情评估标准**

| 分级 | 眼睑挛缩 | 软组织受累 | 突眼* | 复视 | 角膜暴露 | 视神经 |
|---|---|---|---|---|---|---|
| 轻度 | <2mm | 轻度 | <3mm | 无或一过性 | 无 | 正常 |
| 中度 | ≥2mm | 中度 | ≥3mm | 非持续性 | 轻度 | 正常 |
| 重度 | ≥2mm | 重度 | ≥3mm | 持续性 | 轻度 | 正常 |
| 威胁视力 | ≥2mm | 重度 | ≥3mm | 持续性 | 严重 | 压迫 |

*指超过参考值的突度。中国人群眼球突出度参考值：女性 16mm；男性 18.6mm。

**表 37-5　GO 临床活动程度（CAS）评估标准**

| 序号 | 项目 | 本次就诊 | 与上次就诊比较 | 评分 |
|---|---|---|---|---|
| 1 | 球后疼痛>4 周 | ✓ | | 1 |
| 2 | 眼运动时疼痛>4 周 | ✓ | | 1 |
| 3 | 眼睑充血 | ✓ | | 1 |
| 4 | 结膜充血 | ✓ | | 1 |
| 5 | 眼睑肿胀 | ✓ | | 1 |
| 6 | 复视（球结膜水肿） | ✓ | | 1 |
| 7 | 泪阜肿胀 | ✓ | | 1 |
| 8 | 突眼度增加>2mm | | ✓ | 1 |
| 9 | 任一方向眼球运动减少 5° | | ✓ | 1 |
| 10 | 视力表视力下降≥1 行 | | ✓ | 1 |

CAS≥3 分即为 GO 活动。

#### 4. 特殊临床表现（Code-71）

（1）甲状腺危象（thyroid crisis） 也称为甲亢危象，是甲状腺毒症急性加重的一个综合征，发生原因与甲状腺激素大量进入循环有关。多发生于较重甲亢未予治疗或治疗不充分的患者。常见诱因有感染、手术、创伤、精神刺激等。临床表现有高热或过高热，大汗，心动过速（>140 次/分），烦躁，焦虑不安，谵妄，恶心，呕吐，腹泻，严重患者可有心力衰竭、休克及昏迷等。本症的诊断主要依靠临床表现综合判断，临床高度疑似本症及有危象前兆者应按甲亢危象处理。本症的死亡率在 20% 以上。

Burch-Wartofsky 评分量表（BWPS）目前被广泛应用于甲状腺危象的诊断（表 37-6、QR 表 37-6）。评分系统包括体温、心血管系统、中枢神经系统、消化系统症状及是否存在已确定的诱发因素。BWPS 评分≥45 分提示甲状腺危象，需要积极治疗；25~44 分为甲状腺危象前期，因此评分的敏感度高而特异度偏低，故应基于临床判断是否采用积极治疗；<25 分不提示甲状腺危象。

**表 37-6 Burch-Wartofsky 评分量表**

| 标准 | 分数 |
| --- | --- |
| 体温调节障碍 | |
| 体温（℃） | |
| 37.2~37.7 | 5 |
| 37.8~38.3 | 10 |
| 38.4~38.8 | 15 |
| 38.9~39.3 | 20 |
| 39.4~39.9 | 25 |
| ≥40 | 30 |
| 心血管系统 | |
| 心动过速（次/分） | |
| 100~109 | 5 |
| 110~119 | 10 |
| 120~129 | 15 |
| 130~139 | 20 |
| ≥140 | 25 |
| 心房颤动 | |
| 无 | 0 |
| 有 | 10 |
| 充血性心力衰竭 | |
| 无 | 0 |
| 轻度 | 5 |
| 中度 | 10 |
| 重度 | 20 |
| 消化系统紊乱症状 | |
| 无 | 0 |
| 中度（腹泻/腹痛/恶心/呕吐） | 10 |

续表

| 标准 | 分数 |
|---|---|
| 重度（黄疸） | 20 |
| 中枢神经系统紊乱症状 | |
| 　无 | 0 |
| 　轻度（烦躁不安） | 10 |
| 　中度（谵妄/精神错乱/昏睡） | 20 |
| 　重度（癫痫/昏迷） | 30 |
| 诱因状态 | |
| 　无 | 0 |
| 　有 | 10 |
| 总分 | |
| | ≥45　甲状腺危象 |
| | 25～44　甲状腺危象前期 |
| | <25　无甲状腺危象 |

注：评分基于存在甲状腺毒症。

（2）甲状腺毒症性心脏病（thyrotoxic heart disease）　过量甲状腺激素可导致心动过速，心脏收缩功能增强、排血量增多，造成心脏负荷加大、心肌耗氧量增加、冠状动脉供血相对不足，可引起心脏异常改变，在具有潜在缺血性心脏病的患者容易发生。甲亢患者有至少1项下述心脏异常症状者，可诊断为甲亢性心脏病：①心脏增大；②心律失常；③充血性心力衰竭；④心绞痛或心肌梗死。诊断时需排除同时存在其他原因引起的心脏改变，甲亢控制后上述心脏情况好转或明显改善。

（3）淡漠型甲亢（apathetic hyperthyroidism）　多见于老年患者，起病隐匿，高代谢症状、眼征和甲状腺肿均不明显。主要表现为明显消瘦、心悸、乏力、头晕、晕厥、神经质或神志淡漠、腹泻、厌食。可伴有心房颤动、肌肉震颤和肌病等体征，70%的患者无甲状腺肿大。临床上患者常因明显消瘦而被误诊为恶性肿瘤，因心房颤动被误诊为冠心病，所以老年人不明原因的突然消瘦、新发生心房颤动时应考虑本病。

（4）甲亢性肌病　急性肌病可表现为数周内出现言语及吞咽困难、发音不准，重者出现呼吸肌麻痹，危及生命。慢性肌病发生于80%的Graves病患者，起病缓慢，以近端肌肉群受累为主，表现为进行性肌无力，登楼、抬肩、蹲位起立困难，常有肌肉萎缩。大约1%的Graves病患者可合并重症肌无力，表现为双侧上睑下垂、眼球运动障碍和复视等。

低钾性周期麻痹多发生于20～40岁的青年男性。常见诱因为过度运动、寒冷、摄入大量糖类食物、酗酒、大量使用胰岛素等，典型临床表现为反复发作的四肢对称性弛缓性瘫痪，以下肢瘫痪更为常见。发作可持续数小时至数日，补钾即能缓解症状。

（5）妊娠一过性甲状腺毒症（gestational transient thyrotoxicosis，GTT）　是由于高浓度人绒毛膜促性腺激素（hCG）刺激甲状腺TSH受体所致。在妊娠第7～11周发病，第14～18周缓解。临床上常伴有妊娠剧吐，无甲状腺肿，无眼征，血清hCG浓度升高，病程自限。

## 三、实验室及其他检查（Code-72）

**1. 甲状腺功能**　甲状腺相关激素及临床意义见表37-7、QR表37-7。

**表 37-7　甲状腺相关激素及临床意义**

| 激素 | 临床意义 |
| --- | --- |
| 促甲状腺激素（TSH） | 是甲状腺功能最敏感的指标。亚临床甲亢时，甲状腺激素正常，仅有 TSH 下降 |
| 游离三碘甲腺原氨酸（$FT_3$）和游离甲状腺素（$FT_4$） | 血清中 20% 的三碘甲腺原氨酸（$T_3$）由甲状腺产生，80% 在外周组织中由甲状腺素（$T_4$）转换而来。$FT_3$ 和 $FT_4$ 是实现甲状腺激素生物效应的主要部分，是诊断临床甲亢的主要指标 |
| 血清总三碘甲腺原氨酸（$TT_3$）和血清总甲状腺素（$TT_4$） | $TT_3$ 和 $TT_4$ 是与甲状腺结合球蛋白（TBG）相结合的激素，血清 TBG 的含量及与激素结合力的变化都会影响测定的结果。如妊娠、雌激素、急性病毒性肝炎等可引起 TBG 升高，导致 $TT_3$ 和 $TT_4$ 增高；雄激素、糖皮质激素、低蛋白血症等可以引起 TBG 降低，导致 $TT_3$ 和 $TT_4$ 降低 |

**2. $^{131}$I 摄取率**　主要用于甲状腺毒症病因的鉴别。甲亢时 $^{131}$I 摄取率表现为总摄取率增加，摄取高峰前移，在 3～6h 出现（图 37-1、QR 图 37-2），而甲状腺炎所致甲状腺毒症的 $^{131}$I 摄取率曲线低平（图 37-2、QR 图 37-3）。

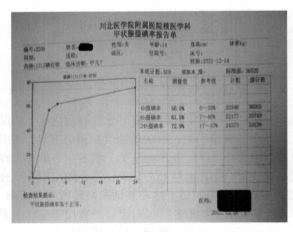

图 37-1　甲状腺功能亢进症

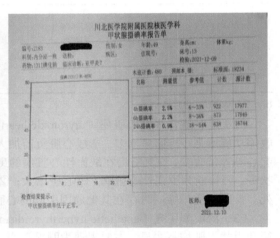

图 37-2　亚急性甲状腺炎

**3. TSH 受体抗体（TRAb）**　GD 患者的 TRAb 阳性率达到 80%～100%，对诊断、判断病情活动、评价停药时机及预测复发有一定意义。

**4 辅助检查**　甲状腺相关辅助检查见表 37-8、QR 表 37-8。

**表 37-8　甲状腺相关辅助检查**

| 辅助检查 | 临床意义 |
| --- | --- |
| 甲状腺超声 | 甲状腺弥漫性或局灶性回声减低，血流信号明显增加，呈"火海征" |
| 甲状腺放射性核素扫描 | 主要用于甲亢的鉴别诊断，如甲状腺自主高功能腺瘤、肿瘤区浓聚大量核素、肿瘤区外的甲状腺组织和对侧甲状腺无核素吸收 |
| 眼眶 CT 和磁共振 | 排除其他原因所致突眼，评估眼外肌受累的情况 |

# 四、诊断及鉴别诊断（Code-73）

## （一）诊断

**1. 甲亢的诊断**　①高代谢症状和体征；②甲状腺肿大；③血清甲状腺激素水平增高，TSH 减低。具备以上 3 项，并除外非甲亢性甲状腺毒症，诊断即可成立。

**2. Graves 病诊断标准**　①甲亢诊断确立；②甲状腺弥漫性肿大（触诊和 B 超证实），少数病例可以无甲状腺肿大；③眼球突出和其他浸润性眼征；④胫前黏液性水肿；⑤TRAb、TPOAb 阳性。以上标准中，①②项为诊断必备条件，③④⑤项为诊断辅助条件。

**3. 甲亢的诊断流程**　见图 37-3、QR 图 37-4。

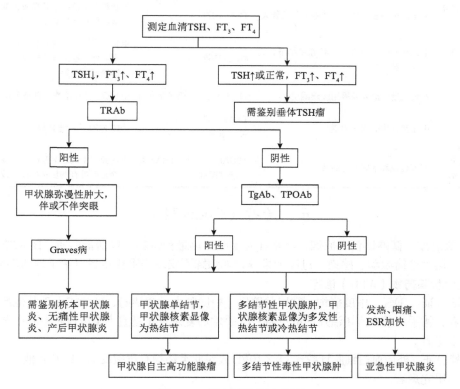

图 37-3　甲亢的诊断流程图

## （二）鉴别诊断

**1. 甲状腺毒症原因的鉴别**　见表 37-9、QR 表 37-9。

表 37-9　甲状腺毒症原因的鉴别

| | 甲亢 | 亚急性甲状腺炎 |
| --- | --- | --- |
| 症状 | 怕热多汗、心悸手抖、腹泻等高代谢症候群表现 | 颈前区疼痛不适、发热等 |
| 体征 | 甲状腺肿大 | 甲状腺肿大，触痛 |
| 甲状腺激素 | 增高 | 增高 |
| $^{131}I$ 摄取率 | 升高，高峰前移 | 低平 |
| 甲状腺彩超 | 甲状腺弥漫性或局灶性回声减低，血流信号明显增加，呈"火海征" | 甲状腺内部回声不均匀，可见单个或多个片状低回声区，形态不规则，边界模糊 |

**2. 甲亢原因的鉴别**　见表 37-10、QR 表 37-10。

**表 37-10　不同类型甲亢的临床鉴别要点**

| 疾病 | 临床特征 | 实验室检查特点 | 其他检查特点 |
|---|---|---|---|
| Graves 病 | 甲状腺弥漫性肿大，可闻及血管杂音；部分患者可见浸润性突眼、胫前黏液性水肿 | TPOAb 多为高滴度阳性，TPOAb、TgAb 阳性 | 甲状腺 $^{131}$I 摄取率升高、高峰前移 |
| 多结节性毒性甲状腺肿 | 甲亢症状一般较轻；甲状腺结节性肿大 | TRAb 阴性 | 甲状腺 $^{131}$I 摄取率升高或正常；甲状腺核素显像：多发热结节或冷、热结节 |
| 甲状腺自主高功能腺瘤 | 甲亢症状一般较轻；甲状腺单结节，直径一般>2.5cm | TRAb 阴性 | 甲状腺 $^{131}$I 摄取率升高或正常；甲状腺核素显像：腺瘤部位热结节，其余部位显影淡或不显影 |
| 碘甲亢 | 有大剂量碘摄入或服用胺碘酮史 | TRAb 阴性，尿碘显著升高 | 甲状腺 $^{131}$I 摄取率正常或降低 |
| 垂体 TSH 瘤 | 甲亢及垂体瘤临床表现 | TRAb 阴性　TSH 升高 | 垂体 MRI 提示垂体瘤 |
| 桥本甲状腺炎合并 Graves 病 | 临床表现基本同 Graves 病 | TPOAb、TgAb、TRAb 高滴度阳性 | 甲状腺 $^{131}$I 摄取率升高、高峰前移，甲状腺超声可有网格状特征性改变 |

# 五、治疗（Code-74）

**1. 一般治疗**　低碘饮食，戒烟，注意补充足够的热量和营养，包括蛋白质、B 族维生素等。适当休息，避免情绪激动、感染、过度劳累等，如烦躁不安或失眠较重者可给予地西泮类镇静剂。

**2. 抗甲状腺药物（ATD）治疗**

（1）适应证　①轻、中度病情；②甲状腺轻、中度肿大；③孕妇、高龄或由于其他严重疾病不适宜手术者；④手术前和 $^{131}$I 治疗前的准备；⑤手术后复发且不适宜 $^{131}$I 治疗者；⑥中至重度活动的甲亢突眼患者。

（2）禁忌证　外周血白细胞计数<3.0×10⁹/L 或对此类药物有过敏反应，以及其他不良反应（如肝损伤）的甲亢患者。

（3）药物剂量与疗程（表 37-11、QR 表 37-11）　包括硫脲类（丙硫氧嘧啶，propylthiouracil，PTU）和咪唑类（甲巯咪唑，methimazole，MMI）两类，作用机制是抑制碘的有机化和甲状腺酪氨酸偶联，减少甲状腺激素的合成。PTU 通过抑制 5′-脱碘酶活性而减少外周组织 $T_4$ 转化为 $T_3$，半衰期短（1.5h），但肝毒性大于 MMI，故除严重病例、甲状腺危象、妊娠早期或对 MMI 过敏者首选 PTU 治疗外，其他情况 MMI 应列为首选药物。

**表 37-11　抗甲状腺药物治疗**

| 时期 | 药物及剂量 |
|---|---|
| 初始阶段 | MMI 起始剂量 20~40mg/d，每天 1 次或 2 次口服；或者 PTU 起始剂量 300mg/d，视病情轻重 150~400mg/d，最大量 600mg/d，分次口服。每 4 周复查血清甲状腺激素水平 |
| 减量阶段 | 当症状好转、血清甲状腺激素接近正常后逐步减量。每 2~4 周随访 1 次，每次减少 MMI 5mg 或者 PTU 50mg，不宜减量过快，需 2~3 个月 |
| 维持阶段 | MMI 5~10mg/d，PTU 50~100mg/d，视病情调整剂量，每 2 个月复查甲状腺功能，为期 1~2 年 |
| 停药指征 | 甲状腺功能正常、疗程足够、TRAb 阴性可以考虑停药 |

（4）药物副作用　见表 37-12、QR 表 37-12。

**表 37-12　抗甲状腺药物副作用**

| 副作用 | 临床特点 |
|---|---|
| 白细胞减少 | GD 本身也可引起白细胞减少，治疗前应常规检查白细胞数目作为对照，定期观察白细胞数目的变化，监测患者是否有发热、咽痛等临床症状。白细胞计数<$3.0\times10^9$/L，中性粒细胞计数<$1.5\times10^9$/L 时应当停药，不建议换用另外一种 ATD，因为它们之间存在交叉不良反应 |
| 肝功能受损 | 甲亢本身可以引起轻度的肝功能异常，用药前应检查基础肝功能，以区别是否为药物的不良反应。起始 ATD 治疗后，每 2～4 周检测肝功能。如转氨酶持续上升或转氨酶>3 倍正常值上限（ULN），需考虑停药。PTU 主要副作用为肝细胞损伤，偶见致命的暴发性肝细胞损伤和肝衰竭；MMI 主要副作用为胆汁淤积症 |
| 过敏性皮疹 | 轻度皮疹可以给予抗组胺药，或者换用另外一种 ATD。发生严重皮疹反应者，应及时停药，不能换用其他 ATD，选择 $^{131}$I 或者手术治疗 |
| 少见不良反应 | PTU 可以诱发 ANCA 阳性的小血管炎，随着用药时间延长，其发生率增加。PTU 和 MMI 都可以引起关节病和狼疮综合征 |

**3. $^{131}$I 治疗**　$^{131}$I 治疗甲亢的机制是 $^{131}$I 被甲状腺摄取后释放出 β 射线，破坏甲状腺组织细胞，从而减少甲状腺激素产生。

（1）适应证和禁忌证

1）适应证：①甲状腺肿大Ⅱ度以上；②对 ATD 治疗过敏；③ATD 治疗或手术后复发；④甲亢合并心脏病；⑤甲亢伴白细胞减少、血小板减少或全血细胞减少；⑥甲亢合并肝、肾等脏器功能损害；⑦拒绝手术治疗或有手术禁忌证；⑧浸润性突眼。

2）禁忌证：妊娠和哺乳期妇女。

（2）治疗效果　$^{131}$I 治疗甲亢的治愈率达到 85%以上。甲减是 $^{131}$I 治疗难以避免的结果。$^{131}$I 治疗后要定期检查甲状腺功能，每 4 周 1 次，尽早发现甲减，及时给予甲状腺激素终生替代治疗。

（3）并发症　①放射性甲状腺炎：发生在放射碘治疗后的 7～10 天，严重者可给予阿司匹林或糖皮质激素治疗；②诱发甲状腺危象：主要发生在未控制的甲亢重症患者；③加重活动性 GO：对于活动性 GO 在治疗前 1 个月给予泼尼松 0.4～0.5mg/kg 治疗，治疗后 3～4 个月逐渐减量。

**4. 手术治疗**

（1）适应证　①甲状腺肿大显著（80g），有压迫症状；②中、重度甲亢，长期服药无效，或停药复发，或不能坚持服药者；③胸骨后甲状腺肿；④细针穿刺细胞学证实甲状腺癌或怀疑恶变；⑤ATD 治疗无效或者过敏的妊娠期甲亢患者，手术需要在孕中期（第 4～6 个月）实施。

（2）禁忌证　①合并较严重的心、肝、肾疾病，不能耐受手术；②孕早期（第 1～3 个月）和孕晚期（第 7～9 个月）。

（3）手术方式及并发症　手术前患者的甲状腺功能应控制在正常状态，主要采取甲状腺次全切除术或全切术。最常见的并发症是手术损伤导致永久性甲状旁腺功能减退症和喉返神经损伤。

**5. 其他治疗**

（1）碘剂　减少碘摄入量是甲亢的基础治疗措施之一。过量碘的摄入会加重和延长病程，增加复发的可能性，所以甲亢患者应当食用无碘食盐，忌用含碘药物和含碘造影剂。复方碘化钠溶液仅在手术前和甲状腺危象时使用。

（2）β 受体阻滞剂　作用机制：①阻断甲状腺激素对心脏的兴奋作用；②阻断外周组织 $T_4$ 向 $T_3$ 的转化，主要在 ATD 治疗初期使用，可较快地控制甲亢的临床症状。通常应用普萘洛尔每次 10～40mg，每天 3～4 次。对于有支气管疾病者，可选用 $β_1$ 受体阻滞剂，如美托洛尔、比索洛尔等。

**6. 其他特殊情况甲亢的治疗**

（1）甲状腺危象的治疗　治疗目标是减少甲状腺激素分泌和合成、减少甲状腺激素的外周效应、改善全身失代偿症状、祛除诱因及治疗并发症。应尽快使用 ATD，首选丙硫氧嘧啶（PTU），推荐剂量为600mg/d，剂量可根据个体情况调整，最大剂量为1600mg/d。在使用ATD 1h后给予无机碘化物，建议鲁氏碘液（Lugol's 碘液）4～8滴，每6～8h口服1次，症状控制后逐渐减量至停药，但已知对无机碘化物过敏的患者禁用。建议给予糖皮质激素治疗，如氢化可的松50～100mg，每6～8h静脉滴注1次，或地塞米松2mg，每6～8h静脉滴注1次，在甲状腺危象缓解后，应逐渐减少并停用。在应用糖皮质激素期间，应密切监测和预防潜在的不良反应，如高血糖、消化性溃疡和感染等。甲状腺危象患者出现心动过速时，建议应用β受体阻滞剂控制心率，如普萘洛尔60～80mg，每4～6h口服1次。对症治疗如降温、镇静、纠正水电解质紊乱等均十分重要。此外，发热者需警惕感染，并及时抗感染治疗。在上述常规治疗效果不满意时，应考虑血浆置换治疗。对于有多器官衰竭的患者，建议联合使用血浆置换和连续性血液透析滤过。

甲状腺危象的预防包括识别和积极避免常见诱发因素，避免突然中断ATD治疗，并尽量保证患者在择期手术、分娩等可能处于应激状态时的甲状腺功能正常。

（2）GO的治疗

1）非活动性GO患者突眼的治疗：建议白天使用人工泪液和眼用凝胶/软膏遮盖眼睑或在晚上使用游泳镜，有严重的眼球运动迟缓的患者可进行康复手术治疗。提上睑肌注射肉毒杆菌毒素可缩小眼睑开口。突眼或眼球运动受限可以在非活动期进行康复手术。

2）轻度活动性GO患者突眼的治疗流程见图37-4、QR图37-5。

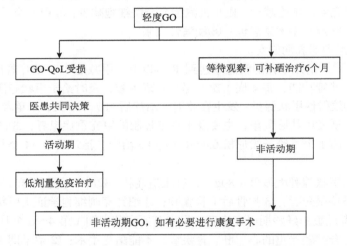

图37-4　轻度活动性GO患者突眼的治疗流程图

QoL，生活质量

3）中重度活动性GO患者突眼的治疗流程见图37-5、QR图37-6。

（3）妊娠期甲亢的治疗　GD甲亢妇女应在甲状腺功能正常、病情平稳后再妊娠。备孕期优先选用PTU。接受ATD治疗的甲亢妇女一旦确定妊娠，可暂停ATD并立即检测甲状腺功能和TRAb，根据FT₄和FT₃水平决定是否继续应用ATD。MMI和PTU均可致胎儿畸形，妊娠第6～10周是胎儿畸形的危险窗口期，两种药物畸形发生率相近，但PTU所致程度较轻，故妊娠早期优选PTU。妊娠中晚期若需继续ATD治疗者继续应用PTU还是转换成MMI，目前缺乏研究证据。两种药物转换时要注意监测甲状腺功能和药物不良反应。

妊娠期应使用最小有效剂量的ATD，控制目标为FT₄和TT₄接近或轻度高于正常参考范围上限，TSH水平不作为控制目标。

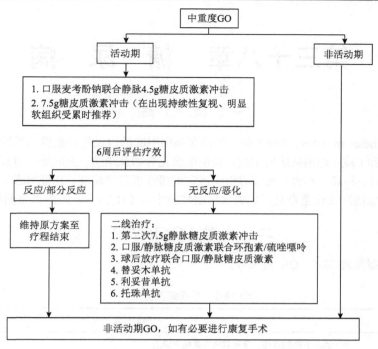

图 37-5 中重度活动性 GO 患者突眼的治疗流程图

# 第三十八章 糖 尿 病

## 一、概 述

糖尿病（diabetes mellitus，DM）是一组由多病因引起的以慢性高血糖为特征的代谢性疾病，是由胰岛素分泌和（或）作用缺陷所引起。长期碳水化合物及脂肪、蛋白质代谢紊乱可引起多系统损害，导致眼、肾、神经、心脏、血管等组织器官的慢性进行性病变、功能减退及衰竭；病情严重或应激时可发生急性严重代谢紊乱，如糖尿病酮症酸中毒（DKA）、高渗高血糖综合征等。

## 二、分型（Code-75）

糖尿病的分型见表 38-1、QR 表 38-1。

**表 38-1 糖尿病的分型***

| 类型 | 病因特点 |
| --- | --- |
| 1 型糖尿病（T1DM） | 由于胰岛 β 细胞破坏，常导致胰岛素绝对缺乏<br><br>1. 自身免疫性（1A）：急性型及缓发型<br><br>2. 特发性（1B）：无自身免疫证据 |
| 2 型糖尿病（T2DM） | 从以胰岛素抵抗为主伴胰岛素进行性分泌不足到以胰岛素进行性分泌不足为主伴胰岛素抵抗 |
| 其他特殊类型糖尿病 | 病因学相对明确的高血糖状态<br><br>1. 胰岛 β 细胞功能的基因缺陷：①青年人中的成年发病型糖尿病（maturity-onset diabetes mellitus of the young，MODY）；②线粒体基因突变糖尿病；③其他<br><br>2. 胰岛素作用的基因缺陷：A 型胰岛素抵抗、妖精貌综合征、Rabson-Mendenhall 综合征、脂肪萎缩型糖尿病等<br><br>3. 胰腺外分泌疾病：胰腺炎、创伤/胰腺切除术、胰腺肿瘤、囊性纤维化病、血色病、纤维钙化性胰腺病等<br><br>4. 内分泌疾病：肢端肥大症、库欣综合征、胰高血糖素瘤、嗜铬细胞瘤、甲亢、生长抑素瘤、醛固酮瘤及其他<br><br>5. 药物或化学品所致糖尿病 Vacor（N-3 吡啶甲基 N-P 硝基苯尿素）、喷他脒、烟酸、糖皮质激素、甲状腺激素、二氮嗪、β 受体激动剂、噻嗪类利尿剂、苯妥英钠、α-干扰素及其他<br><br>6. 感染：先天性风疹、巨细胞病毒等<br><br>7. 不常见的免疫介导糖尿病：僵人综合征（stiff-man syndrome）、抗胰岛素受体抗体等<br><br>8. 其他：可能与糖尿病相关的遗传综合征唐氏综合征（Down syndrome）、克兰费尔特综合征（Klinefelter syndrome）、特纳综合征（Turner syndrome）、Wolfram 综合征、弗里德赖希型共济失调（Friedreich ataxia）、亨廷顿病（Huntington disease）、劳-穆-比综合征（Laurence-Moon-Biedl syndrome）、强直性肌营养不良症、卟啉病、普拉德-威利综合征（Prader-Willi syndrome）等 |
| 妊娠期糖尿病（GDM） | 指妊娠期间发生的不同程度的糖代谢异常。不包括孕前已诊断或已患糖尿病的患者，后者称为糖尿病合并妊娠 |

*：WHO 糖尿病专家委员会提出的病因学分型标准（1999）。

<h1 style="text-align:center">三、临床表现</h1>

## （一）代谢紊乱症状群

血糖升高后因渗透性利尿引起多尿，继而口渴多饮；外周组织对葡萄糖利用障碍，脂肪分解增多，蛋白质代谢负平衡，渐见乏力、消瘦，儿童生长发育受阻，患者常有易饥、多食。故糖尿病的临床表现常被描述为"三多一少"，即多尿、多饮、多食和体重减轻。

可有皮肤瘙痒，尤其外阴瘙痒。血糖升高较快时可使眼房水、晶体渗透压改变而引起屈光改变致视物模糊。许多患者无任何症状，仅于健康检查或因各种疾病就诊化验时发现高血糖。

## （二）急性并发症

急性并发症包括糖尿病酮症酸中毒（DKA）和高渗高血糖综合征。

## （三）感染性疾病

糖尿病容易并发各种感染，如呼吸道、泌尿生殖道感染，肺炎、肾盂肾炎、膀胱炎、肾及肾周脓肿、真菌性阴道炎等；疖、痈等皮肤化脓性感染或足癣、体癣等皮肤真菌感染；肺结核、肝脓肿、败血症或脓毒血症等。血糖控制差者更易发生，也更严重。

## （四）慢性并发症

糖尿病可累及全身各重要器官，并发症可在诊断糖尿病前业已存在，有些患者因并发症作为线索而发现糖尿病。糖尿病慢性并发症的发病机制极其复杂，尚未完全阐明，认为与遗传易感性、胰岛素抵抗、高血糖、低度炎症状态、血管内皮细胞功能紊乱、凝血异常等多种因素有关。

**1. 微血管病变** 是糖尿病的特异性并发症，其典型改变是微循环障碍和微血管基底膜增厚。主要危险因素包括长糖尿病病程、血糖控制不良、高血压、血脂异常、吸烟、胰岛素抵抗等；遗传背景在发病中也起重要作用。

（1）糖尿病肾病（Code-76） 是导致终末期肾衰竭的常见原因，是 T1DM 患者的主要死因；在 T2DM，其严重性仅次于心、脑血管病。常见于病史超过 10 年的患者。病理分型见表 38-2、QR表 38-2。

**表 38-2 糖尿病肾病的病理分型**

| 类型 | 特点 |
|---|---|
| 结节性肾小球硬化型 | 高度特异性 |
| 弥漫性肾小球硬化型 | 最常见，对肾功能影响最大，但特异度较低，类似病变也可见于系膜毛细血管性肾小球肾炎和系统性红斑狼疮等疾病 |
| 渗出性病变 | 特异度不高，也可见于慢性肾小球肾炎 |

2012 年 KDIGO 指南及中华医学会内分泌病学分会专家共识提出糖尿病肾病（DKD）分期，宜采用 GA 分期法，其中 G 代表 eGFR 水平，分为 G1～G5；A 代表白蛋白尿水平，分为 A1～A3（表 38-3、表 38-4、QR 表 38-3、QR 表 38-4）。

**表 38-3 糖尿病肾病的 GA 分期**

| G | eGFR[ml/(min·1.73 m$^2$)] | A | UACR (mg/g) |
|---|---|---|---|
| G1 | ≥90 | A1 | <30 |
| G2 | 60～89 | A2 | 30～300 |
| G3 | 30～59 | A3 | >300 |
| G4 | 15～29 | | |
| G5 | <15 | | |

表 38-4　糖尿病肾病临床分期、病理分级及防治要点

| 临床分期 | 临床特征 | 病理分级 | 病理特点 | 防治要点 |
|---|---|---|---|---|
| 高滤过期 | GFR 轻度增高，尿微量白蛋白为阴性 | Ⅰ级 | 肾小球结构正常或体积增大 | 改善生活方式；控制血糖、血压 |
| 微量白蛋白尿期（早期糖尿病肾病期） | 此期以持续性微量白蛋白尿为特征。UAER 为 20～200μg/min 或 30～300mg/24h。患者 GFR 正常或轻度下降。此期部分患者可逆转 | Ⅱa 级 | 肾小球基底膜轻度增厚，系膜基质轻度增生 | 控制血糖、血压、血脂；延缓肾病进展 |
| | | Ⅱb 级 | 肾小球基底膜明显增厚，系膜基质明显增宽 | 控制血糖、血压、血脂；延缓肾病进展 |
| 大量白蛋白尿期（临床糖尿病肾病期） | 此期以临床显性蛋白尿为特征，尿常规或尿沉渣蛋白尿阳性，UACR＞300mg/g，UAER＞200μg/min 或＞300mg/24h。部分可表现为"糖尿病肾病三联征"，即大量白蛋白尿、高血压、水肿。GFR 呈明显下降趋势。此期多不可逆转 | Ⅱ～Ⅲ级 | Ⅲ级：一个或多个结节性硬化（K-W 结节）形成 | 控制血糖；降低血压；调节血脂；防治营养不良、贫血、钙磷矿物质紊乱等并发症，降低心脑血管等并发症 |
| 肾衰竭期 | eGFR＜15ml/(min·1.73m²)，常有终末期肾病相关临床表现 | Ⅳ级 | 超过 50% 的肾小球硬化 | 肾脏替代治疗，防治透析或肾移植并发症 |

注：部分患者病理分级与临床分期可出现不一致情况。

（2）糖尿病视网膜病变（Code-77）　糖尿病视网膜病变的国际临床分级标准（2002 年版）见表 38-5、QR 表 38-5。

表 38-5　糖尿病视网膜病变的国际临床分级标准（2002 年版）

| 分型 | 分期 | 散瞳眼底检查所见 | 治疗 |
|---|---|---|---|
| 单纯型 | Ⅰ期 | 微血管瘤，小出血点 | 无好的治疗方法，仅能观察，可眼科医生诊治 |
| | Ⅱ期 | 出现硬性渗出 | |
| | Ⅲ期 | 出现棉絮状软性渗出 | 封闭血管激光治疗可逆转 |
| 增殖型 | Ⅳ期 | 新生血管形成、玻璃体积血 | 激光封闭 |
| | Ⅴ期 | 纤维血管增殖、玻璃体机化 | 让出血吸收后再封闭 |
| | Ⅵ期 | 牵拉性视网膜脱离导致失明 | 不能治疗 |

（3）其他　心脏微血管病变和心肌代谢紊乱可引起心肌广泛灶性坏死，称为糖尿病心肌病，可诱发心力衰竭、心律失常、心源性休克和猝死。可与其他心脏病并存，预后更差。

**2. 动脉粥样硬化性心血管疾病（ASCVD）**　动脉粥样硬化的易患因素如肥胖、高血压、血脂异常等在糖尿病（主要是 T2DM）人群中的发生率均明显增高，糖尿病人群中动脉粥样硬化的患病率较高，发病更早，病情进展较快。动脉粥样硬化主要侵犯主动脉、冠状动脉、脑动脉、肾动脉和肢体外周动脉等，引起冠心病、缺血性或出血性脑血管病、肾动脉硬化、肢体动脉硬化等。

**3. 糖尿病神经病变（Code-78）**　以远端对称性多发性神经病变（DSPN）最具代表性。糖尿病神经病变的分型及临床表现见表 38-6、QR 表 38-6。

表 38-6　糖尿病神经病变的分型及临床表现

| 分型 | 临床表现 |
|---|---|
| 弥漫性神经病变 DSPN | 双侧远端对称性肢体疼痛、麻木、感觉异常等，最常见类型为大神经纤维和小神经纤维同时受累，部分可为以大神经纤维或小神经纤维受累为主的临床表现 |

续表

| 分型 | 临床表现 |
| --- | --- |
| 弥漫性神经病变　自主神经病变 | 可累及心血管、消化、泌尿生殖等系统，出现胃排空延迟（胃轻瘫）、腹泻、便秘、休息时心动过速、直立性低血压、残尿量增加、尿失禁、尿潴留、阳痿等；其他还有体温调节异常、瞳孔改变（缩小且不规则、光反射消失、调节反射存在）、排汗异常（无汗、少汗或多汗）、低血糖无法感知等 |
| 单神经病变 | 可累及单颅神经或周围神经。颅神经损伤以上睑下垂（动眼神经）最常见，其他包括面瘫（面神经）、眼球固定（展神经）、面部疼痛（三叉神经）及听力损害（听神经）等。单发周围神经损伤包括尺神经、正中神经、股神经和腓总神经等。同时累及多个单神经的神经病变为多灶性单神经病变，需与多发性神经病变相鉴别 |
| 神经根神经丛病变 | 最常见为腰段多发神经根神经丛病变，常表现为单侧、以肢体近端为主的剧烈疼痛，伴有单侧、近端肌无力、肌萎缩 |

**4. 糖尿病足（Code-79）**　指与下肢远端神经异常和不同程度周围血管病变相关的足部溃疡、感染和（或）深层组织破坏。是糖尿病最严重和治疗费用最多的慢性并发症之一，是糖尿病非外伤性截肢的最主要原因。轻者表现为足部畸形、皮肤干燥和发凉、胼胝（高危足）；重者可出现足部溃疡、坏疽（图38-1、QR图38-1）。

糖尿病足的分级评估方法主要是 Wagner 分级（表38-7、QR表38-7）和 Texas 分级（表38-8、QR表38-8）。Wagner 分级方法是目前临床及科研中应用最为广泛的分级方法。Texas 分级方法从病变程度和病因两个方面对糖尿病足溃疡及坏疽进行评估，更好地体现了创面感染和缺血的情况，相对于 Wagner 分级在评价创面的严重性和预测肢体预后方面效果更好。

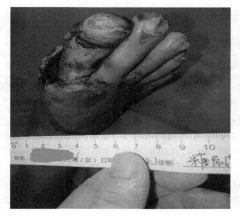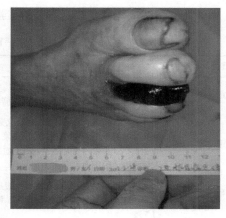

图 38-1　糖尿病足

**表 38-7　不同 Wagner 分级糖尿病足的临床特点**

| Wagner 分级 | 临床特点 |
| --- | --- |
| 0 级 | 有发生足溃疡的危险因素，但目前无溃疡 |
| 1 级 | 足部表浅溃疡，无感染征象，突出表现为神经性溃疡 |
| 2 级 | 较深溃疡，常合并软组织感染，无骨髓炎或深部脓肿 |
| 3 级 | 深部溃疡，有脓肿或骨髓炎 |
| 4 级 | 局限性坏疽（趾、足跟或前足背），其特征为缺血性坏疽，通常合并神经病变 |
| 5 级 | 全足坏疽 |

**表 38-8 不同 Texas 分级及分期糖尿病足的临床特征**

| Texas 分级及分期 | 临床特征 |
| --- | --- |
| 分级 | |
| 0 级 | 足部溃疡史 |
| 1 级 | 表浅溃疡 |
| 2 级 | 溃疡累及肌腱 |
| 3 级 | 溃疡累及骨和关节 |
| 分期 | |
| A 期 | 无感染和缺血 |
| B 期 | 合并感染 |
| C 期 | 合并缺血 |
| D 期 | 感染和缺血并存 |

**5. 其他** 糖尿病还可引起视网膜黄斑病、白内障、青光眼、屈光改变、虹膜睫状体病变等。牙周病是最常见的糖尿病口腔并发症。皮肤病变也很常见，某些为糖尿病特异性，大多数为非特异性。糖尿病患者某些癌症如肝癌、胰腺癌、膀胱癌等的患病率升高。此外，抑郁、焦虑和认知功能损害等也较常见。

# 四、实验室检查（Code-80）

**1.** 糖代谢异常严重程度或控制程度的实验室检查见表 38-9、QR 表 38-9。

**表 38-9 糖代谢异常严重程度或控制程度的实验室检查**

| 项目 | 检测方法和临床意义 |
| --- | --- |
| 尿糖测定 | 尿糖阳性只是提示血糖值超过肾糖阈（大约 10mmol/L），尿糖阴性不能排除糖尿病可能。并发肾脏病变时，肾糖阈升高，虽然血糖升高，但尿糖阴性。肾糖阈降低时，虽然血糖正常，尿糖可阳性 |
| 血糖测定 | 血糖升高是诊断糖尿病的主要依据，又是判断糖尿病病情和控制情况的主要指标。常用葡萄糖氧化酶法测定。抽静脉血或取毛细血管血，可用血浆、血清或全血。如血细胞比容正常，血浆、血清血糖比全血血糖可升高 15%。诊断糖尿病时必须用静脉血浆测定血糖，治疗过程中随访血糖控制程度时可用便携式血糖计测定末梢血糖（毛细血管全血测定） |
| 口服葡萄糖耐量试验（OGTT） | 应在无摄入任何热量 8h 后，清晨空腹进行，成人口服 75g 无水葡萄糖，溶入 250～300ml 水中，5～10min 饮完，空腹及开始饮葡萄糖水后 2h 测静脉血浆葡萄糖。儿童服糖量按每公斤体重 1.75g 计算，总量不超过 75g |
| HbA1c | HbA1c 反映患者近 8～12 周平均血糖水平。HbA1c 受检测方法、有无贫血和血红蛋白异常疾病、红细胞转换速度、年龄等因素的影响；不能反映瞬时血糖水平及血糖波动情况，也不能确定是否发生过低血糖 |

**2. 胰岛 β 细胞功能检查**

（1）胰岛素和 C 肽释放试验 正常人空腹基础血浆胰岛素为 35～145pmol/L（5～20mU/L），正常人空腹基础值 C 肽不小于 400pmol/L。口服 75g 无水葡萄糖（或 100g 标准面粉制作的馒头）后，血浆胰岛素和 C 肽在 30～60min 上升至高峰，胰岛素峰值为基础值的 5～10 倍（C 肽峰值为基础值的 5～6 倍），3～4h 恢复到基础水平。本试验反映基础和葡萄糖介导的胰岛素释放功能。胰岛素测定受血清中胰岛素抗体和外源性胰岛素干扰，但 C 肽测定不受血清中的胰岛素抗体和外源性胰岛素影响。

（2）其他检测 β 细胞功能的方法 如静脉注射葡萄糖-胰岛素释放试验和高糖钳夹试验可了解

胰岛素释放第一时相；胰高血糖素-C 肽刺激试验和精氨酸刺激试验可了解非糖介导的胰岛素分泌功能等。

**3. 并发症检查** T2DM 患者常见检查的推荐频率见表 38-10、QR 表 38-10。

急性严重代谢紊乱时的酮体、电解质、酸碱平衡检查，心、肝、肾、脑、眼科及神经系统的各项辅助检查等。

**表 38-10 T2DM 患者常见检查的推荐频率**

| 检查频率 | 问诊 | 体检 | 尿液 | HbA1c | 肝功能 | 肾功能 | 血脂 | 超声 | 心电图 | 动态血压监测 | 眼底 | 神经病变 |
|---|---|---|---|---|---|---|---|---|---|---|---|---|
| 初诊 | ✓ | ✓ | ✓ | ✓ | ✓ | ✓ | ✓ | ✓ | ✓ | ✓ | ✓ | ✓ |
| 每次就诊时 | ✓ | ✓ | | | | | | | | | | |
| 半年 1 次 | | | | ✓ | | | | | | | | |
| 1 年 1 次 | | | ✓ | | ✓ | ✓ | ✓ | ✓ | ✓ | | ✓ | ✓ |

注：尿液检查包括尿常规和尿白蛋白/肌酐；肾功能检查应包含 eGFR、尿酸；超声检查包括腹部超声、颈动脉和下肢血管超声；动态血压监测限于合并高血压者；血糖控制不佳者应每 3 个月检查 1 次 HbA1c；肝功能、肾功能、血脂、尿液、心电图、超声、眼底、神经病变检查异常者应增加这些项目的检测频率。

**4. 有关病因和发病机制的检查** 谷氨酸脱羧酶抗体（GADA）、胰岛细胞抗体（ICA）、胰岛素抗体（IAA）及酪氨酸磷酸酶样蛋白分子抗体（IA-2A）的联合检测；胰岛素敏感性检查；基因分析等。

# 五、诊断（Code-81）及鉴别诊断

## （一）诊断

**1. 糖代谢状态分类（WHO 1999 年）** 见表 38-11、QR 表 38-11。糖尿病的诊断标准见表 38-12、QR 表 38-12。

**表 38-11 糖代谢状态分类（WHO 1999 年）**

| 糖代谢分类 | 静脉血浆葡萄糖（mmol/L） | |
|---|---|---|
| | 空腹血糖（FPG） | 糖负荷后 2h 血糖（2hPG） |
| 正常血糖（NGR） | <6.1 | <7.8 |
| 空腹血糖受损（IFG） | 6.1~7.0 | <7.8 |
| 糖耐量减低（IGT） | <7.0 | 7.8~11.1 |
| 糖尿病（DM） | ≥7.0 | ≥11.1 |

注：空腹血糖受损和糖耐量减低统称为糖调节受损，也称糖尿病前期；空腹血糖正常参考范围下限通常为 3.9 mmol/L。

**表 38-12 糖尿病诊断标准**

| 诊断标准 | 静脉血浆葡萄糖水平 |
|---|---|
| 典型糖尿病症状 | |
| 加上随机血糖 | ≥11.1 mmol/L |
| 或加上空腹血糖（FPG） | ≥7.0 mmol/L |
| 或加上 OGTT 2h 血糖 | ≥11.1 mmol/L |
| 或加上 HbA1c | ≥6.5% |
| 无糖尿病典型症状者，需改日复查确认 | |

注：典型糖尿病症状包括烦渴多饮、多尿、多食、不明原因体重下降；随机血糖指不考虑上次用餐时间，一天中任意时间的血糖，不能用来诊断空腹血糖受损或糖耐量异常；空腹状态指至少 8h 没有进食热量。

**2. 妊娠期糖尿病** 对具有高危因素的孕妇（GDM 个人史、肥胖、尿糖阳性或有糖尿病家族史者），孕期首次产检时，使用普通糖尿病诊断标准筛查孕前未诊断的 T2DM，如达到糖尿病诊断标准即可判断孕前就患有糖尿病。如初次检查结果正常，则在孕第24～28周行OGTT，筛查有无GDM。GDM 的诊断定义为达到或超过下列至少一项指标：5.1mmol/L≤空腹血糖＜7.0mmol/L，OGTT 1h 血糖≥10.0mmol/L，8.5mmol/L≤OGTT 2h 血糖＜11.1mmol/L。

**3. 分型** 最重要的是鉴别 T1DM 和 T2DM，由于两者缺乏明确的生化或遗传学标志，主要根据临床特点和发展过程，从发病年龄、起病急缓、症状轻重、体重、是否有酮症酸中毒倾向、是否依赖外源胰岛素维持生命等方面，结合胰岛 β 细胞自身抗体和 β 细胞功能检查结果进行临床综合分析判断。目前临床上诊断 T2DM 的患者可能是一种混合体，随着对糖尿病发病机制研究的深入，将来可能会有一部分患者从中排除，归入特殊类型糖尿病中。

**4. 并发症和伴发病的诊断** 对糖尿病的各种并发症及经常伴随出现的肥胖、高血压、血脂异常等也须进行相应检查和诊断以便给予治疗。T1DM 应根据体征和症状考虑自身免疫性甲状腺疾病、系统性红斑狼疮等筛查。

## （二）鉴别诊断

注意鉴别其他原因所致尿糖阳性。甲亢、胃空肠吻合术后，因碳水化合物在肠道吸收快，可引起进食后 0.5～1h 血糖过高，出现糖尿，但 FPG 和 2hPG 正常。严重肝病时肝糖原合成受阻，肝糖原储存减少，进食后 0.5～1h 血糖过高，出现糖尿，但 FPG 偏低，餐后 2～3h 血糖正常或低于正常。

# 六、治　疗

由于对糖尿病的病因和发病机制尚未完全阐明，目前仍缺乏病因治疗。糖尿病管理须遵循早期和长期、积极而理性、综合治疗和全面达标、治疗措施个体化等原则（表38-13、QR 表38-13）。国际糖尿病联盟（IDF）提出了糖尿病综合管理的 5 个要点（有"五驾马车"之称）：糖尿病健康教育、医学营养治疗、运动治疗、病情监测和高血糖的药物治疗。

**表 38-13　中国 T2DM 的综合控制目标[《中国 2 型糖尿病防治指南（2020 年版）》]**

| 检测指标 | 目标值 |
| --- | --- |
| 毛细血管血糖（mmol/L） | |
| 　空腹 | 4.4～7.0 |
| 　非空腹 | ＜10.0 |
| HbA1c（%） | ＜7.0 |
| 血压（mmHg） | ＜130/80 |
| TC（mmol/L） | ＜4.5 |
| HDL-C（mmol/L） | |
| 　男性 | ＞1.0 |
| 　女性 | ＞1.3 |
| TG（mmol/L） | ＜1.7 |
| LDL-C（mmol/L） | |
| 　未合并冠心病 | ＜2.6 |
| 　合并冠心病 | ＜1.8 |
| 体重指数（BMI，kg/m$^2$） | ＜24.0 |

## （一）糖尿病健康教育

健康教育包括糖尿病防治专业人员的培训、医务人员的继续医学教育、患者及其家属和公众的卫生保健教育。每位糖尿病患者均应接受全面糖尿病教育，充分认识糖尿病并掌握自我管理技能。

## （二）医学营养治疗

医学营养治疗（medical nutrition therapy，MNT）的主要目标是：纠正代谢紊乱、达到良好的代谢控制、减少脑血管疾病的危险因素、提供最佳营养以改善患者健康状况、减缓 β 细胞功能障碍的进展。总原则是确定合理的总能量摄入，合理、均衡地分配各种营养物质，恢复并维持理想体重。

**1. 计算总热量**　根据理想体重和工作性质，参照原来的生活习惯等，计算每日所需总热量（表38-14、QR 表 38-14）。

表 38-14　不同身体活动水平的成人糖尿病患者每日能量供给量[kJ(kcal)/kg]

| 身体活动水平 | 体重过低 | 正常体重 | 超重或肥胖 |
| --- | --- | --- | --- |
| 重（如搬运工） | 188～209（45～50） | 167（40） | 146（35） |
| 中（如电工安装） | 167（40） | 125～146（30～35） | 125（30） |
| 轻（如坐式工作） | 146（35） | 104～125（25～30） | 84～104（20～25） |
| 休息状态（如卧床） | 104～125（25～30） | 84～104（20～25） | 62～84（15～20） |

注：标准体重参考世界卫生组织（1999 年）计算方法：男性标准体重=[身高(cm)−100]×0.9(kg)；女性标准体重=[身高(cm)−100]×0.9(kg)−2.5(kg)；根据我国体重指数（BMI）的评判标准，≤18.5kg/m² 为体重过低，18.6～23.9kg/m² 为正常体重，24.0～27.9kg/m² 为超重，≥28.0kg/m² 为肥胖。

**2. 营养物质含量**　膳食中碳水化合物所提供的能量应占饮食总热量的 50%～60%。不同种类碳水化合物引起血糖增高的速度和程度有很大不同，可用血糖指数（glycemic index，GI）来衡量。应限制含糖饮料摄入；可适量摄入糖醇和非营养性甜味剂。

肾功能正常的糖尿病个体，推荐蛋白质的摄入量占供能比的 10%～15%，成人每日每公斤理想体重 0.8～1.2g；孕妇、哺乳期妇女、营养不良或伴有消耗性疾病者增至 1.5～2.0g；伴有糖尿病肾病而肾功能正常者应限制至 0.8g，BUN 升高者应限制在 0.6g 以下；蛋白质应至少有 1/3 来自动物蛋白质，以保证必需氨基酸的供给。

膳食中由脂肪提供的能量不超过总热量的 30%，其中饱和脂肪酸不应超过总热量的 7%；食物中胆固醇摄入量应<300mg/d。

富含食用纤维的食品可延缓食物吸收，降低餐后血糖高峰，有利于改善糖、脂代谢紊乱，并促进胃肠蠕动、防止便秘。推荐膳食纤维每日摄入量至少达 14g/kcal。每日摄入食盐应限制在 6g 以下。戒烟限酒。

**3. 合理分配**　确定每日饮食总热量和糖类、蛋白质、脂肪的组成后，按每克糖类、蛋白质产热 4kcal，每克脂肪产热 9kcal，将热量换算为食品后制订食谱，并根据生活习惯、病情和配合药物治疗需要进行安排。可按每日三餐分配为 1/5、2/5、2/5 或 1/3、1/3、1/3。

**4. 随访**　以上仅是原则估算，在治疗过程中随访调整十分重要。养成良好的饮食习惯。

## （三）运动治疗

对肥胖的 T2DM 患者，运动可增加胰岛素的敏感性，有助于控制血糖和体重。根据年龄、性别、体力、病情、有无并发症及既往运动情况等，在医师指导下开展有规律的合适运动，循序渐进，并长期坚持。运动前、后要监测血糖。运动量大或激烈运动时应建议患者调整食物及药物，以免发生低血糖。T1DM 患者为避免血糖波动过大，体育锻炼宜在餐后进行。血糖>14～16 mmol/L，明显的低血糖或者血糖波动较大，有糖尿病急性并发症和严重心、脑、眼、肾等慢性并发症者暂不宜运动。

### （四）病情监测

病情监测包括血糖监测、其他脑血管疾病危险因素和并发症的监测。

血糖监测基本指标包括空腹血糖、餐后血糖和 HbA1c。建议患者应用便携式血糖计进行自我血糖监测（SMBG），方便医生指导调整治疗方案。持续血糖监测（CGM）可作为无症状低血糖和（或）频发低血糖患者 SMBG 的补充。HbA1c 用于评价长期血糖控制情况，也是临床指导调整治疗方案的重要依据之一，患者初诊时都应常规检查，开始治疗时每 3 个月检测 1 次，血糖达标后每年也应至少监测 2 次。

患者每次就诊时均应测量血压；每年至少 1 次全面了解血脂及心、肾、神经、眼底等情况，尽早给予相应处理。

### （五）高血糖的药物治疗

高血糖的药物治疗分为口服降糖药物和注射类药物[胰岛素和胰高血糖素样肽-1（GLP-1）受体激动剂]。在饮食和运动不能使血糖控制达标时应及时应用降糖药物治疗。

**1. 口服降糖药物** 各种口服降糖药物的作用机制、适应证、禁忌证及不良反应见表 38-15、QR 表 38-15。

**表 38-15 各种口服降糖药物的作用机制、适应证、禁忌证及不良反应**

| 药物类型 | | 药物的作用机制、适应证、禁忌证及不良反应 |
| --- | --- | --- |
| 磺酰脲类（sulfonylureas，SU）：格列本脲、格列齐特、格列吡嗪、格列美脲、格列喹酮 | 作用机制 | 促胰岛素分泌剂。作用于 β 细胞膜上的 ATP 敏感的钾离子通道（$K_{ATP}$），促进钙离子内流及细胞内钙离子浓度增高，刺激含有胰岛素的颗粒外移及胰岛素释放，使血糖下降 |
| | 适应证 | 用于机体尚保存相当数量（30%以上）有功能的胰岛 β 细胞的 T2DM 患者。可单用，也可与其他作用机制不同的口服降糖药或胰岛素联合应用 |
| | 禁忌证 | T1DM，有严重并发症或晚期 β 细胞功能很差的 T2DM，儿童糖尿病，孕妇、哺乳期妇女，大手术围手术期，全胰腺切除术后，对 SU 过敏或有严重不良反应者等 |
| | 不良反应 | ①低血糖反应：最常见而重要；②体重增加；③皮肤过敏反应：皮疹、皮肤瘙痒等；④消化系统：上腹部不适、食欲减退等，偶见肝功能损害、胆汁淤积性黄疸等；⑤心血管系统：某些 SU 可减弱心肌供血的预处理能力 |
| 格列奈类：瑞格列奈、那格列奈、米格列奈 | 作用机制 | 非磺酰脲类促胰岛素分泌剂。作用在胰岛 β 细胞膜上的 $K_{ATP}$，但结合位点与 SU 不同，主要通过刺激胰岛素的早时相分泌而降低餐后血糖，具有吸收快、起效快和作用时间短的特点 |
| | 适应证 | 同 SU，较适合于 T2DM 早期餐后高血糖阶段或以餐后高血糖为主的老年患者。可单独或与二甲双胍、噻唑烷二酮类等联合使用 |
| | 禁忌证 | 同 SU |
| | 不良反应 | 低血糖和体重增加，但低血糖的风险和程度较 SU 轻 |
| 双胍类（biguanides）：二甲双胍 | 作用机制 | 通过抑制肝葡萄糖输出，改善外周组织对胰岛素的敏感性、增加对葡萄糖的摄取和利用而降低血糖 |
| | 适应证 | ①作为 T2DM 治疗一线用药，可单用或联合应用其他药物；②T1DM：与胰岛素联合应用有可能减少胰岛素用量和血糖波动 |
| | 禁忌证 | ①肾功能不全（GFR<60ml/min）、肝功能不全、缺氧及高热患者禁忌，慢性胃肠病、慢性营养不良等；②T1DM 患者不宜单独使用本药；③T2DM 合并急性严重代谢紊乱、严重感染、缺氧、外伤、大手术者及孕妇和哺乳期妇女等；④对药物过敏或有严重不良反应者；⑤酗酒者 |
| | 不良反应 | ①消化道反应：为主要副作用，进餐时服药、从小剂量开始、逐渐增加剂量，可减少消化道不良反应；②皮肤过敏反应；③乳酸性酸中毒：为最严重的副作用，但罕见，严格按照推荐服药；④单独用药极少引起低血糖，与胰岛素或促胰岛素分泌剂联合使用时可增加低血糖发生的危险 |

续表

| 药物类型 | | 药物的作用机制、适应证、禁忌证及不良反应 |
|---|---|---|
| 噻唑烷二酮类（thiazolidinediones，TZD，格列酮类）：罗格列酮、吡格列酮 | 作用机制 | 通过激活过氧化物酶体增殖物激活受体γ（PPARγ）起作用，增加靶组织对胰岛素的敏感性而降低血糖；还有改善血脂谱、提高纤溶系统活性、改善血管内皮细胞功能、使CRP下降等作用，对心血管系统有保护作用 |
| | 适应证 | 可单独或与其他降糖药物合用治疗T2DM患者，尤其是肥胖、胰岛素抵抗明显者 |
| | 禁忌证 | 不宜用于T1DM患者、孕妇、哺乳期妇女和儿童。有心力衰竭（NYHA心功能分级Ⅱ级以上）、活动性肝病或转氨酶升高超过正常上限2.5倍以上及严重骨质疏松症和骨折病史的患者应禁用。现有或既往有膀胱癌病史的患者或存在不明原因肉眼血尿的患者禁用吡格列酮 |
| | 不良反应 | 单独应用时不引起低血糖，但与胰岛素或促胰岛素分泌剂联合使用时可增加低血糖发生的风险。体重增加和水肿是TZD的常见副作用，在与胰岛素合用时更加明显。TZD还与骨折和心力衰竭风险增加相关 |
| α-葡萄糖苷酶抑制剂（AGI）：阿卡波糖、米格列醇、伏格列波糖 | 作用机制 | 通过抑制小肠黏膜刷状缘的α-葡萄糖苷酶从而延迟碳水化合物吸收，降低餐后高血糖 |
| | 适应证 | 适用于以碳水化合物为主要食物成分，或空腹血糖正常（或不太高）而餐后血糖明显升高者。可单独用药或与其他降糖药物合用 |
| | 禁忌证 | 肠道吸收甚微，通常无全身毒性反应，但对肝、肾功能不全者仍应慎用。不宜用于有胃肠功能紊乱者、孕妇、哺乳期妇女和儿童。T1DM患者不宜单独使用 |
| | 不良反应 | 常见胃肠道反应，如腹胀、排气增多或腹泻。从小剂量开始，逐渐加量是减少不良反应的有效方法。单用不引起低血糖，但如与SU或胰岛素合用，仍可发生低血糖，且一旦发生，应直接给予葡萄糖口服或静脉注射，进食双糖或淀粉类食物无效 |
| 二肽基肽酶Ⅳ（DPP-4）抑制剂：西格列汀、沙格列汀、维格列汀、利格列汀、阿格列汀 | 作用机制 | 通过抑制DPP-4活性而减少GLP-1的失活，提高内源性GLP-1水平 |
| | 适应证 | 单药使用或与其他口服降糖药物或胰岛素联合应用治疗T2DM |
| | 禁忌证 | 孕妇、儿童和对DPP-4抑制剂有超敏反应的患者；T1DM或DKA患者 |
| | 不良反应 | 总体不良反应发生率低，可能出现头痛、超敏反应、肝酶升高、上呼吸道感染、胰腺炎、关节痛等不良反应，多可耐受 |
| 钠-葡萄糖共转运蛋白2（SGLT-2）抑制剂：恩格列净、达格列净、卡格列净 | 作用机制 | 通过抑制近段肾小管管腔侧细胞膜上的SGLT-2的作用而抑制葡萄糖重吸收，降低肾糖阈、促进尿葡萄糖排泄，降低血糖<br>还具有减轻体重、降低血压、降低尿酸、减少尿蛋白排泄、调节血脂等作用 |
| | 适应证 | 单独使用，或与其他口服降糖药物及胰岛素联合使用治疗T2DM |
| | 禁忌证 | T1DM；T2DM，GFR<45ml/min者 |
| | 不良反应 | 总体不良反应发生率低，可能出现生殖泌尿系统感染；部分可能增加截肢和骨折风险。SGLT-2抑制剂可能会引起酮症酸中毒，使用期间应密切监测；明确诊断为DKA者应立即停用并按DKA处理 |

**2. 胰岛素**

（1）适应证 ①T1DM；②各种严重的糖尿病急性或慢性并发症；③手术、妊娠和分娩；④新发病且与T1DM鉴别困难的消瘦糖尿病患者；⑤新诊断的T2DM伴有明显高血糖；或在糖尿病病程中无明显诱因出现体重显著下降者；⑥T2DM β细胞功能明显减退者；⑦某些特殊类型糖尿病。

（2）胰岛素和胰岛素类似物的分类 见表38-16、QR表38-16。

表38-16 胰岛素和胰岛素类似物的分类

| 分类方法 | | 胰岛素和胰岛素类似物 |
|---|---|---|
| 据来源和化学结构不同 | 动物胰岛素 | 牛、猪胰岛素 |
| | 人胰岛素 | 普通胰岛素（regular insulin，RI） |
| | 胰岛素类似物 | 门冬胰岛素、赖脯胰岛素等 |

续表

| 分类方法 | 胰岛素和胰岛素类似物 | |
|---|---|---|
| 按作用起效快慢和维持时间 | 超短效胰岛素类似物 | 门冬胰岛素、赖脯胰岛素、谷赖胰岛素 |
| | 常规（短效）胰岛素 | 普通胰岛素 |
| | 中效胰岛素 | 中性精蛋白胰岛素（NPH） |
| | 长效胰岛素 | 鱼精蛋白锌胰岛素（PZI） |
| | 长效胰岛素类似物 | 德谷胰岛素、甘精胰岛素、地特胰岛素 |
| | 预混胰岛素 | HI 30R、HI 70/30、HI 50R 等 |
| | 预混胰岛素类似物 | 门冬胰岛素 30、赖脯胰岛素 25、赖脯胰岛素 50 |
| | 双胰岛素类似物 | 德谷门冬双胰岛素 |

（3）使用原则和方法

1）使用原则：①胰岛素治疗应在综合治疗基础上进行；②胰岛素治疗方案应力求模拟生理性胰岛素分泌模式；③从小剂量开始，根据血糖水平逐渐调整至合适剂量。

2）使用方法

T1DM：一经诊断就应开始胰岛素治疗并需终身替代治疗，胰岛素治疗方案要注意个体化。①某些成人晚发自身免疫性糖尿病（LADA）患者早期或部分 T1DM 患者在"蜜月期"，可短期使用预混胰岛素每日 2 次注射，但预混胰岛素不宜用于 T1DM 的长期治疗。②多数患者需应用强化胰岛素治疗方案，采用多次皮下注射胰岛素或持续皮下胰岛素输注（continuous subcutaneous insulin infusion，CSII，胰岛素泵）方案。初始剂量为 0.5～1.0U/(kg·d)；其中全天剂量的 40%～50%用于提供基础胰岛素，剩余部分分别用于每餐前。

T2DM：T2DM 胰岛素治疗路径见图 38-2、QR 图 38-2。

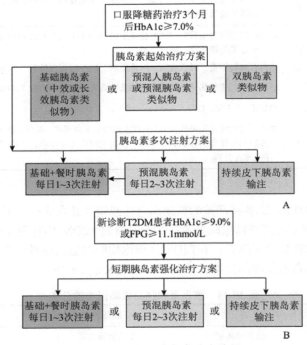

图 38-2　T2DM 胰岛素治疗路径

A：口服降糖药治疗 3 个月后 HbA1c≥7.0%的 T2DM 患者治疗路径；B：新诊断 T2DM 患者 HbA1c≥9.0% 或 FPG≥11.1mmol/L 的胰岛素治疗路径

（4）使用注意事项 胰岛素制剂类型、注射技术、注射部位、患者反应性差异、胰岛素抗体形成等均可影响胰岛素的起效时间、作用强度和维持时间。

（5）不良反应 各种胰岛素制剂因本身来源、结构、成分特点及含有一定量的杂质，故有抗原性和致敏性。牛胰岛素的抗原性最强，其次为猪胰岛素，人胰岛素最弱。胰岛素类似物的抗原性与人胰岛素类似。

胰岛素的主要不良反应是低血糖反应，与剂量过大和（或）饮食失调有关。胰岛素治疗初期可因钠潴留而发生轻度水肿，可自行缓解；部分患者出现视物模糊，为晶状体屈光改变，常于数周内自然恢复。

胰岛素过敏反应通常表现为注射部位瘙痒或荨麻疹样皮疹，罕见严重过敏反应。处理措施包括更换胰岛素制剂，使用抗组胺药和糖皮质激素及脱敏疗法等。严重者需停止或暂时中断胰岛素治疗。脂肪营养不良为注射部位皮下脂肪萎缩或增生，停止在该部位注射后可缓慢自然恢复，应经常更换注射部位以防止其发生。

**3. GLP-1 受体激动剂** 通过激活 GLP-1 受体以葡萄糖浓度依赖的方式刺激胰岛素分泌和抑制胰高血糖素分泌，同时增加肌肉和脂肪组织葡萄糖摄取，抑制肝脏葡萄糖的生成而发挥降糖作用，并可抑制胃排空，抑制食欲，减轻体重。

我国上市的 GLP-1RA 依据药动学分为短效的贝那鲁肽、艾塞那肽、利司那肽和长效的利拉鲁肽、艾塞那肽周制剂、度拉糖肽、洛塞那肽和司美格鲁肽。

适应证：可单独或与其他降糖药物合用治疗 T2DM，尤其是肥胖、胰岛素抵抗明显者。

禁忌证：有胰腺炎病史者禁用。不用于 T1DM 或 DKA 的治疗。艾塞那肽禁用于 GFR<30ml/min 的患者；利拉鲁肽不用于既往有甲状腺髓样癌史或家族史的患者。

不良反应：常见胃肠道不良反应（如恶心、呕吐等）多为轻到中度，主要见于初始治疗时，多随治疗时间延长逐渐减轻。

## （六）T2DM 高血糖的治疗流程

T2DM 高血糖的治疗流程见图 38-3、QR 图 38-3。

## （七）糖尿病慢性并发症的治疗原则

糖尿病慢性并发症是患者致残、致死的主要原因，强调早期防治。现有证据显示：仅严格控制血糖对预防和延缓 T2DM 患者慢性并发症发生发展的作用有限，特别是那些长病程、已发生 CVD 或伴有多个心血管危险因子的患者，所以应早期和积极全面控制 CVD 危险因素（包括血压、血脂、蛋白尿等）。

## （八）糖尿病合并妊娠及 GDM 的管理

糖尿病妇女应于接受胰岛素治疗使血糖控制达标后才受孕。尽早对 GDM 进行诊断，确诊后即按诊疗常规进行管理。医学营养治疗原则与非妊娠患者相同，务使孕妇体重正常增长。应选用胰岛素控制血糖；虽然国外有文献报道二甲双胍和格列本脲应用于妊娠期患者有效、安全，但在我国目前尚未批准任何口服降血糖药用于妊娠期高血糖的治疗。密切监测血糖，控制餐前 PG 3.3～5.3mmol/L，餐后 1hPG≤7.8mmol/L，餐后 2hPG≤6.7mmol/L，HbA1c 在 6.0% 以下，避免低血糖。密切监测胎儿情况和孕妇的血压、肾功能、眼底等。根据胎儿和母亲的具体情况，选择分娩时间和方式。产后注意对新生儿低血糖症的预防和处理。GDM 患者应在产后 6～12 周筛查是否有永久性糖尿病，如果血糖正常，应至少每 3 年进行一次糖尿病筛查。

## （九）围手术期管理

择期手术前应尽量将空腹血糖控制在<7.8mmol/L 及餐后血糖<10mmol/L；接受大、中型手术者术前改为胰岛素治疗；并对可能影响手术预后的糖尿病并发症进行全面评估。需急诊手术而又存在酸碱、水电解质平衡紊乱者应及时纠正酸碱、水电解质平衡紊乱。术中、术后密切监测血糖，围

术期血糖控制在 8.0～10.0mmol/L 较安全。

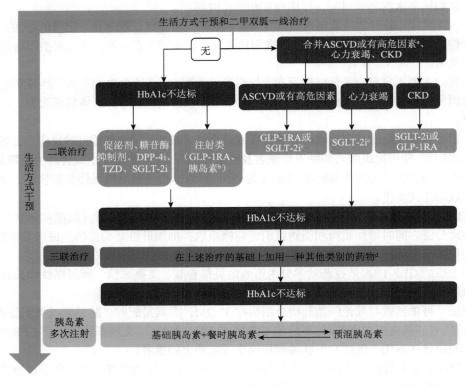

图 38-3　T2DM 高血糖的治疗流程图

DPP-4i，二肽基肽酶Ⅳ抑制剂；SGLT-2i，钠-葡萄糖共转运蛋白 2 抑制剂；GLP-1RA，胰高血糖素样肽-1 受体激动剂。a，高危因素指年龄＞55 岁伴以下至少 1 项：冠状动脉或颈动脉或下肢动脉狭窄＞50%，左心室肥厚；b，通常选用基础胰岛素；c，加用具有 ASCVD、心力衰竭或 CKD 获益证据的 GLP-1RA 或 SGLT-2i；d，有心力衰竭者不用 TZD

# 七、预　　防

预防工作分为三级：一级预防是避免糖尿病发病；二级预防是及早检出并有效治疗糖尿病；三级预防是延缓和（或）防治糖尿病并发症。给予 T2DM 高危人群适当生活方式干预可显著延迟或预防 T2DM 的发生。